杏林耕耘

中医临床优秀人才研修临证心悟

任存霞 张亚军 主编

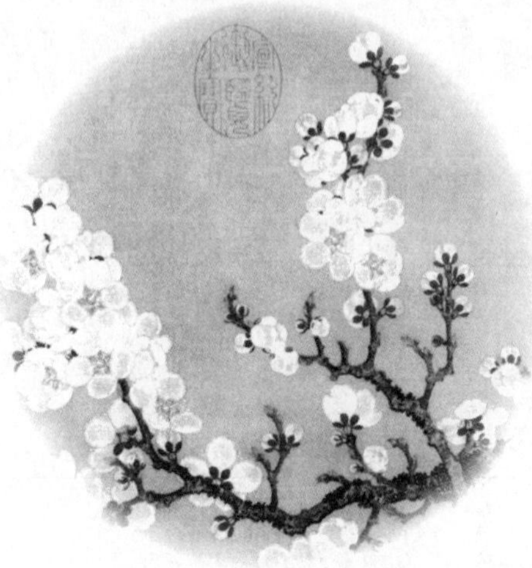

中医古籍出版社
Publishing House of Ancient Chinese Medical Books

图书在版编目（CIP）数据

杏林耕耘：中医临床优秀人才研修临证心悟 / 任存霞，张亚军主编. -- 北京：中医古籍出版社，2022.6
ISBN 978-7-5152-2204-2

Ⅰ. ①杏… Ⅱ. ①任… ②张… Ⅲ. ①中医临床 Ⅳ. ①R24

中国版本图书馆CIP数据核字（2021）第008340号

杏林耕耘：中医临床优秀人才研修临证心悟

任存霞　张亚军　主编

策划编辑　郑　蓉
责任编辑　李美玲
封面设计　韩博玥
出版发行　中医古籍出版社
社　　址　北京市东城区东直门内南小街16号（100700）
电　　话　010-64089446（总编室）010-64002949（发行部）
网　　址　www.zhongyiguji.com.cn
印　　刷　廊坊市靓彩印刷有限公司
开　　本　710mm × 1000mm　1/16
印　　张　17.5
字　　数　269千字
版　　次　2022年6月第1版　2022年6月第1次印刷
书　　号　ISBN 978-7-5152-2204-2
定　　价　78.00元

编委会

前言

中华医药源远流长。昔岐黄神农，医之始也；仲景华佗，医之圣也。古往今来，名贤辈出，医籍浩瀚，内容丰富。2017 年编者有幸入选第四批全国中医（临床、基础）优秀人才研修项目，重读经典，重温经方，拜师学技，传承先贤学说和经验，追本溯源，探幽索隐，收获颇丰。

《杏林耕耘——中医临床优秀人才研修临证心悟》是编者熟读经典、传承医技、临证感悟之点滴记录。穿越时空，传承经典；古今接轨，验于临床。本书特将经典与临床结合，旨在开拓读者之中医临证思维。

本书分上、中、下三篇。上篇《杏林采撷——读经典》，主要介绍了笔者研读中医四大经典以及各家经典的心得体会。目前，学术界对中医四大经典的具体组成仍存在争议，书中读四大经典心得体会中，既包含了精读《黄帝内经》《难经》《伤寒杂病论》《神农本草经》的体会，也包含了精读温病学派的代表作《温病条辨》的心得。“工欲善其事，必先利其器”，笔者从《黄帝内经》《伤寒杂病论》到《脾胃论》《傅青主女科》，从古代医家的学术思想到方药的临证经验，熟读精思，与临床贯通。望能使读者在“读经典、悟经典、用经典”的过程中开拓中医思维，并可在临床中反复实践。中篇《杏林求真——跟名师》，主要介绍了跟师朱宗元、米子良等六位名老中医所获临证经验。名老中医将中医理论、经验与临床实践相结合，是中医药事业发展中的宝贵财富。在筹备编写的过程中，编者通过跟师了解并学习名老中医的诊疗思路及方法，研读名老中医的著作论文，查阅相关文献资料，力求将其临床诊疗的全过程展现给每位读者。中篇还介绍了张炳厚、温启宗等名医的验案，因篇幅有限，本书仅选择具有代表性且对临床医生、临床实习生在治疗过程中有重要指导意义的医案，以期为临床诊疗提供新思路。下篇《杏林求索——勤临床》，从内科、外科、妇科、儿科四方面，对自己的临证经验进行总结与介绍。内科临证医案涉及肺系、脑系、心系、脾胃、肾系、肝胆、气血津液、肢体经络病证；外科临证医案主要包括各种皮肤疾病；妇科临证医案主要包括月经病、带下病及癥瘕；儿科临证医案包括小儿咳嗽和儿童斑秃。下篇中所录医案是编者结合“读经典”所得感悟，在临床中所遇到的典型病例，对中医临证实践具有重要的借鉴意义。

《杏林耕耘——中医临床优秀人才研修临证心悟》一书，经过编写组成员的不懈努力，多次修改，终于有所收获。本书虽凝聚了集体的智慧，但仍可能存有纰漏之处，望广大读者及同仁提出宝贵意见。

编者

目录

上篇　杏林采撷——读经典

中篇 杏林求真——跟名师

下篇 杏林求索——勤临床

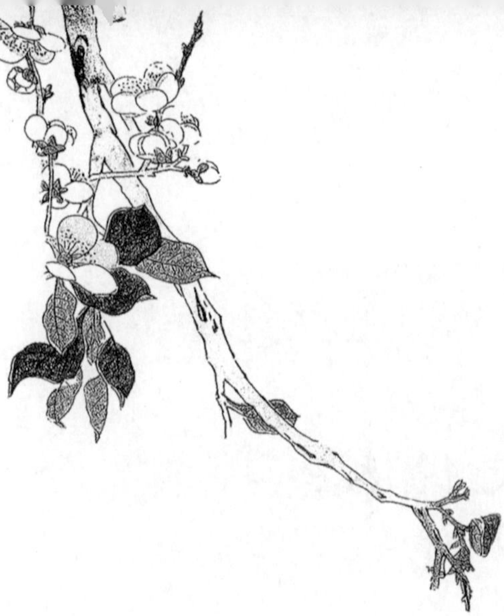

上篇

杏林采撷——读经典

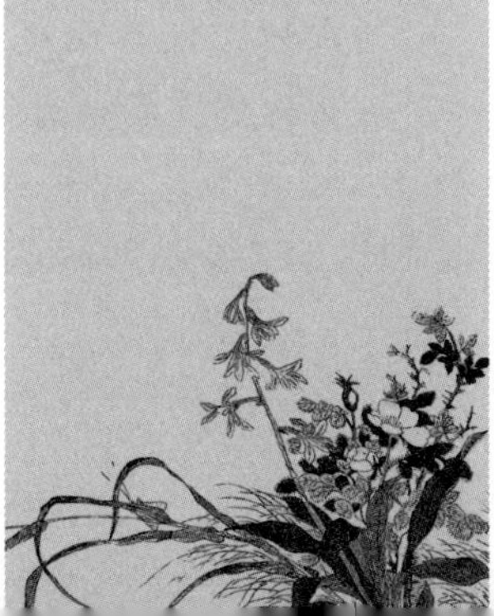

第一章
精读四大经典心得体会

读《黄帝内经》，领悟四时养生

春三月，此谓发陈，天地俱生，万物以荣，夜卧早起，广步于庭，被发缓形，以使志生，生而勿杀，予而勿夺，赏而勿罚。此春气之应，养生之道也。逆之则伤肝，夏为寒变，奉长者少。

夏三月，此谓蕃秀，天地气交，万物华实。夜卧早起，无厌于日，使志勿怒，使华英成秀，使气得泄，若所爱在外。此夏气之应，养长之道也。逆之则伤心，秋为痎疟，奉收者少，冬至重病。

秋三月，此谓容平，天气以急，地气以明。早卧早起，与鸡俱兴，使志安宁，以缓秋刑，收敛神气，使秋气平，无外其志，使肺气清，此秋气之应，养收之道也。逆之则伤肺，冬为飧泄，奉藏者少。

冬三月，此为闭藏，水冰地坼，无扰乎阳。早卧晚起，必待日光，使志若伏若匿，若有私意，若已有得，去寒就温，无泄皮肤，使气亟夺。此冬气之应，养藏之道也。逆之则伤肾，春为痿厥，奉生者少。

——《素问·四气调神大论》

经文论述了顺应四时与昼夜阴阳消长变化规律的养生方法：一是要顺应四时（春生、夏长、秋收、冬藏）的气候变化，调摄人的形体活动、饮食起居和精神情志；二是顺应昼夜阳气生发、隆盛、虚衰的变化规律，调节起居活动，保护人体阳气，免受外邪侵袭，防止疾病发生。

《黄帝内经》的四时养生理论是在“天人相应”“整体观”的指导下，总结先秦诸子百家养生经验后提出的。“顺四时而适寒暑”，强调养生要顺应自然界的季节气候变化，与天地阴阳保持协调平衡，以使人体内外环境和谐统一。只有顺应自然界的气候变化规律来调养生息，方能避免外邪入体。

春季，谓之“发陈”，指农历正月到三月期间，此时正是自然界万物复苏、欣欣向荣、乍暖还寒之际，正是人体顺应春阳生发之气，化生精气血津之时。在运动起居方面，应顺春季的生发之势，晚睡早起，宽衣散发，不拘形体，以轻柔舒缓的运动为主，趁此春阳生发之机，赏花踏青，陶冶性情，保持精神愉悦，使精神和志气随外在环境的生发之势一同勃发。在饮食方面，春季饮食宜减酸益甘，以应天地生发之气，食疗可适当加党参、金橘、麦芽、谷芽、茯苓等以健脾消食。如有违背，则多损伤肝脏，待至夏季就易生寒冷病变，即阳气当长而不能长，虚寒病证则生矣。

夏季，谓之“蕃秀”，指农历四月至六月期间，应坚持晚睡早起，辅以子午觉避热消疲，促使体内的阳气向外散发，以顺应夏季养长之气；择清晨或傍晚适当运动，可出汗，但要适度，有健身美容之效；不可贪凉、以冷制热，应以热除热，如饮热茶、洗热水澡等；尽量使心情舒畅，做到清心寡欲，神清气和，不因琐事而烦扰，不可大悲过喜，方可保持阳气宣泄通畅不受阻滞。此外，夏季在五行中属“火”，五脏中属“心”，长夏属“土”和“脾”。因此，夏季养生尤要重视对心脾的调养，注意保养阳气，防止人体阳气津液消耗过大。饮食宜减苦增辛，注重清补，药膳以清热祛湿、芳香醒脾为首选。如不顺应时节调整则伤心脏，因夏之不长欠长，致秋之不收欠收，至秋则可获病，病至冬则更甚。

秋季，古人称之为收容平藏之季，自农历七月至九月，此时阳气渐敛，阴气始生。秋之主气为“燥”，燥邪袭人，可呈“燥象”，宜饮食调养。在生活起居方面，人们应早睡早起，活动时以静为主，适度运动，避免大汗，宜配合养肺功健体，防范秋之肃杀对人体的侵袭。调养情志时应秉承平常心，培养乐观情绪，避免过于忧悲，以保持精神情志的安宁，收敛精神情志而不至外散，使秋气平定，肺气清肃。秋季在五行中属“金”，五脏中属“肺”，以收敛为征，适宜平补。饮食原则宜减辛增酸，多食用核桃、山药、芝麻、马蹄、杏仁等有滋润性的食品，以防秋燥。秋季养生应谨慎，若不顺应季节调养，肺气会受到损伤，到冬季阳气当藏而不能藏，就会出现呼吸系统、消化系统等的慢性疾病。

冬季，主要是农历十月到十二月，为紧闭坚藏的季节。冬季养生，重在“养藏”，敛阳护阴，闭藏阳气于内。表现在生活起居上即为顺应冬季阴阳规律早睡晚起，如此可增强机体抵抗力，藏神于内，保持精神情志安宁而不躁动，安静自若且少私寡欲；注意保暖御寒，防止寒邪入体。冬季调养，饮食上以护阴潜阳为原则，少食燥热辛辣，需减咸增苦，注重补肾温阳，进补以固元。可用党参、当归、生姜炖羊肉，怀山药、枸杞子炖狗肉，高丽参、龙眼肉煲鸡汤，黄芪、党参煲乌鸡等，以扶正祛邪、敛阴护阳、固本强身。如有违背冬季养生原则，则肾脏易招损伤，至次年春季，阳气当生而不能生，病症生矣。

中医养生文化博大精深，源远流长。四季养生是在《黄帝内经》“天人合一”的原则下，恪守顺应四时变化来调养生息，遵循生命发展的根本规律，就能像自然万物一样生、长、收、藏，即在春夏保养阳气以适应生长的需要，秋冬保养阴气来适应收藏的需要。

（任存霞）

《黄帝内经》之养生

《黄帝内经》称得上是一本记录古代医家与疾病长期斗争所积累的珍贵经验的合集。《素问·上古天真论》中记载：“上古之人，其知道者，法于阴阳，和于术数，食饮有节，起居有常，不妄作劳，故能形与神俱，而尽终其天年，度百岁乃去。”该条文对《黄帝内经》中养生之道有着提纲挈领的作用，其中应将饮食、情志、起居、运动等四个养生基本原则融入生活中，对临床防病与治病有着很重要的意义。

“法于阴阳”之意是认识自然界变化的规律，并遵从这一规律。通过观察发现，正是自然现象、气候的不同，万物才得以生长化收藏。书中具体论述了顺应四时阴阳的养生方法，体现了四时阴阳的消长盛衰。《素问 · 四气调神大论》曰“春三月，此谓发陈，天地俱生，万物以荣，夜卧早起，广步于庭，被发缓形，以使志生”，表明人类活动要适应阳气的生发，万物生发，欣欣向荣，并且精神活动要愉快，没有随意处置别人生命财产的念头。因此在自然界中，人必须要顺应四时之气，方能使自身的阴阳达到平衡。

“和于术数”是指要掌握健体养生之术。一般而言，中国人常用的养生健体的方法有五禽戏、太极拳、气功等。通过这样的运动，全身经络得以舒张，一身之气可以更好地被调控，达到健体强身、延年益寿的目的。

“食饮有节”，《素问 · 藏气法时论》云：“五谷为养，五果为助，五畜为益，五菜为充”，指出五谷（稻米、麦、黍、小米之类的食物）含有丰富的碳水化合物，人体必需的热量与能量由它们来提供；五果、五菜为补充的食物，含有多种维生素、纤维素及微量元素；五畜为猪、牛、羊、鸡之类的动物，含有丰富的蛋白质、脂肪和氨基酸[1]。

“不妄作劳”中的作劳即劳作，包括劳力、劳心、房劳等方面。主要是告诫人们不要超过身体负荷地劳动，重视修养自身道德；要控制房事的频率和次数，不要妄泄肾精。

“起居有常”中的“起居”是指作息，“有常”是指有一定的规律，即要求人们生活有规律。《素问 · 四气调神大论》根据季节变化制定了与之相应的作息制度：春季夜卧早起，广步于庭；夏季夜卧早起，无厌于日；秋季早卧早起，与鸡俱兴；冬季早卧晚起，必待日光。人们的起居有了规律，便有助于身体健康，减少疾病发生；反之就会人到中年，身体提前出现衰老的状况。

养生是一门实践性很强的学问，所以我们应当遵循《黄帝内经》的理论原则，摸索出适合自己生活起居特点的养生之道。养生保健不但是一种文化，而且是一种生活方式，应把养生理论与方法融入日常生活中。

（张亚军）

《黄帝内经》之体质养生

《黄帝内经》在《灵枢·通天》和《灵枢·阴阳二十五人》这两篇中详细介绍了人的体质。《灵枢·通天》把人分为太阳之人、少阳之人、太阴之人、少阴之人、阴阳平和之人。而在《灵枢·阴阳二十五人》把人分为二十五种，其实就是在以上五种体质的基础上将每一种体质再细分为五种，也就是二十五种，称为：木形、火形、土形、金形、水形。虽然两种说法不同，但其中包含的本质是一样的，都是把阴阳进行细分，太阳和少阳出于阳，太阴和少阴出于阴。

从《黄帝内经》来总结思考，增强体质的方法有以下五种。

一、顺应自然

自然界是包括人类在内的整个客观世界，人和自然界是密不可分的，我们应当学会适应自然界的规律进行发展。一个人是否有德，要看他是否对自然规律有一个全面而清醒的认识，以及能否合理地运用，这体现了人文精神。

二、心情舒畅

《素问·上古天真论》云：“是以志闲而少欲，心安而不惧。”情绪和疾病的发生，往往有着密切的联系，一个人长期处于紧张、郁闷、伤心的情绪下，就会引发多种疾病，所以要保持心情的舒畅，这样才可以延年益寿。

三、饮食有节

按规律饮食是养生的基本原则。这样可以让脾胃的消化、吸收按照规律进行，使消化器官张弛适度、劳逸结合。从古到今，我国习惯的进食方法是一日三餐，这经实践证明是科学的。如果不分时间，随心所欲地进食，必然会对正常的消化规律产生影响，久而久之，妨碍脾胃消化功能，损害延及五脏。脾胃乃后天之本，人身气血来源于脾胃所消化的水谷，所以，现在很多疾病都是因为饮食失节所造成的。

四、适当锻炼

《素问·生气通天论》云："是以圣人陈阴阳，筋脉和同，骨髓坚固，气血皆从。"适量运动既锻炼了脑力也锻炼了体力，避免人进入亚健康状态，是延年增寿的一个重要方法。而《黄帝内经》中所强调的锻炼关键在于"内外调和"，锻炼不可过度，过度则会导致筋骨肌肉的损伤，反而有损健康。

五、调护阴阳

《素问·上古天真论》云："法于阴阳，和于术数。"在幼儿期，因为小儿乃是纯阳之体，不能吃得太饱或者衣服穿得太厚，这会让阴气无法慢慢增长；在成年之后，人们应该节制欲望，避免过早结婚，来保护阴精的充沛和旺盛，成家之后也要注意性生活的频率和次数，这也是养护肾精的方法，《素问·阴阳应象大轮》曰"年四十，而阴气自半也"，所以注重对于阴气的滋养和阳气的压抑，是养生的重要原则。

（张亚军）

人与自然界关系密切——读《灵枢》有感

人与天地相参也，与日月相应也。

——《灵枢·岁露论》

早于《黄帝内经》，在中国传统文化中居主导地位的儒家学说就提出"以类合之，天人一也"，认为"天人"在形体、情感、规律上相合，如天有三百六十五日，人有三百六十五个关节；天有风雨阴晴，人有喜怒哀乐；天有四季，人有春生、夏长、秋收、冬藏。这种相合理论虽显机械，但已认识到人与自然界之间的密切联系。人与自然界共同构成了一个整体，人生活在自然界，与其有着不可分离的关系，此即“天人相应”观。其认为不仅四时气候、昼夜晨昏、地区方域对人体产生影响，而且社会文化环境、人际交往等因素同样对人体的健康和疾病有着不可忽视的作用。例如从气血活动情况来说，春夏阳气发泄，气血容易趋向于表，则皮肤松弛且多汗；秋冬阳气收藏，气血容易趋向于里，则皮肤致密，少汗多尿。这些是人体适应性调节的反映。此外，古人常常利用四季气候的正常转变调养和治疗疾病。例如老年人的痰饮咳喘病（老年性慢性支气管炎或支气管哮喘等），往往是春夏减轻，秋冬加重，因此证多属脾肾阳虚，故临床常用温补脾肾的药物调养，并利用阳气最旺的夏季来调养预防，即所谓“春夏养阳”。又如阴虚火旺的患者，春季容易出现头晕、脑涨、目眩、耳鸣、精神疲倦等症状，故在阴盛的冬季给予滋补，以预防春季发作，即所谓“秋冬养阴”。

整体观，是中医学关于人体自身的完整性及人与自然、社会环境的统一性的认识，包括人体的整体性与人与外周环境的统一性两个方面。它是古代先哲对生命与自然长期考察与思考的结果，是中国古代哲学思想在中医学中的具体体现。它认为人体是由脏腑、经络、皮毛、肌肉、筋骨、精髓、气血、津液等共同组成的。这些组成部分在结构上是不可分割的，在功能上是相互协调、相互为用的，所以人体是一个统一的整体，而构成整体的各组织器官之间有机联系，通过精、气、血、津液的作用，共同完成了机体的统一的功能活动。不仅形成了形体的统一，也体现了形体与功能的统一。这种整体观贯穿中医生理、病理、诊断、辨证和治疗的各个方面。

人体的整体性主要体现在五脏一体论与形神一体论两个方面。五脏一体论是说人体脏腑之间相互关联，构成一个整体，主要体现在以下几个方面。其一，结构上不可分离。人体是由脏腑组织、形体官窍组成的，各个脏腑、官窍有不同的结构和功能，每一个脏腑官窍，都是整体结构的一部分，其功能也是整体功能的一部分。其二，生理上相互联系。人体由五脏（肝、心、脾、肺、肾）、六腑（胆、胃、小肠、大肠、膀胱、三焦）、形体（筋、脉、肉、皮、骨）、官窍（目、舌、口、鼻、耳）等构成。它们以五脏为中心，通过经络系统的联络作用，构成了肝、心、脾、肺、肾五个生理系统。人体正常的生命活动，依赖阴阳对立制约的协调和五脏相生相克的作用，并在心的主导下维持着协调稳定的状态。临床上，如表里互治，从五脏治五官等均体现了其生理上的相互联系。其三，病理上相互影响。中医学在分析病证的病理机制时，着眼于整体，即局部病变引起的整体性病理反应，把局部病理变化与整体病理反应统一起来。其四，诊断上，多由观察局部与外在的变化而得知整体内在的变化，强调形神一体。所谓“形”，是人体一切有形之质的概括；“神”是人体一切精神活动的概括（包括情志、魂魄、思维等）。形神一体论，即人的形与神，二者相互资生、制约和影响，是一个统一的整体的理论。张景岳在《类经》中指出“无神则形不可活，无形则神无以生”“精盈则气盛，气盛则神全”，“形与神俱”就是形神合一的精神实质。形与神相互依存，相互制约，形是神的物质基础，神是形的统御。病理上，形病可引起神病，神病亦可致形病，故中医学强调形神共养以养生防病，形神共调以治疗疾病。同时认识到自然界既是人生存的条件，也是一些疾病发生的外部条件与因素。人与自然界之间保持着动态平衡，这种平衡一旦失调，就会发生疾病。

中医学的整体观念，对于临床实践有着十分重要的指导作用，我们在诊治疾病的过程中，要因时、因地、因人制宜，抓住主症，并注重人体的完整性、人与自然的密切关系，才能做出正确的诊断，实行有效的治疗。

（任存霞）

读《素问·四气调神大论》有感

本篇论述自然四时生长收藏的规律，提示人类要顺从四时阴阳调神养生。做到春使志生，夏使志勿怒，秋令志安宁，冬使志藏。人类要顺应四时变化调养情志和作息规律，才能体健神旺，减少疾病发生。

《素问·四气调神大论》强调人类要顺应四季（春、夏、秋、冬）和四气（温、热、凉、寒）的变化节奏来调整自己的生活作息习惯、情志行为，从而达到天人合一的目的，这就是四季养生的原则。

春三月是农历的一月、二月、三月这三个月，这个季节称作发陈，为一年之始，此时天地万物一派生机盎然的景象，人与天地之气相应，要晚睡早起，晨起后在院中昂首阔步，头发披散，穿着宽松，以使志气外达，这时尽可能使一切所求如愿，使渴求、付出，都能得到相应的回报。如果与之相逆就会伤肝，很多肝火过旺的人到春天就会出现莫名的烦躁易怒，这是旧病发作的症状，临床上可以通过清泄肝火来改善症状。

夏三月是农历的四月、五月、六月这三个月，这个季节称作蕃秀。此时地气上交于天，万物开花结果。人与夏气相应，要晚睡早起，不要贪阴，尽量照射阳光；要使情志舒畅，不要郁结成怒；要像花开结果一样，令生气能够外达；要像所爱之物在外一样，尽量早出晚归。

秋三月是农历的七月、八月、九月这三个月，这个季节称作容平。这个季节表现在天地之气上，收敛大于生发，降大于升，天气下降，地气内敛，外现清明，正所谓秋高气爽。人与秋气相应，要早睡早起，与鸡同步。使肾之志安宁稳定，以缓和秋气之肃杀。令心之神气收敛内藏，使秋气得以平和；不要向外表露自己的心愿和志向，以使肺气清明。这是秋季的养生之道。

冬三月是农历的十月、十一月、十二月这三个月，这个季节称作闭藏。这个季节寒水结冰，地表干裂，一派生机闭塞之象。人在此时千万不要扰动阳气的收藏，要早睡晚起，等太阳出来了再起来活动。要注意保暖，近温避寒，不要令皮肤开泄于风寒之中，会使已经收藏的阳气向外散失。

在深读经典的过程中，深刻体会中医的内涵，临床上不仅在治疗疾病上要顺应四气以调节阴阳，在养生和治未病上要更加重视。

（张亚军）

《黄帝内经》之“痹”

《黄帝内经》中涉及痹病的原文主要有《素问·痹论》和《灵枢·周痹》，其中《素问·痹论》主要论述了各类痹病的成因、分类、病机和治疗等，《灵枢·周痹》则重点指出了周痹与众痹的区别及各自特点。现分述如下。

一、痹病的成因

行痹：痹痛游走不定，为风邪盛。

痛痹：痛势较甚，痛有定处，遇寒加重，为寒邪盛。

着痹：关节酸痛、重着、漫肿，为湿邪盛。

二、痹病的分类

骨痹：以骨痛、身重、四肢沉重难举为主。

筋痹：以筋脉拘急，关节疼痛而难以伸张为主。

脉痹：以肢体疼痛、皮肤不仁、皮色黯黑或苍白、脉搏微弱或无脉为主。

肌痹：以肌肉疼痛，麻木不仁，甚至肌肉萎缩，疲软无力，手足不遂为主。

皮痹：以皮肤浮肿，继之皮肤变硬、萎缩为主。

三、痹病的病机

《素问·痹论》曰：“痛者，寒气多也，有寒故痛也。其不痛不仁者，病久入深。”风、寒、湿、热、痰、瘀等邪气滞留肢体筋脉、关节、肌肉，经脉闭阻，不通则痛。

四、痹病的治疗

大致分为两大类。一类为针灸，《素问·痹论》曰：“五脏有俞，六腑有合，循脉之分，各有所发，各治其过，则病瘳也。”另一类为中药。针对病机祛风、除湿、温经、通络、补虚为治疗痹病之大法。痹者，血分为邪所客，故拘挛而痛也。风寒湿三者合而成痹，血行则邪不能客，故痹自除也。

五、周痹

《灵枢·周痹》曰："周痹者，在于血脉之中，随脉以上，随脉以下，不能左右，各当其所。"周，遍及之义。周痹，指痛处遍及全身的痹病。

六、众痹

《灵枢·周痹》曰："此各在其处，各发更止，更居更起，以右应左，以左应右，非能周也，更发更休也……刺此者，痛虽已止，必刺其处，勿令复起。"按此言，忽痛忽止，上下移徙者，以其邪各在一处，此痛彼止，彼痛此止，或各痛各止，互起互伏，痹处众多，故名众痹。

痹者，闭也。《黄帝内经》根据感邪轻重和病邪性质不同，将其分为行痹（风痹）、痛痹（寒痹）、着痹（湿痹）三类。此外，根据邪气侵袭人体部位的不同，又将痹证分为五体痹、五脏痹、六腑痹。清代张志聪曰："痹者，闭也。邪闭而为痛也。言风寒湿三气错杂而至，相合而为痹。"从古至今，痹证均为历代医家所论之病症。对《黄帝内经》痹证理论进一步探索，融入现代医学新成果，可以向全人类健康长寿的美好理想更加迈进一步。

（张亚军）

《黄帝内经》之"和法"

《黄帝内经》中和法的内容，以自身机体的平衡作为基础，以调整人体状态回归平衡为基本方法，协调机体阴阳表里、脏腑经脉、营卫气血、寒热虚实、饮食情志，使人体功能恢复阴阳动态平衡的状态。《黄帝内经》中"和"的思想虽然没有明确地从治法上反映，但是其思想却充斥在整篇文章里，为后世各代医家在此基础上整理和发挥提供了灵感来源。首先，人与自然的和谐，如《素问·上古天真论》说："夫上古圣人之教下也，皆谓之虚邪贼风，避之有时”“至人者……和于阴阳，调于四时”“圣人者，处天地之和，从八风之理”。其次，人的心态平和与内在和谐，“恬惔虚无，真气从之，精神内守，病安从来？”再次，人对自身社会地位的认同和适应，“美其食，任其服，乐其俗，高下不相慕”“寒者热之，热者寒之”“因而和之，是谓圣度”“平治于权衡”等都说明治病在于调其不和，以求于和，“和”乃是治法的最高境界。“谨察阴阳所在而调之”，协调平衡便是和，实际上指的就是“治病以求和”。

“和”是中国传统哲学的重要原理及传统文化的核心思想。老子的思想对中医的思想有非常大的启发作用，奠定了“和法”的理论基础。《道德经》说：“道生一，一生二，二生三，三生万物，万物负阴而抱阳，冲气以为和。”中医学整个“生”的概念，就是从这而来。“道生一”，此乃自然界的本源和客观规律；“一生二”，事物都在运动，动则生阳，静则生阴，这是自然界的两种基本形态；“二生三”，在中医中，协调平衡的状态，万物都是从阴阳的平衡状态中产生出来，便是“三生万物”。中医学最高的治病境界便是调和人体平衡，以期达到最理想的状态，所以说“和法”才是治法的最高境界。

（张亚军）

《黄帝内经》之五色

《灵枢·五色》云：“青黑为痛，黄赤为热，白为寒，是谓五官……肾乘心，心先病，肾为应，色皆如是……以五色命脏，青为肝，赤为心，白为肺，黄为脾，黑为肾。”

五色各表现在一定的部位，观察其沉浮，即能看出病邪的浅深；观察其润泽与枯晦，可推测病之轻重；观察其消散或聚结的情况，就可确知病程的长短；观察病色的上下，就可知道病的部位，才能了解疾病的前因后果。如面色明亮不显浮，沉滞枯晦，就说明病情严重；面色无光，也不润泽，如无枯晦之象，就说明病情不重；如色散而无固定部位，则病势也会消减。病色的出现，对男子来说，若病色表现在鼻尖，说明很可能有小腹疼痛，同时伴有睾丸疼痛；若病色在人中沟上，就说明阴茎作痛；病色在人中沟上半部，说明阴茎根痛；病色表现在人中沟的下半部，就说明阴茎头作痛。对女子来说，如病色表现在鼻尖，说明可能罹患膀胱、子宫疾病。病色散而不聚，主疼痛；病色积聚不散，主积聚病；如病色下行到唇，为淫浊疾患；面色润如膏状，多为暴食或饮食不节所致。这些理论对于现在的中医诊断有很大的意义，它可以使我们更加准确地找到疾病发生的部位，更加体现了中医理论的整体观念。

本篇主要是为说明从五色主病、五色部位的转移，可以了解病证的性质与病邪的传变概况；可以说明人体各部位在面部的反映区域。让我们一起努力，专研经典，开创一条具有中医特色的健康之路。

（张亚军）

读《黄帝内经》，谈“春夏养阳，秋冬养阴”

中医素有因时制宜的思想，四时养生是其内容的体现。“春夏养阳，秋冬养阴”作为适应四时阴阳变更调养人体阴阳的养生观，是中国传统医学“治未病”的实践根基，为后世医家讨论的热点，并衍生出不同的养生思想，对指导临床具有重大意义。

王冰提出以五味制四时，即四时的寒热变化对人体阴阳盛衰的影响可以用五味来调和，例如食寒凉食物可以抑制春夏两季的阳亢，食温热食物可以抑制秋冬两季的阴盛。也有医家提出调气应四时的观点，例如《黄帝内经素问集注》中所表达的观点：阳气外盛，其内必虚，阴气亦如是。故顺应四时变化，调补体内阴阳之气。通过五味调畅气机来因时制宜，其根本还是调理五脏功能，春、夏、长夏、秋、冬与五脏一一对应，五脏功能及特性皆与其所主时节相应和。故因时制宜时应考虑时节及其所主脏腑的生理功能和特性，例如心属火，火为阳，夏季应助长阳气，使阳气强而不过，若阳气太过，则应宣散阳气；肾主水、藏精，故冬季应顺应人体闭藏以养人体之阴精、津液。

应四时有不同的调补方法以调补主时之脏腑，但也应考虑四时的病邪特征。例如春季多风邪，夏季多湿邪，秋季多燥邪，冬季多寒邪；风邪易伤阳位，湿邪属阴，黏腻重浊易耗伤脾阳，故春夏两季应注意调补脏腑之阳；燥邪易耗伤津液，寒邪收引、凝滞易闭阻气血筋脉，故秋冬应注意调补脏腑之阴，以通畅血脉。

“春夏养阳，秋冬养阴”的养生观念提示我们，四时变化对机体的影响不可忽视，所以顺应时气变化调理脏腑，从而保持人体健康。今后中医学专家学者应在中医基础理论指导下，进一步拓展这一理论的科学内涵，验之以临床，并积极开展相关动物实验研究。

（张亚军）

读《黄帝内经》，领悟脏有所主，病有所属

一、心者，君主之官

心为五脏六腑之大主，具有调控全局的关键作用。如《素问·灵兰秘典论》曰“故主明则下安……主不明则十二官危”，心主神志的功能如果健全正常，那么情绪就会稳定，神志清明，十分灵动，可以对外界的种种变化快速反应。但是如果心主神志的功能异常，那么就会反应迟钝，意识和思维不清楚或丧失，久而久之对于脏腑功能也会有所影响。在疾病的具体治法上，主要以清泻心火、滋补心阴、调养心血、消散心瘀等法维护枢纽之功能。临证复杂，常以以下许药物配于组方之中，如玫瑰花、刺五加、郁金、百合、栀子等。

二、肝者，将军之官

在诊疗肝病时，一来要强调“见肝之病，知肝传脾，当先实脾”。二来更要考虑肝的调畅气机的功用。《素问·阴阳应象大论》谓：“（肝）在志为怒。”怒是气机壅堵于上焦，表现为情绪低沉。《灵枢·本神》云：“盛怒者，迷惑而不治。”盛怒之下，肝木克制脾土，脾土紧接着克肾水，肾水被克则伤志。诸如此类特殊的身体病理征象表现，在辨证中应多加

注意，如女性乳房胀痛，月经来潮时尤其严重；性格一向急躁外向但欠缺广阔胸怀；或是成天闷闷不乐，久病抑郁等。

三、脾胃者，仓廪之官

脾主运化、统血、升清、输布水谷精微，为气血生化之源。若保障其发挥运化、升清作用，输送转运井井有条，那么痰湿疾患从源头上便不复存在了。情志病诸如心悸（心脏神经官能症）、不寐常见痰热扰心证型；郁证常见痰气郁结；癫证常见痰气郁结；狂证常见痰火扰神、痰热瘀结等，治疗主要应当放在脾，其标在诸窍，其根本当着眼于肾。因而治疗上应当脾肾同治，标本兼治，治法要以涤痰散结、行气开郁为主，补益之剂续接。

四、肺者，相傅之官

肺主一身之气，外合皮毛，开窍于鼻，病理上也因为这样的生理功能而容易使气机受到影响，易受到外邪侵袭。临床常用清肃肺气和补益肺气的治疗方法。虚证，则是感受外界邪气，诊疗疾病以清肺静养为主；实证，则是源于痰液积聚，诊疗疾病应当涤荡痰邪，调畅气机；郁证患者多乏力、倦怠，多痰湿、气虚，治疗应清肺后补气。

五、肾者，作强之官

肾精充足，髓海满盈，脑得其养，则耳聪目明、思维敏捷、精力充沛、记忆力强；反之，若肾精不足，髓海失充，必然会影响到脑功能的发挥。肾在志为恐，情志与气机的关系是恐则气下，下则无以宣散输布精微，久病患者在治疗上应升提气机，肝肾同补，通过滋养脾来反滋肾，最终治本才为关键。

【小结】《黄帝内经》中有关脏有所主，病有所属的相关论述对于后世医家影响很大。它有效地指导了我们临床的遣方用药，在治疗这类疾病时，对开阔我们的思路大有裨益。

（张亚军）

读《黄帝内经》，领悟“五脏六腑皆令人咳，非独肺也”

咳嗽是一种由于肺失宣降，以振振而咳为主症的疾病。《素问·咳论》认为咳嗽是由“皮毛先受邪”所致，“五脏六腑皆令人咳”。咳嗽的病因可分为两种，一种是感受外邪，另一种是脏腑功能失调。

对“五脏六腑皆令人咳，非独肺也”的认识，是基于中医整体观念，这说明咳嗽虽然病位主要在肺，但是其他脏腑的病变也会影响肺，使肺失去原有的正常生理功能，升降失司，导致咳嗽。“五脏各以其时受病”是指肝多在春时受病，心多在夏时受病，肺多在秋时受病，肾多在冬时受病。但是，也不是所有的肝受病都在春时，心受病都在夏时，这就是“非其时，各传以与之”的意思。如现在是冬季，肝也可以受病，由肾脏影响到肝而受病，这叫“传与之”。疾病传变的规律是由五脏的关系决定的，不仅是五脏，六腑也有传变的规律。临床上“各以其时受病”是少数，“传以与之”是多数。这反映了“天人合一”的总体理念。“故五脏各以治时”，“治时”是“主时”之意，如肝治于春，心治于夏，肺治于秋，肾治于冬。人之脏腑适应四时的能力是有节律的，时多时少或强或弱地变化着。

不仅如此，根据“五脏六腑皆令人咳，非独肺也”这一中心思想，在选方用药上我们也会得到一定的启示：在风寒、风热、风燥伤及卫分以及肺卫时，在治疗卫分症状的同时应注意脏腑之间的关联，以防邪气入里产生变证。治疗痰热郁肺证时，应注意“脾为生痰之源”，故配伍苍术、厚朴等健脾燥湿化痰药，或者配伍党参、白术等健脾益气药，都可以使生痰乏源，以帮助疾病恢复。治疗肝火犯肺证时，在黛蛤散合黄芩泻白散的基础上加入茯苓、瓜蒌、紫苏子以祛痰和胃，或加入防风、钩藤、蝉蜕等药物以利咽止痒，在降肝肺之火上事半功倍。治疗肺阴亏耗证时，在沙参麦冬汤的基础上加入五味子、诃子等药。

综上所述，咳嗽不一定都是由于肺引起的，因而在临床上我们不要拘泥于“从肺论咳”，而是要根据具体的情况进行辨证施治，以求能审证求因。古籍的记述可以对我们的临床诊断做出重大贡献，同时使我们的中医体系更加完善。

（张亚军）

领悟“五脏六腑皆令人咳，非独肺也”

黄帝问曰：肺之令人咳何也？岐伯对曰：五脏六腑皆令人咳，非独肺也。帝曰：愿闻其状。岐伯曰：皮毛者，肺之合也。皮毛先受邪气，邪气以从其合也。其寒饮食入胃，从肺脉上至于肺则肺寒，肺寒则外内合，邪因而客之，则为肺咳。五脏各以其时受病，非其时，各传以与之。

人与天地相参，故五脏各以治时感于寒则受病，微则为咳，甚者为泄为痛。乘秋则肺先受邪，乘春则肝先受之，乘夏则心先受之，乘至阴则脾先受之，乘冬则肾先受之。

帝曰：何以异之？岐伯曰：肺咳之状，咳而喘息有音，甚则唾血。心咳之状，咳则心痛，喉中介介如梗状，甚则咽肿喉痹。肝咳之状，咳则两胁下痛，甚则不可以转，转则两胠下满。脾咳之状，咳则右胁下痛，阴阴引肩背，甚则不可以动，动则咳剧。肾咳之状，咳则腰背相引而痛，甚则咳涎。

帝曰：六腑之咳奈何？安所受病？岐伯曰：五脏之久咳，乃移于六腑。脾咳不已，则胃受之，胃咳之状，咳而呕，呕甚则长虫出。肝咳不已，则胆受之，胆咳之状，咳呕胆汁。肺咳不已，则大肠受之，大肠咳状，咳而遗失。心咳不已，则小肠受之，小肠咳状，咳而失气，气与咳俱失。肾咳不已，则膀胱受之，膀胱咳状，咳而遗溺。久咳不已，则三焦受之，三焦咳状，咳而腹满，不欲食饮。此皆聚于胃，关于肺，使人多涕唾而面浮肿气逆也。

帝曰：治之奈何？岐伯曰：治脏者治其俞，治腑者治其合，浮肿者治其经。

——《素问·咳论》

本篇经文重点论述了咳嗽与肺及五脏六腑的密切关系，进一步论述了“五脏六腑皆令人咳，非独肺也”的经旨，说明外邪犯肺和其他脏腑功能失调、内邪干肺均可导致咳嗽。咳嗽不只限于肺，也不离乎肺，根据咳嗽的症状，将其划分为五脏之咳——肺咳、肝咳、心咳、脾咳、肾咳，六腑之咳——胃咳、大肠咳、小肠咳、胆咳、膀胱咳、三焦咳，为咳嗽的辨证奠定了理论基础。

咳嗽是呼吸系统疾病，《黄帝内经》将其分为五脏六腑之咳，是从兼症上加以区别，所以特别指出“此皆关于肺”作为提纲。但是我们决不能仅注意肺脏局部而忽视了这些兼症，并且有些咳嗽往往是由内脏失去平衡而引起，例如心火偏旺、肝气冲逆、胃寒饮停等均能引起咳嗽，故必须寻求主因，标本兼顾。正如张景岳所言：“外感之咳，其来在肺，故必由肺以及脏，此肺为本而脏为标也。内伤之咳，先因伤脏，故必有由脏以及肺，此脏为本而肺为标也。”外邪犯肺，肺失清肃之咳嗽，治以疏散外邪、宣通肺气为主。五脏六腑之邪传肺所致之咳嗽，则当分脏论治。例如笔者曾治一病患咳嗽阵作，愈来愈剧，咳时小便不禁，根据肺为水之上源，膀胱为水之下流，用五苓散加桔梗，二剂即溺止咳稀。故本文除提示咳嗽与肺的关系最为密切外，亦与其他脏腑病变相关，告诫后人，咳嗽不单纯治肺，必须在中医的整体观念指导下，有针对性地治疗，为后世治疗咳嗽奠定了理论基础。

（任存霞）

读《黄帝内经》，体会水肿的辨证论治

《黄帝内经》对水肿的病因病机、病证分类及治疗原则早有较为系统和完整的认识。《黄帝内经》称其为“水”或“水胀”，指因感受外邪，饮食失调，或劳倦过度等，导致肺失宣降、脾失健运、肾失开阖、膀胱气化失常，从而导致体内水液潴留，溢泛肌肤而浮肿。《黄帝内经》对水肿的分类，按水肿病因命名的有风水、肾风和溢饮；按水肿特点命名的有石水和涌水。现代医学中的肾病综合征、充血性心力衰竭、急慢

性肾小球肾炎、内分泌失调以及营养障碍等疾病均可出现水肿。中医主要认为水肿是由感受风邪和过度劳累引起，故有外感和内伤之分。在外感方面的论述为“面肿为风”。风为六淫之首，易于侵袭肺卫，肺失通调，风水相搏而致水肿。书中指出水肿也可为久居湿地、冒雨涉水等原因引起，若外感湿邪，湿气内侵，困阻脾阳，脾胃无以升清降浊，水无所制则可发为水肿。内伤多由饮食不节、久病劳倦或先天禀赋不足等所引起。《素问·水热穴论》曰：“勇而劳甚则肾汗出，肾汗出逢于风，内不得入于脏腑，外不得越于皮肤，客于玄府，行于皮里，传为胕肿。”若过食肥甘厚味，日久则湿热中阻导致脾胃受损引起水肿；或因营养不足导致脾失健运，水湿壅滞引起水肿。若先天禀赋不足，肾气亏虚，膀胱开阖失司而引起气化失常；或后天劳欲太过，损伤脾肾，水泛肌肤引起水肿。

水肿的治疗总原则为调阴阳，补脾肾，外发汗液，疏利小便。《素问·汤液醪醴论》曰：“平治于权衡，去宛陈莝……开鬼门，洁净府。”“去宛陈莝”的意思：其一，为排除体内郁积的水液；其二，为祛除血脉中陈旧的有害郁积之物。《灵枢·小针解》有“宛陈则除之者，去血脉也”，指的是《灵枢》中所谓缪刺五十七穴针刺放血的治法。王冰注云：“微动四肢，令阳气渐以宣行。”治疗原则以温阳调气行水为主。“开鬼门”即为发汗，“洁净府”是指利小便。治疗水肿首先应想到利小便，多余的尿液通过肝疏泄到膀胱，随小便排出体外。总之，在治疗水肿的过程中，一定要区分外感还是内伤，并根据治疗总原则辨证施治。

（张亚军）

读《黄帝内经》，浅谈“心开窍于耳”

《黄帝内经》认为心开窍于耳，但是在我们学习过程中都遵循心开窍于舌，肾开窍于耳及二阴。因此，很多人每读到这里都很迷惑，心开窍到底是哪里？《黄帝内经》是中医学的理论基础，历代医家都奉为圭臬，但是对于心开窍于何处，历代医家也是众说纷纭。

对于心开窍于耳现在有四种依据。其一，通过“窍”字去解释，许慎的《说文解字》中有“窍者，穴也，空也”，可见窍为孔穴，舌并非孔穴，还有就是九窍有“目、耳、鼻、口、前后阴”，并没有包含舌。其二，心与小肠相表里，小肠经入耳，如《灵枢·经脉》所述：“小肠手太阳之脉，起于小指之端，循手外侧上腕……至目锐眦，却入耳中。”其三，心主血脉，脉聚于耳。《灵枢·口问》曰：“耳者，宗脉之所聚也。”可见心之血气上荣于耳。其四，在临床上有耳痛剧烈、耳中流脓多，高热、呕吐或神昏谵语者，为火热之毒内攻，邪陷心包；还有耳鸣暴发，声若雷鸣，听力骤降者，多属痰火互结，上扰耳窍。

心开窍于舌主要在《素问·阴阳应象大论》所述“在窍为舌”。其依据有二：其一，心经与舌相通，《灵枢·经脉》云：“手少阴之别，名曰通里，去腕一寸，别而上行，循经入于心中，系舌本。”可见心经与舌相通。其二，在治疗痰热蒙蔽心窍时可以采取舌下放血的疗法，临床效良。

耳是人接受声音的器官，耳的功能正常与否与肾精是否充沛关系密切，耳是肾之窍。清代《医林改错》云：“两耳通脑，所听之声归于脑。”在中医基础理论中，精生髓，髓在脑中形成髓海，有主持思维活动、精神的功能。肾精充盛，耳朵就能更灵敏地接收到声音，肾精如果不足，只能接收到一部分或接受不到，这就是老年人听力往往低下的原因，因为肾精的产生不充足。

同时，经文云“肝开窍于目”，所以肝脏与眼睛的关系也不言而喻，但这种关系主要体现在经络上，中医认为“足少阳胆经上络于目”，在上文中我们也详细阐述了耳与肾的密切关系，中医基础理论认为“肝肾同源”。《辨证录》中记载：“肝为肾之子，肾气既通于耳。”

综上所述，耳与心肝肾的关系要结合临床病情来分辨，这一思想也突出了中医基础理论中的整体观念。因此，在临床治疗过程中，上述理论均有很重要的参考意义。

（张亚军）

读《黄帝内经》，谈妇女生理规律及妇科临证治则

女子七岁，肾气盛，齿更发长；二七而天癸至，任脉通，太冲脉盛，月事以时下，故有子；三七，肾气平均，故真牙生而长极；四七，筋骨坚，发长极，身体盛壮；五七，阳明脉衰，面始焦，发始堕；六七，三阳脉衰于上，面皆焦，发始白；七七，任脉虚，太冲脉衰少，天癸竭，地道不通，故形坏而无子也。

——《素问·上古天真论》

女子七岁至二七，为生长发育期，表现为齿更发长，天癸发育日渐成熟，月事应时而下，具备生殖功能。女子三七至四七，为壮盛期，主要表现为牙齿生长齐全，筋骨坚强，体格壮盛，发长极。女子五七至七七，为衰退期，主要表现为阳明脉气渐衰，面色逐渐憔悴，发枯白脱落，天癸渐竭，精气渐亏，最终丧失生殖能力。

临床实践证明，妇女在不同时期，其发病、病因病机和辨证各异。

生长发育期：女子 14 岁左右，肾气充，身体正处于生长发育阶段，尤其是生殖功能发育未臻完善，此时若饮食失度，起居不慎，或外感风寒，或邪热内扰，均易损伤肾气，引起机体功能失调，则表现为月经紊乱，故补肾为其正治。但脾为气血生化之源，又主统血，所以在补肾的同时，又当佐以健脾，二者缺一不可。

壮盛期：妇女 20 ~ 40 岁，发育成熟，虽属气血旺盛、身体健壮时，但亦为多发病年龄，病因病机复杂。这一期是妇女孕育、胎产、哺乳年龄，脏腑经络气血容易失调，情志易于波动，易怒，往往会引起各种疾病。因此治疗各类疾病时应注意理气疏肝养肝，因为女子以肝为先天，肝藏血，主疏泄，体阴而用阳。

更年期：妇女 49 岁左右，脏腑经络气血的功能活动趋向衰退的阶段，对这一阶段主要用益气疏肝调理法。

绝经期：大多妇女在49岁以后，其治疗原则着重健脾，兼补肾气。老年天癸竭，先天肾气已衰，全赖后天水谷之气以为养，故健脾养血、益气固本乃是根本之治。但兼补肾气亦为必需，因老年妇人之体，"任脉虚，太冲脉衰少"，先天肾精衰竭，如在健脾的同时佐以补肾填精之品，则疗效尤佳。《河间六书》提出了青年治肾、中年治肝、老年治脾的治疗妇科疾病的三大法则。

妇科临证体会颇深：青年摄肾，勿忘健脾；中年养肝，佐以疏郁；老年健脾，兼补肾气。

（任存霞）

读《黄帝内经》噎膈病类心得体会

隔塞闭绝，上下不通，则暴忧之病也。

——《素问·通评虚实论》

一阳发病……其传为隔……三阳结谓之隔。

——《素问·阴阳别论》

【上膈证】

气为上膈者，食饮入而还出。

——《灵枢·上膈》

【膈中证】

肝移寒于心，狂，隔中。

——《素问·气厥论》

饮食不下，膈塞不通，邪在胃脘。

——《灵枢·四时气》

肝大则逼胃迫咽，迫咽则苦膈中，且胁下痛。

——《灵枢·本脏》

胃脉沉鼓涩，胃外鼓大，心脉小坚急，皆隔偏枯。

——《素问·大奇论》

（脾脉）微急为膈中，食饮入而还出，后沃沫。

——《灵枢·邪气脏腑病形》

【下膈证】

虫为下膈。下膈者，食晬时乃出。

——《灵枢·上膈》

噎膈之名，古医籍未见。《黄帝内经》谓“鬲”“膈”“隔中”“鬲咽”者即噎膈也。《黄帝内经》分噎膈为上膈、膈中、下膈，总的来说，不离于胃。从膈的症状来看，“饮食不下”“食饮入而还出”，主症为吞咽困难，进食时有梗阻之感。噎膈包括现代医学中食道癌、贲门癌、贲门痉挛、食道炎及食道神经官能症等以吞咽困难为主要表现的病症，均可参照噎膈进行辨证论治。

噎膈有属于功能性、器质性两种，功能性有阴虚阳亢、热郁局部者，有痰浊凝滞而食不下者；而器质性者乃局部有所阻梗，或系癌肿。如“气噎”多数为功能性，而“痛膈”则有器质性病变之可能。噎膈病因病机具有一定的复杂性，主要与七情内伤、酒食不节、久病年老有关，致使气、火、痰、瘀相互郁滞，阻隔食道，耗气伤津，胃失通降而成。《素问·血气形志》云：“形苦志苦，病生于咽嗌，治之以百药。”实已为后世治噎膈立润养之大法。噎膈属本虚标实之证，临床当辨清标本主次，标实者当辨清气结、痰阻、血瘀三者的不同。本虚多是阴津枯槁为主，发展到后期可见到气虚阳微证。

本病的治疗，应遵循“急则治标，缓则治本”的治疗原则，初期重在治标，以理气、化痰、化瘀、降火为主；后期则宜治本，以滋阴润燥或补气温阳为主。本病的预后较差，徐灵胎谓：“噎膈症，十死八九；反胃症，十愈八九。”孙一奎提出噎膈的不治之症为“粪如羊屎者不治，五十以上者不治，口中多出白沫者不治”，可知当时医家对噎膈的难治性有了明确的认识。

（任存霞）

《素问》“百病生于气”之情志与妇科疾病的联系

《黄帝内经》对妇科疾病的认识主要体现在女子胞，认为女子胞不同于一般的脏和腑，将其归属于奇恒之府。奇者，异也。《素问·宝命全形论》曰：“人以天地之气生”“天地合气，命之曰人。”

“百病生于气也”的观点出自于《素问·举痛论》，气机一旦失调，多种疾病便随之而来，调畅气机是治疗疾病的当务之急。通过对中医基础理论的学习，我们知道气是构成人体最基本的物质之一，人体生命活动的动力要靠气的升降出入来提供。古今医家将病因总结为内伤七情和外感六淫，其中内伤七情为现代疾病最常见的病因之一，现代生活压力逐渐增大，人们也极容易出现情绪起伏波动，情志成了影响人类健康与生活质量的重要因素。“调气治百病”，实际上就是针对疾病恢复机体的生命的自组织能力。生命的自组织能力就是通过本身的发展和进化而形成的具有系统的结构和功能，生命体具有天然的自组织系统。总之，“百病生于气”是对人类疾病病因病机的高度概括，我们临床治疗疾病从气论治，可以抓住疾病的根本，真正做到“治病求本”。

如此说来，“郁”最伤害身体哪个器官呢？久郁伤肝，肝自然首当其冲。肝受损伤只是开始，随后各种问题会蜂拥而至，例如子宫、卵巢相关疾病，两胁及乳房相关疾病，头顶前额痛，眼干、眼涩、眼疲劳等。

肝郁有很多临床表现，有些症状男女都会出现，比如易怒、上火等，但女性相较于男性，对于情志致病更具有易感性。女子以肝为先天，对于女性而言，乳腺疾病、多囊卵巢综合征等疾病是门诊常见病。在女性月经来潮时，情绪如果一直消沉或恼怒，就会出现乳房疼痛，这是因为生气之后，气机郁滞在胸胁，导致血液瘀积，不通则痛，乳房增生伴发结节，进而导致刺痛，血液瘀积在下焦，则产生包块。另外，在彩超报告单中，经常会出现结节、囊肿、增生、肌瘤等描述，这些在中医都统称为“包块”，其实就是“结”演变而成的。总而言之，中医认为，妇科疾病在很大程度上是受到精神心理因素影响的。

（张亚军）

从“发汗还是止汗”浅谈桂枝汤的临床应用

病常自汗出者，此为荣气和，荣气和者，外不谐，以卫气不共荣气谐和故尔。以荣行脉中，卫行脉外，复发其汗，荣卫和则愈，宜桂枝汤。

——《伤寒论》第 53 条

病人脏无他病，时发热，自汗出，而不愈者，此卫气不和也。先其时发汗则愈，宜桂枝汤。

——《伤寒论》第 54 条

“病常自汗出”，而无恶寒、发热、头痛等症，知非风寒外感，而属杂病范畴。“此为荣气和，荣气和者，外不谐，以卫气不共荣气谐和”，说明营气在内，尚未直接受病，而卫气在外，失却固摄开阖之权，以致腠理疏松，发生常自汗出之症。“病人脏无他病”说明里气调和，病在肌表。这种病在肌表，病机属营卫不和的自汗，治当用桂枝汤“复发其汗”，使营卫调和则愈。

桂枝汤原名“小阳旦汤”，古方之名“小阳旦”，乃初生之太阳，以补少阳，升阳之时微微助力，可通荣卫，调营血，兼固摄，化气化饮，体现了阳气的所有功能。仲景以“桂枝”一药冠名之，可见桂枝之重，体现出桂枝具阴阳调和之功。

桂枝汤为《伤寒论》开篇首方，受到历代医家追捧。王子接《绛雪园古方选注》称桂枝汤为“和方之祖”。柯韵伯赞其为“仲景群方之魁……解肌发汗之总方”。桂枝汤是整本《伤寒杂病论》中应用最为广泛、使用次数最多、推泛衍生出方剂最多的一个汤剂。我们来看看其组成及配伍。

本方以桂枝之辛温，解肌发表，可入营透卫，为方中之君；芍药之酸寒，可收阴敛气、补养营阴，为方中之臣。二者同为三两，等量相配，一散一敛，一开一阖，相反相成，解肌发表的同时不致营卫外泄，可调和营卫。辅以生姜辛温散邪，大枣甘温补益，以增强桂、芍调和营卫之功效。炙甘草性味甘平，调和诸药，培固中土，以资汗源。桂枝汤诸药相伍，攻补兼施，散收相合，内外互济，为调和营卫的代表方。此外，桂枝汤具辛甘酸苦四味，正合《黄帝内经》所说：“辛甘发散为阳，酸苦涌泄为阴”之义。因此，后世医家认为它是“调和阴阳，彻上彻下，能内能外之方”。

一、桂枝汤证

太阳中风证：发热，恶风寒，头痛，汗出，脉浮缓。

杂病自汗证：全身汗出，畏寒怕风，不发热或伴低热，精神疲倦，纳差，舌淡红且苔薄白，脉缓。

二、临证注意

本方想要取得良效，需注意用法：一是要用微火煎煮，二是药后喝热稀粥或多饮热水，三是要加盖衣被保暖以帮助发汗，四是服药不可太过或不及，五是注意服药禁忌。

表实无汗，或表寒里热，不汗出而烦躁者；温病初起，见发热口渴，咽痛脉数者；中焦湿热，见舌苔黄腻者，都不适合本方。充血体质或有急性出血症状者慎用；阳盛体质者慎用。

临床中常碰到这样的情况：许多患者在安静状态下，全身或局部无故大量出汗，甚至大汗淋漓，不分寤寐，临床检查排除了传染病、风湿热、结核病等所致的自汗、盗汗，临床表现以全身汗出、畏寒怕风、不发热或伴低热，精神疲倦、纳差，舌淡红苔薄白、脉缓为主。这样的异常出汗属“病汗”，服桂枝汤并服热稀粥及温覆后遍身漐漐微似汗出，属于“药汗”。发汗后，病人诸症缓解，达到了止汗的目的。由此发现桂枝汤既能发汗，又能止汗。

三、现代应用

1. 呼吸系统之普通感冒、流行性感冒、呼吸道炎症等。

2. 消化系统之慢性肠炎、胃溃疡、便秘等。

3. 神经内分泌系统之经常性自汗、盗汗、头汗、半身汗、非黄疸性黄汗、无汗等。

4. 神经内分泌系统之失眠、多梦、健忘、遗精、梦交、脱发、神经衰弱等。

5. 循环系统之心律不齐、高血压、低血压等各种器质性心脏疾病所致的胸闷、怔忡等。

6. 运动系统之颈肌劳损、肩肌劳损、慢性腰肌劳损、腰椎病、骨关节炎、肩关节周围炎、慢性滑膜炎及肢体麻木疼痛等。

7. 妇科之月经病如寒滞痛经、月经后期、经行头痛、经行身痒、经行浮肿、崩漏等；妊娠病如妊娠恶阻；产后病之产后发热、自汗、身痛、恶漏不绝、乳汁自出等。

8. 儿科之小儿厌食症、外感发热、小儿腹痛、遗尿症、反复呼吸道感染等。

（任存霞）

读《伤寒杂病论》体会急症治疗原则

《伤寒杂病论》对急症提出和体现的治疗原则主要有：在时间上，强调急症急治；在病因上，重视顿挫邪势；在救治过程中，注意时刻顾护正气。同时，还初步运用了某些综合治疗方法。

一、急症急治

《黄帝内经》对标本缓急已有所论述，张仲景在《伤寒杂病论》中把它引申到急症，具体化为急症急治的原则：

1. 在处理新病与旧病的关系上，以新病为急。即“夫病痼疾，加以卒病，当先治其卒病，后乃治其痼疾也”。《医宗金鉴》从标本关系做了很好的解释：“痼疾，旧病也。卒病，新疾也。当以旧病为本、为缓，新疾为标、为急。急则治标，缓则治本，故先治卒病，后治痼疾也。”平素体健者患急症，应及时治疗，防其传变。文中指出，邪气“适中经络，未流传脏腑，即医治之；四肢才觉重滞，即导引吐纳，针灸膏摩，勿令九窍闭塞”，可见十分重视发病初期的治疗。再如把太阳病分为伤寒、中风、温病、风湿、湿病等类型。而对由寒邪引起的太阳病，则以麻黄、桂枝二证为纲，对因体质、宿疾等出现的各种不同兼夹证，以及病变波及两经以上的合病、并病都详加论述，以示表证的繁杂和证治的多样，务使药证相符，邪从表解，避免内传生变。

2. 对病情复杂者，判断孰缓孰急，急则先治。以表里同病为例，“本发汗而复下之，此为逆也。若先发汗，治不为逆。本先下之，而反汗之为逆。若先下之，治不为逆。”前者为表急先治表，后者为里急先治里，若汗下失序，则变证丛生，故为逆。又如对阴阳俱损者，文中举出了先扶阳后救阴，先顾虚后治实的例证：先与甘草干姜汤复阳，后与芍药甘草汤复阴，若胃气不和谵语者，更少与调胃承气汤。

3. 对病情危急者，治疗更是刻不容缓。文中有急当救里、急当救表、急下之、急温之的明训。急下，是指少阴由脏转腑，阳明燥结，热邪亢极，津伤严重，急下以救将竭之阴液，以免燎原之火竭尽西江之虞。而“少阴病，脉沉者，急温之”，则是指少阴虚寒初露端倪，急用温法，是上工救其萌芽之义。若已见吐利、厥逆等亡阳证候，更应积极抢救。

二、顿挫邪势

除了有针对性地解决无形之寒热病邪外，还有一个给邪以出路的问题。文中十分强调顺应病势，因势利导。凡病邪在表者，不论其为伤寒、中风、温病、湿病、水气病、溢饮等，均用汗法，如麻黄汤证、桂枝汤证、麻黄加术汤证、越婢汤证、大小青龙汤证等；邪实在胸中或上脘者，用吐法，如瓜蒂散证；宿食、瘀血等邪结下焦者，用下法，如大承气汤证、抵当汤证等。对无形之邪入结于脏者，采用祛有形之邪的方法，使无形之邪无所依而随解之。这就是“夫诸病在脏，欲攻之，当随其所得而攻之，如渴者，与猪苓汤。余皆仿此”的意思。

顿挫邪势在用药组方方面，论中亦多体现。如选用较为峻猛的药物，使欲汗者，“一服汗出”；欲下者，“初服当更衣”；欲吐者，“得快吐”。如用麻黄发汗、大黄泻下、石膏清热、甘遂逐水、甜瓜蒂催吐，并根据七情配伍相应药物，以增强祛邪之力。以大黄为例，配芒硝，泻热软坚通便；配枳实、厚朴，行气通便；配附子，攻下寒积；配桃仁，攻下瘀热；配栀子，清热利湿除黄；配黄连，降火止血，清热除痞等。

三、时时顾正

《伤寒杂病论》在处理急症时，不唯重视祛邪手段，而且把顾护正气贯穿在急症诊治过程的始终。在邪实阶段，注意攻邪勿伤正。在防止药力不及，藏奸致变的前提下，力求药证相符，以免克伐无辜。如承气汤证因痞、满、燥、实的有无和程度之不同，分别采用对证的大承气汤、小承气汤和调胃承气汤治疗。又如十枣汤、葶苈大枣泻肺汤、麻黄汤、白虎汤配用大枣、甘草等甘味之品，或缓其势，或和其胃。同时，应用合适的剂型，使之缓急适宜，无伐正气。如蓄血证之病势深而缓，介于桃核承气汤证与抵当汤证二者之间，不可不攻，又不可尽攻者，则将抵当汤减少水蛭、虻虫剂量，变汤为丸。此外，注意禁忌证，祛邪适度，中病即止。如汗、吐、下法均有相应禁忌证。发汗以取微汗为宜，“汗出病瘥停后服”“得下，不必尽剂，余勿服”等。

对正气虚衰者，径直运用扶正之法。如腹中急痛，心悸而烦，因中虚气血不足者，用小建中汤养营益血、缓急止痛。心动悸，脉结代，因心阴阳俱亏者，用炙甘草汤滋养心血、益气复脉。论中对扶阳法的应用，阐述尤详。如太阴脾胃虚寒，呕吐下利，用理中汤；厥阴血虚寒厥，脉细欲绝用当归四逆汤；厥阴虚寒头痛，干呕吐涎沫，用吴茱萸汤；少阴阳气衰微，阴寒内盛，脉微细，但欲寐，厥逆下利，用四逆汤，并根据病情同中之异，衍化为若干汤证，以极力回阳救逆。

四、综合治疗

书中对由于体质，宿疾和失治、误治等影响，以致病情比较复杂的某些急症，初步采用的既治本，也治标，既治原发病，也治并发症的综合疗法，其具体应用形式，主要是通过方剂组合来体现，有时也配合针灸等疗法。

书中对急症的综合疗法，主要是针对病位的表里同治，针对病性的寒热并用，针对病邪的攻补兼施，以及几种方法的再综合。例如表里同病，在单纯治表有可能加重里证，治里有可能影响表证解除的情况下，则采用表里同治的方法，双解表里。如太阳桂枝证误下，表证未解，热邪内迫胃肠的葛根芩连汤证；表寒里饮的小青龙汤证；而厥阴蛔厥的乌梅丸证，可以作为寒热并用，攻补兼施的例证。此外，书中对热入血室用针刺，对阳气衰微用灸法，以及与相应方药并用，均是提高疗效的有效途径。如《伤寒论》第 143 条“妇人中风，发热恶寒，经水适来……此为热入血室也。当刺期门，随其实而泻之”，第 292 条“少阴病……脉不至者，灸少阴七壮。”

（任存霞）

《伤寒论》之“和法”

和法为《伤寒论》治疗“八法”之一，是通过调整人体各脏腑之间功能的强弱来达到治疗某些疾病的目的。它与发汗、涌吐、攻下这样以祛邪为特性的治法不同。八法之中，和法为贵，《伤寒论》最先使用并记载了“和解之法”和“调和之法”，包括和解少阳、调和营卫气血、调和寒热。综观全书，在论述病证及治疗方药时，多处多次论及了“和”，并提及“和解”，主要为以下三个方面。

一、和解少阳

和解少阳剂一般用于少阳证，以小柴胡汤类方闻名，代表方剂为小柴胡汤、蒿芩清胆汤、截疟七宝饮等。少阳位于太阳阳明之间，太阳为表，阳明为里，故少阳称半表半里，与厥阴相表里，协调脏腑气机与阴阳表里。和解少阳的主方当为小柴胡汤，有疏利三焦、条达上下、宣通内外、和畅气机之作用。

二、调和营卫气血

调和营卫气血一般用于营卫不和证，以桂枝汤为主。如《伤寒论》第 95 条："太阳病，发热汗出者，此为荣弱卫强，故使汗出，欲救邪风者，宜桂枝汤。"人以气血营卫为基础，营卫协调则人体保持健康，如果出现营卫不相协调的情况，人就会患病，此时可选用桂枝汤来治疗，用以调和营卫，恢复人体健康。

三、调和寒热

调和寒热剂适用于寒热互结于中焦所致的升降失调，从而造成心下痞、恶心呕吐、肠鸣腹泻下利等证候者。故仲景创制了调理脾胃升降的泻心汤和承气汤系列方剂。半夏泻心汤，适用于上部出现火热症状，而下焦又有虚寒的病症，是上清火、下补寒、平调寒热的方剂。甘草泻心汤，非泻结热，而是疏通中焦脾胃之气机，打开一个缺口，使上部的火热之气与下部相沟通，这样自然就达到不寒不热的状态了，再用黄芩和黄连作为辅助，将壅塞的气机疏利开来。生姜泻心汤，通过将脾胃之气调整到上下平衡的状态，来调节其中寒热不均的问题，还可以补充脾胃元气。生姜泻心汤证主要是由于气机壅塞，胃气无法向下走，日久则化热，所以就要用到黄芩和黄连，用它们自身苦寒的性质来清热顺气；干姜用来温暖中焦脾土，防止发生寒湿泄泻；生姜进一步降逆，和大枣同用还可调和营卫；半夏则是降气机的要药，还能祛痰；人参、甘草专攻补脾。那么如何区分此三泻心汤？没有发生泄泻者适合半夏泻心汤；虽然有泄泻，但情况不严重的则用生姜泻心汤；如果下利很严重，就要用甘草泻心汤了！

针对疾病的阴阳失调，仲景创立了多种“和法”方剂，并被广泛应用于临床实践。和法的特点是“和”，不以祛邪、不以扶正为中心，而以调和为重，使人体各脏腑的功能运作达到和谐的状态。

（张亚军）

《伤寒论》太阳病之脾虚证

《伤寒论·辨太阳病脉证并治》中脾虚证的证候为腹痛、心悸、烦躁等。其病机主要为脾气虚弱和脾阳虚寒。其辨证论治方法各有特点，其治疗原则和方剂在临床上被广泛应用。

> 伤寒若吐、若下后，心下逆满，气上冲胸，起则头眩，脉沉紧，发汗则动经，身为振振摇者，茯苓桂枝白术甘草汤主之。
>
> ——《伤寒论》第 67 条

本证由伤寒误用吐法和下法损伤脾胃引起，脾胃功能虚弱，运输失职，水聚中焦，水气上逆，凌于心下，故发诸证。其病机为脾虚水停，水气冲逆。脾土自虚，无法压制水液，导致水气上逆冲犯于心下，无法升清上荣于头面，才会引发眩晕，基本病机就是水气上冲，脾不升清，所以应当平冲降逆，升提脾气，方以茯苓桂枝白术甘草汤。

> 发汗后，腹胀满者，厚朴生姜半夏甘草人参汤主之。
>
> ——《伤寒论》第 66 条

这条原文所论脾虚气滞腹胀的证治，是在治疗病情的过程中，不应该发汗的时候，却令患者发汗，汗为心之液，进一步伤害了阳气，而阳气一旦虚衰，就没有办法去化解中焦水湿，水液长久停滞，便会将气机一并阻滞，所以才会腹部胀大，但却又不是那么严重，因为是虚证，所以用按压、温暖等办法，会感觉到舒适，属于虚中夹实。本证当以气机阻滞导致脘腹胀满为主，脾虚次之，故宜温运健脾，消滞除满，治当温健脾阳、行气除满，消补兼施，而以消法为主，方用厚朴生姜半夏甘草人参汤。

伤寒二三日，心中悸而烦者，小建中汤主之。

——《伤寒论》第 102 条

本条论述了伤寒里虚，心中悸而烦的证治。伤寒二三日，尚为新病，未经误治即见心中动悸，神烦不宁者，乃里气先虚，心脾不足，气血双亏，复伤寒邪而成。治此证者不可攻邪，但建中补虚，益气血生化之源，正气充盛，则邪气自退，烦悸自止。此属先里后表之法，故治宜小建中汤温中补虚，调补气血，安内攘外。

太阳病，外证未除，而数下之，遂协热而利，利下不止，心下痞硬，表里不解者，桂枝人参汤主之。

——《伤寒论》第 163 条

本条论述脾虚兼表的证治。太阳病，外证未除，本当依法汗解，医者不察，而屡用攻下之法，不但表证不罢，发热恶寒等症犹在，复因攻下损伤太阴脾土，脾阳伤而寒湿内生，部分表邪随之内陷，以致里寒伴表证发热下利，故称“协热利”。此处之“热”乃指发热恶寒等风寒外证而言，非指病性属热。气机阻滞，浊阴不降，壅塞胃脘，则心下痞硬；脾阳受损，运化失司，升举失常，清气下陷，故利下不止。

（张亚军）

《伤寒论》太阳病之寒热错杂痞证

《伤寒论》太阳病篇中涉及的寒热并存方证很多，例如表寒里热、寒热错杂、上热下寒等。本文探讨不同泻心汤类证的寒热错杂痞证的成因、治疗及用药规律。

伤寒五六日，呕而发热者，柴胡汤证具……但满而不痛者，此为痞，柴胡不中与之，宜半夏泻心汤。

——《伤寒论》第 149 条

本条主要辨少阳证、大结胸证、痞证的证治。病原本在表，经五六日，太阳之邪内传少阳，证见“呕而发热者”，当以和解，而医反误下之，故发生了三种转归：一是虽然已经误下，但柴胡证仍在，继续与柴胡汤服之；二是若病人素有痰，误下后，少阳半表邪热内陷，水热互结于胸及心下，大结胸证由此形成，症见心下痛，按之硬，以大陷胸汤治之；三是若误下后，损伤脾胃，使少阳邪热乘虚内陷，寒热错杂犯于中焦，气机痞塞于心下，此痞满病位在心下（中焦），不在胸胁，非少阳证，柴胡不中与之，宜用半夏泻心汤。本方有三组药：一是辛味药，半夏、干姜合用消痞散寒结；二是苦味药，黄连、黄芩苦寒清胃，泄其满；三是甘味药，人参、甘草、大枣补养脾胃虚衰，恢复升降。

伤寒汗出，解之后，胃中不和……腹中雷鸣下利者，生姜泻心汤主之。

——《伤寒论》第 157 条

此证继发于伤寒，发汗汗出，表证已解，出现了痞证。脾胃素虚，水饮上逆，故干噫（即是嗳气），水饮与热结于心下，故心下痞硬，食臭（伤食的味）。脾胃运化水液功能减弱，水饮停留在胁下，故腹中雷鸣，大便稀薄，生姜泻心汤主之。这个方与半夏泻心汤在病机上的共同点是中虚寒热错杂，胃气壅滞，此证治疗兼以和胃散水，此方在半夏泻心汤基础上加生姜四两为君，干姜减量为一两。此方嗳逆较明显，治疗重在和中消痞，所以加大生姜的量。同时，此方对于伤食、吞酸，疗效显著。

伤寒中风，医反下之，其人下利，日数十行，谷不化，腹中雷鸣，心下痞硬而满，干呕，心烦不得安……甘草泻心汤主之。

——《伤寒论》第158条

本条文论脾胃气虚、痞利俱甚的证治。伤寒或中风，本来应该发汗解表来治疗，医家却误用了攻下法，致使脾胃之气受损，脾胃之气损伤则运化失司，泻下未充分消化的食物，一天之内多次腹泻，声音就像打雷一样，有时，气逆上冲于喉咙还会引发干呕的表现，心中懊侬，医家观察腹大且痞硬，以为其中燥抟结，用攻下法来解决，殊不知这样，会让病情加剧，进一步耗伤脾胃之气，使脘腹更胀。方用甘草泻心汤，即半夏泻心汤重用炙甘草，由三两增至四两，并以之命方，取其甘温缓急迫，健脾和胃之功，为君药；佐人参、大枣，更增其补中之力；干姜、半夏温中散寒；黄芩、黄连清热消痞，合用使脾强胃健、阴阳调和、升降协和，诸症除。

三泻心汤证均以心下痞、呕逆、下利、肠鸣为主症，其病机均有中虚寒热错杂、胃气壅滞的共同点，其治疗均用辛开苦泄、甘温益气之法，在半夏泻心汤的基础上进行药物的增减。具体各个泻心汤的特点是：半夏泻心汤适用于呕吐比较严重，气机上冲者，治疗上和胃降逆止呕；生姜泻心汤适用于吐出未消化食物，水液与食物抟结于胃部者，治疗上安胃消水；甘草泻心汤适用于泄泻和痞满兼而有之者，但其根本是中焦胃气的不足，治疗上应当益胃建中。临证中要掌握各证，灵活运用。

（张亚军）

桂枝加葛根汤临证心得

太阳病，项背强几几，反汗出恶风者，桂枝加葛根汤主之。

葛根四两，麻黄三两（去节），芍药二两，生姜三两（切），甘草二两（炙），大枣十二枚（擘），桂枝二两（去皮）。

上七味，以水一斗，先煮麻黄、葛根，减二升，去上沫，内诸药，煮取三升，去滓。温服一升，覆取微似汗，不须啜粥，余如桂枝法将息及禁忌。

臣亿等谨按，仲景本论，太阳中风自汗用桂枝，伤寒无汗用麻黄，今证云汗出恶风，而方中有麻黄，恐非本意也。第三卷有葛根汤证，云无汗、恶风，正与此方同，是合用麻黄也。此云桂枝加葛根汤，恐是桂枝中但加葛根耳。

——《伤寒论》第 14 条

几几（音紧紧），南阳地区方言，有拘紧、固缩之意，亦有读作殊者。项背强几几，形容项背拘紧不适，转动俯仰不利之状。太阳病，汗出，恶风是太阳中风证，应与桂枝汤治疗。该证本有头项强痛，而本条特意提出“项背强几几”，乃项强较重者，表现为项强连背，拘紧固急，转动不灵，已构成了桂枝汤证的兼证，反映出病机的另一个侧面，即风寒外束，经气不利，津液受阻，不能敷布，以致经脉失于濡养。综合本证之机，当为风寒外束，营卫不和，经气不利，筋脉失养。

本方当依宋代林亿之注，即桂枝汤加葛根而成。方中桂枝汤解肌祛风，调和营卫。葛根甘辛而平，《神农本草经》载葛根味甘，性平，无毒，主治消渴、身大热、呕吐、诸痹，起阴气，解诸毒，治伤寒中风头痛，解肌发表出汗，开腠理，止痛。葛根入药，其药势有助于将水谷之精气沿太阳经送至头顶。当人体原本从背脊上传的水精之气受阻时，葛根可将其重新输布至太阳经，从而使人体津液充足，血脉得充，则经脉得养，拘急、疼痛等症状缓解。葛根在此方中，一则能升阳发表，解肌祛风，助桂枝汤发表解肌；二则可宣通经气，解经脉气血之郁滞；三则能生津液，使津液上行，滋润经脉、肌表，缓解拘急、颈项强痛。

桂枝加葛根汤具备敷布津液、解肌祛风、通调气血、生津和络、解痉缓急之功。

太阳中风兼经气不利证，以发热，汗出，恶风，项背拘紧固缩、转动不灵为辨证要点。临证注意使用本方葛根量宜大，一般用 15 ~ 30 g。煎服法：先煮葛根，浓煎 1 次，分 3 次温服。温覆取微汗。

临床常见到这样的情况，久坐电脑前，姿势保持不动，会导致肌肉紧张、气血活动不流畅，加之开冷气，凉风吹着，久而久之就会出现颈肩肌肉紧张综合征、颈椎病等，这些疾病造成的颈肩痛、头痛时常困扰着大家，其病因病机何在，让我们来一探究竟。

当人体抵抗力下降时，风寒湿外邪乘虚而入，往往首先侵犯太阳经，导致太阳经输不利，卫外不固，营卫失和，出现恶风怕冷、出汗、颈项强痛、腰背酸痛、四肢关节疼痛等症状，并可影响督脉，使项背挛急，疼痛加剧，头颈转动受限。这些表现类似《伤寒论》的太阳表证。不同之处在于《伤寒论》的太阳表证以内传为主，而颈椎病则以外传为主，即主要侵犯躯干、四肢的体表经脉、肌肉、关节等部位，临床上表现为颈项、肩臂、上肢等部位疼痛、僵硬，并有项部转动不利、肌肤麻木等症状。因途经颈项的经脉不但循行于项背、网络四肢，而且和脏腑也有密切的关系。故而颈椎病的症状不仅见于项背、四肢，也可内涉脏腑，出现脏腑功能失调的表现。证属太阳经脉受邪、经气不利、经脉失养。根据多年临床观察积累，用桂枝加葛根汤治疗颈椎病，会取得较满意的效果。

故本方临床可用于：

1. 感染性、传染性疾病具备项背强几几者：感冒、痢疾初起、急性肠炎、病毒性斜颈、结核性脑膜炎等。

2. 运动系统之颈椎病、颈部肌筋膜炎、肩周炎、落枕、面神经麻痹、重症肌无力、僵人综合征、慢性多发性肌炎、特发性震颤、糖尿病、周围神经病变等。

3. 消化系统之胃炎、消化性溃疡、慢性肠炎、腹泻等。

（任存霞）

读《伤寒论》《金匮要略》之甘草泻心汤心得体会

伤寒中风，医反下之，其人下利，日数十行，谷不化，腹中雷鸣，心下痞硬而满，干呕心烦不得安，医见心下痞，谓病不尽，复下之，其痞益甚，此非结热，但以胃中虚，客气上逆，故使硬也，甘草泻心汤主之。

甘草四两（炙），黄芩三两，干姜三两，半夏半升（洗），大枣十二枚（擘），黄连一两。

上六味，以水一斗，煮取六升，去滓，再煎取三升，温服一升，日三服。

臣亿等谨按……是半夏、生姜、甘草泻心三方，皆本于理中也，其方必各有人参。今甘草泻心中无者，脱落之也。又按《千金》并《外台秘要》，治伤寒䘌食用此方，皆有人参，知脱落无疑。

——《伤寒论》第 158 条

狐惑之为病，状如伤寒，默默欲眠，目不得闭，卧起不安，蚀于喉为惑，蚀于阴为狐，不欲饮食，恶闻食臭，其面目乍赤、乍黑、乍白。蚀于上部则声喝，甘草泻心汤主之。

——《金匮要略·百合狐惑阴阳毒病脉证治》

《伤寒论》第 158 条论脾胃虚弱，痞利俱甚的证治，脾阳不足为重点。“伤寒中风，医反下之”，其结果有三：①下利而愈；②下利不止，“其人下利，日数十行”；③下利止，形成结胸。本条下后损伤中气，外邪乘虚内陷，致寒热之邪结于心下，气机痞塞，升降逆乱，遂成痞证。脾胃气虚，腐熟运化失职，饮食不得消化而下注，故其人腹中雷鸣有声，下利日数十行而有未消化食物；浊阴不降，胃中虚气上逆，则干呕心烦不得安。此为寒热错杂于中，脾胃虚弱较甚，水谷不化的甘草泻心汤证。但医见心下痞之症仍在，误以为心下之实邪未尽，复以下之，以致脾胃之气更虚，中焦升降愈复逆乱，浊气因虚上逆更剧，故心下痞硬更加严重。“此非结热，但以胃中虚，客气上逆，故使硬也”是自注句，说明“其痞益甚”之因，并不是由于实热阻结，而是由于脾胃气虚，胃中邪气上逆，气机痞塞所致。中焦脾胃对人体阴阳、气血、水火、气机的升降具有调节和控制作用，称为人体气机升降的枢纽。中焦斡旋失司，不仅会影响脾气升清和胃气降浊，且对心火下达、肾水上奉以及肺气肃降、肝气升发亦有影响。当脾胃气虚或受邪气的干扰，致使中焦斡旋失司，枢机不利，则气机就会壅滞于中焦而形成心下痞证。《伤寒论》第149、157、158条的三泻心汤证即以心下痞为主症，从半夏泻心汤证的“心下但满而不痛”，到生姜泻心汤证的“心下痞硬”，再到甘草泻心汤证的“心下痞硬而满”，无论是“痰气痞”，还是“水气痞”，抑或是“胃虚客气上扰痞”，其病机都是中焦脾胃功能受损，斡旋失司，枢机不利，升降紊乱，致使寒热错杂于中焦，气机痞塞，从而出现心下痞证。胃热气逆，脾寒气陷，胃逆则吐，脾陷则下利。泻属脾，宜升胃；吐属胃，宜醒脾。这是《四圣心源》的中土之枢理论。而《金匮要略》狐惑病，在上口腔黏膜、在中胃黏膜、在下会阴黏膜皆有病变。狐惑病“蚀于上”可见口咽部的病变，如口糜声嘶、口苦；在中可见“不欲饮食”“恶闻食臭”等中焦失常的表现；“蚀于下”可见会阴瘙痒、小便灼热疼痛不适、尿血等症。“面目乍赤、乍黑、乍白”表现在皮肤为色素沉着、结节性红斑、痤疮和毛囊样皮疹，“目赤如鸠眼”相当于现代医学的虹膜睫状体炎。其病机为脾胃虚弱、湿热内蕴，如陈修园《金匮方歌括》卷一曰：“伤寒甘草泻心汤，却妙增参三两匡。彼治痞成下利甚，此医狐惑探源方。”方中以甘草为君，因下利不用大黄；连、芩清里热，心烦心下痞都可消。

通过综合分析《伤寒论》《金匮要略》及后世医家的阐述，结合现代医学可见，甘草泻心汤证是胃虚夹邪之证，见以下证候可应用甘草泻心汤：①素体虚弱，或胃虚，或久病胃虚等；②心下痞满而硬，或腹壁紧张，或痞感，或苦重感；③下利、腹鸣，或见干呕，或心烦不安；④见口腔到肛门的所有消化道炎症。正如黄煌教授指出，甘草泻心汤不单单适用于溃疡性结肠炎，从口腔到肛门的消化道黏膜的糜烂、溃疡等，均可使用此方。

（任存霞）

浅谈《伤寒论》对急症的治疗方法

《伤寒论》对急症的治疗，已经有了“八法”的内容，并且在病情复杂的急症中常常是多法联用。《伤寒论》中表里同治，虚实兼顾之法等多法联用者俯拾即是。如解表清里的葛根芩连汤，清热滋阴的黄连阿胶汤，解表、和解、攻下的大柴胡汤，清热、温中、驱蛔、补正、攻邪之乌梅丸等，为后世医者治疗急症多法联用开辟了道路。其方药应用于急症的治疗，具有以下特点：一是重现性较好，如用四逆汤抢救某些休克，用炙甘草汤治疗某些心律失常，用乌梅丸治疗胆道蛔虫，用葛根芩连汤治疗痢疾，用白虎汤治疗乙脑，用茵陈蒿汤治疗急性黄疸型肝炎等，都有较好疗效；二是适应证较广，如葛根汤可用来治疗流感、肺炎、急性胃肠炎、急性痢疾、项背痛、神经痛，芍药甘草汤可治疗腓肠肌痉挛、面肌痉挛、胃痉挛、三叉神经痛、坐骨神经痛、呃逆、肾绞痛、胆绞痛等；三是适应证特定，同一急症，可采用不同的方剂治疗，如吐血，因于热者，用大黄黄连泻心汤，因于寒者，用甘草干姜汤；四是方剂随症加减，可扩大用途，提高疗效，如小柴胡汤有多种加减法，并有柴胡桂枝汤、柴胡加芒硝汤、大柴胡汤、柴胡桂枝干姜汤、柴胡加龙骨牡蛎汤等类方，更为可贵的是，这些方药的长期应用，并未出现什么“抗药性”。现就其治疗急症的治法用方述要如下。

一、清热法

1. 和解少阳，清泄胆火：代表方为小柴胡汤。该方升降开阖，祛邪扶正。现代用于多种发热急症，辨证施治，屡获效验。

2. 清泄里热：代表方为白虎汤。该方清热益气，保胃生津。现代广泛应用此方治疗流行性乙型脑炎、流行性出血热、大叶性肺炎、败血症等急性传染病或非传染性热病的极期阶段，使临床病死率有显著下降。

3. 通腑泻热：代表方为承气汤。此类方剂具有排除燥实、清泄里热、急下存阴的作用。现代在治疗流行性乙型脑炎，中风属腑实热证之昏迷、抽搐者中，应用该类方剂通下得泻后，热退神清，抽搐得止。

二、平喘法

1. 发汗定喘：代表方为麻黄汤。该方发汗解表、宣肺定喘。现代用于治疗肺炎、上呼吸道感染属表寒证者，可获良效。

2. 散寒平喘：代表方为小青龙汤。该方外散风寒、内除水饮。现代多用于治疗支气管哮喘、肺心病属寒饮型者，临床效果满意。

3. 降气平喘：代表方为桂枝加厚朴杏子汤。该方调和营卫、降气平喘。现代治疗小儿支气管炎，用之取效。

4. 清热宣肺平喘：代表方为麻杏石甘汤。该方辛温散寒、宣肺平喘。现代应用此方治疗支气管哮喘、肺气肿哮喘、百日咳、麻疹性肺炎等病证，辨证施治，确有其效。

三、止血法

1. 泻火止血：代表方为泻心汤。该方苦寒泻火，运用于心胃火旺之吐血、衄血。现代治疗急性脑出血、上消化道出血、肺结核咯血、子宫出血等，均有显著疗效。

2. 温凉止血：代表方为柏叶汤。该方温以澄源，凉以塞流，适用于血寒不守、虚火上逆之吐血经久不止者。现代以此方为主治疗胃溃疡的吐血及肺结核咯血（均系患病时间较长者），获效较为满意。

3. 滋阴利水，养阴止血：代表方为猪苓汤。该方滋阴利水，适用于外感病阴虚火旺、移热膀胱之尿血。现代用于治疗膀胱炎、尿道炎等引起的尿血及膀胱刺激征，有很好的效果。

4. 温中止血：代表方为黄土汤。该方温中止血，适用于脾阳不足、统摄无权之便血。现代治疗下消化道出血、功能性子宫出血，有效。

四、止吐法

1. 通利降逆：代表方为大黄甘草汤。该方通利实热，泻火降逆，适用于胃肠实热之食即呕吐，大便秘结者。现代常用于治疗急性肾衰竭所致的呕吐症状，可起到缓解症状之疗效。

2. 泻热止呕：代表方为大柴胡汤。该方外解少阳，内泻结热。现代治疗急性胰腺炎、急性胆囊炎、胆道蛔虫症之呕吐，临床效果显著。

3. 温胃止呕：代表方为吴茱萸汤。该方温中散寒、降逆止呕。现代对急性胃肠炎、内耳眩晕症、神经性呕吐剧烈而证属虚寒者，应用本方可以取效。

4. 和胃降逆：代表方为大半夏汤。该方和胃补虚，降逆润燥。现代治疗幽门狭窄和其他一些不完全性梗阻证属胃阴亏虚、胃气上逆之反胃、呕吐，有较好的疗效。

五、止利法

1. 解表清里：代表方为葛根黄芩黄连汤。该方双解表里，平调阴阳，适用于热性下利兼有表证者。现代多用于治疗胃肠型感冒之泄泻、中毒性痢疾、轮状病毒性腹泻等症。

2. 清热解毒止利：代表方为白头翁汤。该方清热化湿，凉血解毒，适用于湿热下迫、秽浊壅滞之下利脓血，现代用此方加减治疗急性细菌性痢疾、阿米巴痢疾、急性肠炎等，有效。

3. 回阳救逆止利：代表方为四逆汤。该方具有温阳散寒、回阳救逆之功，适用于脾肾阳虚之下利、四肢厥冷。现代以此方为基础加减治疗急性肠炎及中毒性痢疾呈休克状态者，疗效颇佳。

六、止痛法

1. 温下通腑：代表方为三物备急丸。该方温中通阳，攻逐寒积，适用于寒实积结、阳气暴阻之心腹胀满剧痛如锥刺，二便不通，气急口噤，苔浊腻，脉沉紧有力者。现代多用于治疗食物中毒属寒证而病情危急者及急性肠梗阻等实痛症。

2. 泻热逐水：代表方为大陷胸汤。该方为攻逐水热之峻剂，适用于水热互结、腹部满痛者。现代多用于治疗急性胰腺炎、急性腹膜炎、急性肠梗阻，均有显效。

3. 温中散寒：代表方为大建中汤。该方温中补虚，散寒止痛，适用于中焦虚损，寒邪较重，经脉拘急所致的腹痛，现代治疗胃痉挛、蛔虫症性腹痛以及疝气痛者，止痛效果良好。

七、退黄法

1. 清热利湿：代表方为茵陈蒿汤。该方具有清热利湿退黄之功，适用于湿热合邪、不得宣泄之阳黄证。现代用此方随症加减治疗急性黄疸型传染性肝炎、无黄疸型传染性肝炎、胆道梗阻性黄疸等，疗效显著。

2. 通里攻下：代表方为大黄硝石汤。该方具有清热解毒、通下退黄之效，适用于阳热内盛之黄疸病。现代多以此方治疗急性黄疸型肝炎属热盛里实者。

3. 破血化瘀：代表方为抵当汤。该方为破血逐瘀之峻剂，适用于血热互结、蓄于下焦，肝胆功能失和之瘀血发黄。现代治疗瘀血乘心之肝昏迷，对神志症状和出血的控制均有一定意义。

八、治厥法

1. 回阳救逆：代表方为四逆汤。该方回阳救逆，适用于脾肾阳虚、阴寒内盛所致之四肢厥冷。现代有将此方改制成注射剂，用于心源性休克的抢救，具有明显的强心、升压和改善微循环的作用。

2. 清热回厥：代表方为白虎汤。该方能够清除阳明里热，并具有养胃生津的作用，适用于热深厥深的真热假寒证。现代运用此类方剂治疗流行性乙型脑炎、大叶性肺炎、脓毒败血症等中毒性、感染性疾病，效果显著。

3. 疏肝解郁：代表方为四逆散。该方宣泄郁滞，调和肝脾，适用于阳郁不伸、气机不畅之四肢不温。现代据此方制成的枳实注射液对于肝性脑病、弥漫性血管内凝血等所致的休克，与西药合用，有协同治疗作用。

（任存霞）

旋覆代赭汤临证心得

伤寒发汗，若吐，若下，解后，心下痞硬，噫气不除者，旋复代赭汤主之。

——《伤寒论》第 161 条

《古今名医方论》称旋覆代赭汤为“承领上下之圣方”，是主治汗、吐、下后表已解而中气受伤，痰湿内生，胃气因虚上逆，心下痞硬，噫气不除为主症之名方。旋覆代赭汤所涉原文虽只一条，但内涵丰富，它既为伤寒病而设，又为杂病而立。该方配伍严谨，用意深远，诸多医家在深入理解该方意义的基础上，对其应用颇有发挥。此方在临床上运用广泛，若配伍得当，可用于治疗多种内科杂病，是中医异病同治之代表方剂。

一、制方原则及方药配伍

方中旋覆花益气降逆，兼能软坚，为君药，代赭石甘寒质重，降逆下气，为臣药，两药相伍，重镇降逆，对痰气交结之逆颇为合适，故用之以作方名；半夏、生姜祛痰散结，降逆和胃，共为臣药；人参、炙甘草、大枣益脾胃，补气虚，扶助已伤之中气，为佐使之用。诸药配合，共奏降逆化痰、益气和胃之功效，使痰涎得消、逆气得平、中虚得复，则心下之痞硬除而嗳气、呕呃止。焦树德先生认为："旋覆花入气分，降肺胃之气，除痰浊，止呕逆；代赭石入血分，镇降肝胃气逆，清热养血，止吐衄。"《神农本草经》记载旋覆花味咸温，主结气，胁下满，惊悸，除水，去五脏间寒热，补中，下气。旋覆花在《伤寒论》中入方一次，在《金匮要略》中入方两次。清代陈莲舫指出，旋覆花辛能横行通络，宣散肺气达于皮毛；咸能入肾，纳气下行以归根，治肝肺不调之干咳少痰，或肺肾亏虚之劳嗽。旋覆花可走肺、胃、肾三脏，通行上、中、下三焦。《神农本草经》谓其主结气胁下满，有似朴硝，软坚下行力专；张锡纯《医学衷中参西录》说：赭石最善平肝、降胃、降冲，在此方中当得健将。至于赭石，张锡纯认为其可调气，镇逆气，降痰涎，止呕吐，通燥结。

二、主治、病机及临床应用指征

叶天士根据旋覆代赭汤用一组药补胃虚、一组药开结消痰降胃、一组药镇肝下气的配伍特点，紧紧抓住"胃中虚""邪气上逆""肝气犯胃"三方面病机。故原方的主要病机为胃虚痰阻，肝胃气逆。本方具降逆化痰、和胃下气之效。本方虽为胃虚气逆作痞、噫气不除而设，但从方义分析可看出，本方重在调理中焦气机失常，故应用不局限于噫气一病，而可广泛应用于内科杂病的治疗。临证之时，关键还是在于辨证审因，气虚为本，则加重方中补气药的比例；气逆为重，则加大降逆药的用量，从而调和阴阳，恢复机体气机升降协调。笔者在临床运用时，撤去补益之品，可用治一切气逆之证（痰阻气逆证），如眩晕、呕吐、郁证、呃逆、咳喘等，不论寒热虚实，皆投之获效。

三、在慢性肺系疾病的临床运用

《黄帝内经》曰："五脏六腑皆令人咳，非独肺也。"肝失疏泄，脾络气滞水停而为"生痰之源"，痰气逆肺而咳喘不宁。《灵枢·经脉》中说，肝经循行，"其支者，复从肝，别贯膈，上注肺"，肝和肺以经络相联系，肝气升发，肺气肃降，升发与肃降互相制约。若肝气郁结，失其升发疏泄之能，就会影响肺气肃降而致咳喘。运用旋覆代赭汤配伍治疗风寒咳嗽、久咳、肺痈、支气管哮喘、肺气肿，甚则肺癌等有咳嗽剧烈、喘息伴胸痛等肝肺气上逆证者效果颇佳。此外，在慢性肺病过程中常伴有胃气上逆之证，原因如下：①肺病日久，肺气不降，肝气郁结，或情志失调，肝失疏泄，而致肝气横逆犯胃，胃气上逆出现胃脘痞满、嗳气等；②慢性肺病患者，常服用氨茶碱、激素类药物，而此类药物对胃均有不同程度的刺激性，可减轻贲门底部的压力，导致胃气上逆；③肺病日久，耗伤肺气，子病及母，肺脾两虚，脾失健运，生痰生湿，胃失和降而致胃气上逆。笔者在临床中治疗咳喘，遇到以上原因引起的胃气上逆，选用施覆代赭汤加减治疗，恰合病机，收效较好。

四、在消化系统疾病的临床运用

本方治疗范围十分宽泛，但不离对脾胃气机升降的调节。临床慢性胃炎、胃扩张、胃下垂、胃十二指肠溃疡、胃肠神经官能症等往往虚中夹实、虚多实少，寒热混杂、寒多热少，痰饮内停，总属胃气虚弱，浊气不降，内有痰饮，逆冲于上的证候，用旋覆代赭汤来治疗，正是取其补虚降逆、消痰涤饮之功。何绍奇将其看作生姜泻心汤的变方运用，为泻心汤之变方，而又不同于泻心汤之治法。

五、在其他疾病的临床运用

人身气血贵在周流有序，中焦为一身气机升降之枢纽，脾主升清，胃主降浊。一旦胃虚，中乏砥柱，浊气每每上逆，进而导致肝气或冲气上逆，诸如眩晕（高血压、内耳眩晕）、梅核气、月经前后诸症、头痛、血证等病虽异，但病机相同，因此笔者常用此方治疗上述疾病中由肝郁气逆而致的病证。该方镇逆平肝，肝气下降后，肝阳肝火随之潜降、胃气也随之和顺，胃气顺降则引动冲脉使之下行而获效。

六、剂量是其临床应用的关键因素之一

古今医家在应用旋覆代赭汤时，既有大剂量应用者，也有小剂量应用者。大剂量使用代赭石时，所治病证多为实证，胃气不虚；而小剂量使用代赭石时，多为胃气亏虚者。

原方中代赭石用量偏少，仅有其他诸药的几分之一，一般用时宜加大用量以助重镇降逆之功。叶天士云："脾宜升则健，胃宜降则和。"举凡呕吐顽症、中气受损、胃虚、气逆、痞滞嗳气等，均可辨证治之，疗效显著。对于脾胃虚寒所致之心下痞硬、噫气不除之症，方中代赭石的用量应当谨慎，不宜过大。

肝属下焦，胃居中焦，吴鞠通《温病条辨》治中焦如衡，非平不安；治下焦如权，非重不沉。考代赭石乃质重性沉之品，用量过大则易药过病所，直抵下焦以镇逆肝气。故在治疗肝气上冲所致呃逆、呕吐诸症时，代赭石可大剂量应用，而在治疗胃阳虚、饮聚气逆证时，旋覆代赭汤中代赭石用量宜轻不宜重。

（任存霞）

小柴胡汤治疗便秘临证心得

阳明病，胁下硬满，不大便而呕，舌上白胎者，可与小柴胡汤。上焦得通，津液得下，胃气因和，身濈然汗出而解。

——《伤寒论》第 230 条

慢性便秘的病机分析，当以"气""津"为重。盖大肠主津，以通为

用。人体的津液耗伤或津液不布，肠道失却津液濡润，糟粕自不得下；而津液的正常输布，则有赖于气的推动和气化作用。肺失宣降，或脾失升降，或肝气郁滞，或肾阳虚气化无力等，凡可令气机受阻、津液停滞者，均可导致便秘。慢性便秘，其标在大肠，但与各脏腑息息相关，而调畅气机，转输津液，是治疗慢性便秘最关键的治法。

小柴胡汤和利枢机、扶正达邪。方中柴胡、黄芩外达内泄，半夏、生姜调理胃气、降逆止呕，人参、甘草、大枣培土和胃、扶助正气、条达上下、和解气机，使上焦得通、津液得下，便秘自解。郑寿全认为，仲景用柴胡汤类治便秘，是因这类便秘均为太阳经邪气传里、阻滞胸胁，因而少阳枢机不利、升降失常，继出现少阳病证。故其虽为少阳方治少阳病，实则是治太阳入里之邪。仲景言“身濈然汗出而解”，由此可见，虽是少阳病，却发汗透邪出太阳而解。仲景从少阳治大便不通之法，启发了我们临床治病的六经辨证思路。

根据笔者临证经验，便秘者，无论有无柴胡证，都可用小柴胡汤。偏于热者，可重用黄芩，或加黄连、厚朴、瓜蒌，必要时加生石膏；偏于虚者，酌加当归、生地之类。小柴胡汤的衍方丹栀逍遥散，治疗肝血虚之便秘，确有疗效；另一衍方补中益气汤治疗中气虚之便秘，重用生地，常可奏效。

（任存霞）

小陷胸汤临证心得

小结胸病，正在心下，按之则痛，脉浮滑者，小陷胸汤主之。

——《伤寒论》第 138 条

心下胃脘，按之则痛，表明痰热结聚。从原文出发，此证多为表病误治失治，病邪入里，痰热壅盛，结于心下而成。古今医家皆喜用本方，并在多方面创造性地拓展了其应用范围。《医学入门》以本方加生姜、甘草，名曰小调中汤，治一切痰火及百般怪病。而在内科杂病中，但凡痰热结于中上二焦者，均可酌情使用本方。小陷胸汤由黄连一两，半夏半升（洗），瓜蒌实大者一枚组成。方中黄连苦寒，能燥湿除热；瓜蒌实甘寒滑利，清热涤痰开结；半夏辛温，化痰开结；三药配伍，辛开苦降，共奏清热化痰开结之功。凡临床因痰热互结而病者，均可使用。痰热证以肢体沉重困胀、烦热、舌质红、苔黄腻为主要表现。小陷胸汤在临床上应用广泛，对多种疾病的治疗效果确切，最常用以治疗消化系统疾病、肺系疾病、冠心病等。

一、消化系统疾病

在临床中，小陷胸汤主要用于慢性糜烂性胃炎、慢性胆囊炎、胆结石、反流性食管炎、脂肪肝等消化系统疾病。症见胃脘胀痛或胸痛，嗳气，反酸，或胃脘灼热感，纳少，便溏或便秘；或痰热蕴结于中焦，症见渴不多饮，小便黄，大便结，苔黄腻，脉滑数等。治宜清热化痰开结，降逆和胃止痛，用本方加味。病情复杂时，也可依据不同证候合方治疗，如可合方泻心汤，或理中丸，或黄芪建中汤，或麦门冬汤等。

二、呼吸系统疾病

在临床中，小陷胸汤主要用于治疗痰热咳嗽。肺主宣降，当邪气犯肺，肺失宣降，肺气上逆而导致咳嗽，症见咳嗽，白稠痰或黄绿痰，胸闷或胸痛，或气喘等，治宜本方加味，以清热化痰，宣肺开结。临床可根据病性、病机合方麻杏甘石汤，或旋覆代赭汤，或小青龙汤等。

三、心血管系统疾病

临床中，小陷胸汤多用于治疗冠状动脉粥样硬化性心脏病、急性心肌梗死等心血管系统疾病。痰热上扰于胸，痹阻心脉，气血运行不畅，致心悸、胸闷、胸痛、气短，伴心烦易怒、心神不宁、睡眠不安等症，宜用本方加活血化瘀通络之品。小陷胸汤与瓜蒌薤白半夏汤证之类，同中有异，后者为痰湿（浊）痹阻心脉，前者为痰热痹阻心脉。临床可根据病性、病机合方栀子豉汤或酸枣仁汤等。

四、内分泌系统疾病

常用于治疗2型糖尿病、高脂血症。痰湿蕴热是2型糖尿病患者常见证型，多因过食肥甘厚腻、多食少动致脾胃受损，运化失司，湿热内蕴，痰热互结。该病多有口干口苦、多饮、心烦、脘腹胀满，舌质红，苔黄腻，脉弦滑等临床表现，治宜开郁涤痰、消脂化浊。可合方葛根芩连汤等。高脂血症主要病机为脾失健运，内生痰湿，湿郁化热，治宜健脾清热化痰。

小陷胸汤为清热涤痰之首选方，在临床上辨证使用时要灵活运用，紧扣其“痰热互结”的病机，病虽不同但病机相同，此即异病同治。

（任存霞）

《伤寒论》厥阴病之厥阴寒证

《伤寒论》的厥阴病篇，历来被医家们所重视。厥阴病是阴阳错杂、寒热混淆的病变，所以在治疗上必须阴阳兼顾而不能偏于一面。

> 手足厥寒，脉细欲绝者，当归四逆汤主之。
>
> ——《伤寒论》第351条

本条论血虚寒凝致厥逆的证治。血虚寒厥是血虚感寒，寒凝经脉失养，气血运行不畅，四末失于温养所致，其厥逆的程度较四逆汤证等寒厥证的四肢逆冷较轻。其厥冷还有轻重之别，脉在微细之间，不可不辨。

> 若其人内有久寒者，宜当归四逆加吴茱萸生姜汤主之。
>
> ——《伤寒论》第352条

“内有久寒”，指患者素有脏腑陈寒痼冷之疾，可常见呕吐脘痛，便溏，纳呆，舌卷囊缩，寒疝痛经，少腹冷痛等肝胃虚寒证候，既有血虚寒凝经脉，又有寒邪沉积脏腑，治疗以当归四逆汤养血通脉，外散经脉之寒，再加吴茱萸、生姜内温肝胃之寒，用清酒煎药者，取酒性温通，行血以助药力，达到增强温通血脉、温散内寒之效。

干呕，吐涎沫，头痛者，吴茱萸汤主之。

——《伤寒论》第378条

厥阴肝寒犯胃，则胃寒生浊，浊阴上逆则干呕；胃寒饮停，溢于口，故吐清稀涎沫。肝脉与督脉会于巅顶，阴寒之邪循经上逆，故见头痛以巅顶为甚，痛连目系，本证为肝寒犯胃，治以吴茱萸汤。

厥阴病是六经病证的最后阶段。若病入厥阴，则肝失条达，气机不利，易致阴阳失调，又因厥阴具有阴尽阳生，极而复返的特性，故厥阴病常以上热下寒，寒热错杂为主。厥阴病的治疗，因证而异，可采用“寒者温之，热者清之”或寒温并用等方法。厥阴寒证，或温经养血，或温胃降逆，当归四逆汤、吴茱萸汤为代表方剂；厥阴热证，可用凉肝解毒之法，白头翁汤为代表方剂；上热下寒证，治宜清上温下，乌梅丸为代表方剂，该方寒温并用，补泻兼施，共奏温中清热补津、解表养血补胃之功。总之，临床应遵循“观其脉证，知犯何逆，随证治之”的原则来进行治疗。

（张亚军）

张仲景中医特色护理技术探微

中医护理学是中医学的重要组成部分，由于历代医家把护理和医疗放在同等重要的位置，认为医护是合一的，因此一直没有关于中医护理的专门著述。但是，在许多医学著作中有关护理方面的内容却非常丰富。中医护理技能是中医护理学的重要组成部分，在《伤寒杂病论》中有大量关于护理技能的论述，兹述如下。

一、灌肠法

灌肠法是现代临床工作中普遍使用的一种方法。其创立则始于张仲景。《伤寒论·辨阳明病脉证并治》云："阳明病，自汗出，若发汗，小便自利者，此为津液内竭，虽硬不可攻之。当须自欲大便，宜蜜煎导而通之。若土瓜根及大猪胆汁，皆可为导""大猪胆一枚，泻汁，和醋少许，以灌谷道内，如一食顷，当大便出宿食恶物，甚效。"蜜煎导法，是用蜂蜜适量，在锅内煎熬浓缩，趁热取出，捻成如小指样二寸长的梃子，插入肛门，润导之，也可将苦瓜根捣烂取汁，或将猪胆汁加入少量醋，和均后灌入肛门，使肠道滑润而硬粪自下。这是世界上记载最早的灌肠法。

二、复苏术

《伤寒杂病论》记载了世界上最早开展急诊复苏的案例。《金匮要略·杂疗方》云："徐徐抱解，不得截绳，上下安被卧之。一人以脚踏其两肩，手少挽其发，常弦弦勿纵之。一人以手按据胸上，数动之。一人摩捋臂胫，屈伸之。若已僵，但渐渐强屈之，并按其腹。如此一炊顷，气从口出，呼吸眼开而犹引按莫置，亦勿苦劳之。"上述内容描述的是自缢的抢救复苏过程，其字里行间呈现了人工呼吸、胸外心脏按压的雏形。这就是世界上最早的关于胸外心脏按压等复苏抢救技术最清晰、准确、详细的记载，早于西方约一千多年。

三、多种临床给药法

值得提出的是《伤寒杂病论》开创了多种临床给药方法，有洗身法、熏洗法、浸洗法（如治百合病的百合洗方）、药摩法（如治偏头风的头风摩散）、坐浴法（治狐惑病蚀于下者，以苦参汤坐浴）、坐药法（治妇人阴中白物，以矾石丸纳之）、烟熏法（治狐惑病蚀于肛者，雄黄散烧熏肛）、渍脚法（治脚气冲心，以矾石汤浸脚）、外渗法（如治金疮用王不留行散，治浸淫疮用黄连粉外掺）、塞鼻法、搐鼻法（救猝死，用皂荚末吹鼻中）、灌耳法（救猝死，捣薤汁灌耳中），以及药物涂面、吹耳、点药法等，虽然有的是继承前人而来，但其中有不少是张仲景的新创，都较为集中地反映了当时药物护理的发展水平。

（任存霞）

当归芍药散治疗慢性盆腔炎临证心得

妇人怀娠，腹中疞痛，当归芍药散主之。

——《金匮要略 · 妇人妊娠病脉证并治》

妇人腹中诸疾痛，当归芍药散主之。

——《金匮要略 · 妇人杂病脉证并治》

妇人腹痛，大多由于血常不足，肝血失养，肝气郁滞，木不疏土，脾虚湿阻，土气不畅，绵绵作痛。当归芍药散具有健脾利湿、养血疏肝及活血利水之多种功效，在妇科疾病的治疗中具有重要价值。研究表明，当归芍药散在妇科病治疗方面最常用于月经病，以痛经所占比例最高，其次为妊娠病，以妊娠腹痛为最；另外，当归芍药散还较多用于盆腔炎性疾病及盆腔肿瘤。

慢性盆腔炎是妇科常见病、多发病，具有病程长、病情缠绵、复发率高等特点，主要包括子宫内膜炎、输卵管炎、输卵管卵巢脓肿、盆腔腹膜炎等。临床表现以反复下腹疼痛、腰骶酸痛、白带增多等为主，常伴有盆腔包块、月经失调、低热、性交痛等症状，严重影响妇女的正常工作和生活，甚至可导致不孕、异位妊娠。

祖国医学中没有慢性盆腔炎病名的记载，根据其症状、体征及临床表现，可归属于“妇人腹痛”“癥瘕”“带下病”“月经不调”“不孕”等范畴。关于本病较早的记载可见于《素问 · 骨空论》，曰：“任脉为病……女子带下瘕聚”，认为女子带下病、癥瘕、积聚均与任脉的损伤有关。明清多位医家认识到本病为经期产后，血室正开之时，感染外邪，或内伤七情，使血脉瘀阻，气滞不通，以致腹痛，日久形成癥瘕。此观点与现代医学中的慢性盆腔炎是由逆行感染所致类同，所描述症状和体征也与之相符。此外，带下量多也是慢性盆腔炎的常见症状，可归属于中医学“带下病”范畴。

现代医家认为本病为患者素体虚弱、摄生不慎，湿热邪毒乘虚内侵，邪正交争，搏结成瘀，瘀滞胞宫、胞脉，以致经络闭阻而发病。故本病成因多是由湿、热、寒、瘀之邪蕴结胞宫、胞脉，导致气血不畅，胞脉阻滞不通。血瘀是本病病机的关键所在，故其病理基础可用“湿、热、瘀、虚”概括。一般将其证型分为湿热瘀结、痰瘀交阻、气虚血瘀、气滞血瘀、寒凝血瘀、肾虚血瘀等证，其中湿瘀交阻最为常见。本病因湿致瘀，因瘀又加重湿滞，瘀与湿交结，使得病情顽固，缠绵难愈。治疗以活血化瘀为主，佐以利湿，以清除体内余邪，使邪祛湿退，经脉通畅，诸症自除。

妇人肝血足则气机条达，脾运健旺则湿邪除。反之，若妇人因情志不畅、肝气郁结，或经产耗伤气血、肝失条达，气机阻滞而瘀血内生，木不疏土而脾失健运、痰湿聚集，相互抟结于盆腔，日久而生妇人癥瘕一类的疾病。针对肝脾不和、气血郁滞湿阻之证，当用当归芍药散治疗。

（任存霞）

当归生姜羊肉汤临证心得

寒疝腹中痛，及胁痛里急者，当归生姜羊肉汤主之。

当归生姜羊肉汤方

当归三两，生姜五两，羊肉一斤。

上三味，以水八升，煮取三升，温服七合，日三服。若寒多者，加生姜成一斤；痛多而呕者，加橘皮二两，白术一两。加生姜者，亦加水五升，煮取三升二合，服之。

——《金匮要略·腹满寒疝宿食病脉证治》

产后腹中㽲痛，当归生姜羊肉汤主之，并治腹中寒疝，虚劳不足。

——《金匮要略 · 妇人产后病脉证治》

《素问 · 阴阳应象大论》曰："形不足者，温之以气；精不足者，补之以味。"张景岳《类经》云："形不足者，阳之衰也，非气不足以达表而温之。精不足者，阴之衰也，非味不足以实中而补之，阳性暖，故曰温，阴性静，故曰补。"可见本方是《黄帝内经》之旨的具体体现。仲景应用本方治血虚寒疝和产后腹中疞痛。方中当归味甘辛性温，入肝、心、脾经，补血和血，调经止痛，润肠通便，故能补、能走、能通。《本草纲目》认为当归能治头痛，心腹诸痛，润肠胃、筋骨、皮肤，治痈疽，排脓止痛，和血补血。生姜味辛性微温，入肺、脾胃经，发表散寒、通阳，故能散能通。《日华子诸家本草》曰："生姜者，治心腹痛也。"羊肉味甘性温，助元阳、补精血、益劳损、疗肺虚。《金匮要略心典》云："羊肉补虚益血也。"三味合用，养血散寒，温中止痛。笔者临证认为本方有以下应用。

一、临床治疗

1. 产后感受风寒：产后气血皆虚而触冒风寒，因卫外之力不足，故风寒之邪易于侵入，产后血虚尤甚，寒邪凝滞于血中而不去，故出现各种证候，方中重用当归以补血养血，其性偏温，与生姜相配，可温经散寒，通行脉络。羊肉性温热，可温补阳气，又因其为血肉有情之品，故善填补阴精，对血虚者尤为适宜。

2. 胃脘痛：中焦阳气不足，寒邪凝滞不化，"血得寒则凝"，故虚寒日久则出现瘀滞之象。方用当归温通血脉，生姜温散寒滞，羊肉温阳补虚。

3. 虚寒腹痛：平素正气不足或久病不愈，内失温养；或饮食、情志等损伤脾胃，脾失健运，气机失调，腑气通降不利，故出现腹痛。症见腹痛绵绵，时发时止，喜温喜按等。方中当归、生姜辛甘化阳助脾阳运化，羊肉养血散寒。全方合用寒得温散，腑气得通，通则痛止。

4. 其他应用：临床并非拘泥于上述病证，中医辨证但凡有血虚致寒之证，尽可用之，如产后痛风、消化性溃疡、痛经、多发性神经炎、枕大神经痛、缺乳等。

二、食疗

张仲景十分重视对脾胃的调养。脾胃为后天之本、气血生化之源。脾胃受损，必会引起气虚血亏，从而引发各种疾病。“三分治病七分养”“四季脾旺不受邪”，顾护脾胃是仲景治病的根本大法。仲景善于以食物协助药物发挥效力，既能治愈疾病，又不损伤脾胃。当归生姜羊肉汤是药膳名方，是西北、西南地区的温补性佳肴，常用于产后调养。妇女产后，多主张用生化汤以解血脉之凝滞，意即去瘀生新。实际上，产妇在生产过程中或用力失当，或产后留血，虽有郁瘀之血，但又耗伤津血，故必虚中夹实，最宜用此汤。故产妇见失血较多，气血虚损，郁冒头晕，大便难，或恶露不净，腹中痛，乳汁不畅，均宜服用调养。一般1 ~ 3天服1次，可连服5 ~ 7次。

（任存霞）

《金匮要略》之枳实薤白桂枝汤治疗胸痹临证心得

胸痹作为中医临床上的常见疾病，是指以胸部闷痛，甚则以胸痛彻背、背痛彻胸为特征的一种疾病，轻者仅感胸部隐痛，呼吸欠畅，重者则有胸痛，严重者心痛彻背。《灵枢·五邪》指出：“邪在心，则病心痛。”《素问·脏气法时论》亦说：“心病者，胸中痛，胁支满，胁下痛，膺背肩胛间痛，两臂内痛。”心前区憋闷，放射左后背疼痛，属中医“胸痹”，痰浊盘踞，胸阳失展，气机痹阻，脉络阻滞为病因病机。

《金匮要略》指出：“胸痹心中痞，留气结在胸……枳实薤白桂枝汤主之。”应用芳香化浊、辛温发散之品，配伍益气养血、滋阴补阳之品，标本兼顾。枳实薤白桂枝汤为瓜蒌薤白白酒方去白酒加枳实、厚朴、桂枝所组成。有形的痰水引起胸痹，故痛而不满。无形之气为痞，故满而不痛。若既痛又满，则为痰与气相兼。对于有形之痰水，则用瓜蒌、薤白豁痰开结。对于无形之气，则用枳实、厚朴来消痞泄满降逆。如果有胁下抢逆心的症状，则不用白酒，因为白酒味酸，酸补肝，反助逆气上抢，所以不用白酒，而用桂枝代替，取桂枝温通阳气的作用。临床治疗此类疾病，在宽胸开结的同时，应注意理气之品的使用。

（张亚军）

《金匮要略》之柴胡加桂枝龙骨牡蛎汤治疗不寐临证心得

不寐是由心神失养或心神不安所致，以经常不能获得正常睡眠为特征的一种疾病。明代张景岳《景岳全书·不寐》指出："不寐证虽病有不一，然惟知邪正二字，则尽之矣。"《灵枢·大惑论》指出："卫气不得入于阴，常留于阳。留于阳则阳气满，阳气满则阳跷盛，不得入于阴则阴气虚，故目不瞑也。"《难经·十四难》曰："损其心者，调其荣卫。"

张仲景设桂枝加龙骨牡蛎汤调和营卫、摄纳心神，但现代医家多用此方加减化裁治疗不寐。方以桂枝辛甘而温，既温振心阳，为温心通阳之要药，又温通血脉以畅血行，为君药。臣以甘草，一则补心气，合桂枝辛甘化阳，温补并行，是温补心阳的基本结构；二则健脾气，资中焦，使气血生化有源。龙骨、牡蛎重镇潜敛，安神定悸，令神志安静而烦躁庶几可解，为佐药。四药合力，阳气得复，心神得安，血行得畅，则诸症悉除。方中柴胡、黄芩和解里外而除身重；桂枝温阳化气，通达郁阳；龙骨、牡蛎重镇安神。胡希恕老先生讲到，因见"胸满而烦"选用小柴胡汤，见"惊"证加龙骨、牡蛎、铅丹，见"谵语"用大黄，见"气上冲"用桂枝，有小柴胡汤证、惊烦、气上冲者便可用此方。由此可见，仲景之法，随症治之，有是证即用是药。小柴胡汤证"但见证便是"，即可以运用此方。基于此原则运用此方时当以证选方，正确辨证，临床上方可取得显著疗效。

【病案一】

患者，女，56岁。

主诉：不寐，睡中易醒1年余。

现病史：患者1年前无明显诱因出现不寐，睡中易醒。

刻下症：心烦不寐、睡中易醒，伴腰痛、烦热汗出、精神不振、咽干，纳食可，二便正常。舌质暗红，少苔，脉沉细寸偏弱。

既往史：2008年子宫切除术后。

西医诊断：失眠。

中医诊断：不寐，证属阴血亏虚，心失所养。

治法：滋阴养血，补心益肾。

处方：拟桂枝加龙骨牡蛎汤加减，桂枝15 g，柴胡12 g，干姜3 g，生地黄12 g，熟地黄12 g，山药12 g，茯苓12 g，泽兰12 g，泽泻12 g，生龙骨30 g（先煎），生牡蛎30 g（先煎），女贞子12 g，墨旱莲12 g，炒酸枣仁30 g，远志12 g，葛根15 g，川芎6 g，琥珀3 g（冲服）。7剂，水煎服，日1剂。

2018年4月26日二诊：患者服药后睡眠好转，诸症改善，稍有咽干，眼部不适。舌红苔薄白，脉沉细。初诊方加潼蒺藜12 g，白蒺藜12 g，石斛12 g，白芍30 g，去掉葛根。嘱患者再进7剂巩固治疗。

【病案二】

患者，女，48岁，2018年1月4日初诊。

主诉：入睡困难数年。

现病史：患者因经常从事夜班工作出现寐差数年，入睡困难。

刻下症：寐差，入睡困难，无明显盗汗，月经量少、提前，纳食可，大便略干。舌尖略红，苔薄白，脉沉弱。

西医诊断：失眠。

中医诊断：不寐，证属肾水亏虚，心火炽盛，心肾不交。

治法：滋阴降火，调和营卫，交通心肾。

处方：拟桂枝加龙骨牡蛎汤加减，桂枝 15 g，葛根 18 g，柴胡 12 g，白芍 12 g，鹿角霜 6 g，桃仁 6 g，红花 6 g，川芎 12 g，干姜 6 g，鸡血藤 15 g，栀子 6 g，丹参 15 g，生龙骨 30 g（先煎），生牡蛎 30 g（先煎），炒酸枣仁 18 g，土鳖虫 6 g，琥珀 3 g（冲服）。7 剂，水煎服，日 1 剂。

2018 年 1 月 18 日二诊：患者服药后症状缓解，寐差尚存，大便调。舌淡红，苔薄白，脉沉弱，右偏甚。初诊方加狗脊 12 g，片姜黄 12 g。7 剂，水煎服，日 1 剂。

2018 年 1 月 25 日三诊：患者服药后睡眠可，纳食可，二便调，近日腰背酸痛。舌淡红，苔薄白，脉沉细。二诊方减柴胡、干姜、栀子、琥珀，加独活 15 g，桑寄生 18 g，牛膝 18 g，泽兰 12 g，泽泻 12 g，生地黄 12 g，熟地黄 12 g，增加土鳖虫用量（6 ~ 12 g），减少鹿角霜用量（3 ~ 6 g）。嘱患者再进 7 剂巩固治疗。

（张亚军）

《金匮要略》之温经汤临证心得

问曰：妇人年五十所，病下利，数十日不止，暮即发热，少腹里急，腹满，手掌烦热，唇口干燥，何也？师曰：此病属带下。何以故？曾经半产，瘀血在少腹不去，何以知之？其证唇口干燥，故知之。当以温经汤主之。

温经汤方

吴茱萸三两，当归、芎䓖、芍药各二两，人参、桂枝、阿胶、牡丹皮、生姜、甘草各二两，半夏半升，麦门冬一升。上十二味，以水一斗，煮取三升，分温三服。

——《金匮要略·妇人杂病脉证并治》

本条文论述冲任虚寒夹瘀的崩漏证治。在天癸竭、冲任虚损的情况下，由于瘀血阻于胞宫（冲任皆源于胞宫），冲任脉虚，气血不足，又调节失常，瘀血阻滞致使新血不生，如此则形成了瘀血、血虚互为因果的恶性循环。在症状表现上，瘀阻胞宫则表现出少腹里急、腹满，瘀血阻滞血液不循常道则崩中去血，或月水过多，或至期不行；此阴血不足则虚热内生，致使暮即发热，手掌烦热；瘀血阻滞、瘀血阻络，津液不能上荣而唇口干燥。此外，若长久出血，血虚则阳气不足而生寒，故见妇人少腹寒，久不受胎，血得温则行，得寒则凝，阳气不足的结果是加重瘀血。由此看来，温经汤证的病因是妇人曾经半产所致瘀血内停，复因冲任虚损之年而下血数十日不止而成阴血虚。其病位在胞宫，但与肝、肾、脾胃关系密切，故属虚实夹杂，寒热俱见。病变的关键是瘀阻胞宫，阴血不足。

叶天士认为温经汤立方之意在温养调经。“桂枝入心经走血分，暖营血化寒凝，吴茱萸入肝肾脾胃经，温脾胃降逆止呕，暖厥阴温经散寒，二药于人参、甘草、半夏、生姜等健脾补气之中，缓温助土，凝化脉通，阴霾自散。”女性以肝为先天，机体常处于血不足而气有余的生理状态。气血失调是妇科疾病产生的重要病机之一。纵观温经汤，当归、白芍、阿胶、麦冬滋阴养血；川芎行血中之气；人参、甘草补益中气，取“有形之血不能速生，无形之气必当固急”之意；吴茱萸、半夏、生姜暖脾和胃，中焦枢纽使气血贯通上下、汇集冲任。此乃温经汤之宗旨，即“调经之本在于调气血”之谓。

温经汤主证为胞宫虚寒，以“少腹寒”为主症，月经病凡辨证为“少腹寒”主症，均以温经汤加减，治以温养气血，扶正行瘀，在补虚的基础上温通且调补冲任，具有双向调节的作用。本方对女性冲任虚弱、胞宫虚寒、气亏血少引起的月经后期、月经量少、崩漏、痛经、闭经、不孕、癥瘕等妇科杂病均可用之。月经病以寒为主时，症见少腹冷痛，伴有畏寒、手足欠温、脉沉等症，宜重用吴茱萸、桂枝，并加用干姜等温热之品；如以阴虚为主，表现为潮热盗汗、手足心热、口唇干燥、舌红少津少苔、脉细数，可加用二至丸、知母、黄柏等养阴清热之物；如以血虚为主，可见月经量少、色淡，头晕，心悸，失眠，脉细等症，加黄芪、当归增强益气养血之力；若以血瘀为主，症见少腹痛、经色暗、血块多、舌下瘀络明显、脉涩等症，加桃仁、红花、失笑散等。

（任存霞）

读《金匮要略·奔豚气病脉证治》心得体会

师曰：病奔豚，有吐脓，有惊怖，有火邪，此四部病，皆从惊发得之。

师曰：奔豚病，从少腹起，上冲咽喉，发作欲死，复还止，皆从惊恐得之。

奔豚气上冲胸，腹痛，往来寒热，奔豚汤主之。

发汗后，烧针令其汗，针处被寒，核起而赤者，必发奔豚，气从小腹上至心，灸其核上各一壮，与桂枝加桂汤主之。

发汗后，脐下悸者，欲作奔豚，茯苓桂枝甘草大枣汤主之。

——《金匮要略·奔豚气病脉证治》

张仲景对奔豚病的病因病机、临床特征和治疗都做了较为具体的描述。从原文看，“奔豚”病名是根据症状表现而得：气从少腹上冲咽喉，如豚之奔，故名“奔豚”。可见，奔豚气本身是人体气机紊乱的一种病理状态。

奔豚气的病因病机，虽多与情志变化有关，但有在肝、在肾和属寒、属热的不同。《金匮要略》将本病的病因概括为二种：一是伤于惊恐，二是汗后伤阳，复感外寒或素有水饮，下焦寒水之气上冲所致。但临证所见本病的病因十分复杂，笔者认为七情、饮食、劳倦、外感和失治误治皆可引起本病。七情内伤皆可引发本病，非独惊恐。例如忧思伤脾，脾伤则湿邪中阻，酿生湿热，阻滞气机，逆气挟湿邪经冲脉上犯胸咽而发为奔豚，这亦不少见。另外，临证用药过于寒凉或过于温热致心肾阳虚或者肝肾阴虚，肝气随冲气上逆而致的奔豚气临床上亦可见到。

奔豚气的病机关键是冲脉之气上逆，病位在冲脉，涉及心、肝、肾、脾等脏。冲脉是病变的中枢，其他脏腑功能失常只有引动冲脉之气上逆才可发为奔豚，否则只能形成嗳气、呃逆、呕吐等气逆证。

奔豚汤药物组成有当归、白芍、川芎、黄芩、葛根、半夏、生姜、李根皮、甘草，具有和血调肝（胆）、清热降逆之效。治疗因惊恐所致肝气郁结、化火上冲者，症见“气上冲胸，腹痛，往来寒热”。奔豚汤现代临床治疗奔豚气病证，其涉及脏腑主要有肝肾，涉及现代疾病中的消化系统、呼吸系统、神经系统、精神类多种疾病，有人把该方与《金匮要略》中的“百合地黄汤”“甘麦大枣汤”“酸枣仁汤”并称治疗抑郁症的四大效方。

桂枝加桂汤，由桂枝汤重用桂枝而成。方中重用桂枝，通心阳而平冲逆，配以甘草，更佐姜、枣辛甘合化，温通心阳，强壮君火，以镇下焦阴寒之气而降冲逆，即方后注所言“能泄奔豚气”；芍药破阴结，利小便，去水气。诸药合用，共奏温通心阳、平冲降逆之功，治疗汗后伤阳，阴寒之邪上凌，症见“气从少腹上至心者”。现代临床多用于治疗外感、头痛、头晕耳鸣、神经官能症、膈肌痉挛及某些心脏病等症见奔豚之证候，而属心阳不足，阴寒之气上逆者。

茯苓桂枝甘草大枣汤方由桂枝甘草汤加大枣和大剂量茯苓组成。方中重用茯苓至半斤，为《伤寒论》群方之最，取其利小便、伐肾邪而宁心，与桂枝相配，则通阳化气利水，使寒水之气从下而利，以防水邪上逆，而绝欲作奔豚之势。全方合用，具有通阳降逆、培土制水的作用，使奔豚止于萌动阶段，治疗汗后阳虚饮动症，见“脐下悸者”。刘渡舟说：“考《伤寒论》治奔豚有两方，而小便不利者，则用本方为宜。”可供临证参考。

（任存霞）

《医宗金鉴·金匮要略注》之痹病

吴谦认为《伤寒论》《金匮要略》所著年代久远，在传抄过程中有脱简、误传现象。故其在序言中叹道：“《金匮要略》人罕言之，虽有赵良、徐彬等注释，但其文义古奥，系千载残编错简，颇多疑义，阙文亦复不少，承讹袭谬，随文蔓衍，宜后人视为迂远，束诸高阁。”因此，他在编订《金匮要略》时按照考据学基本原理，以错简重订为原则，对《金匮要略》条文进行考订条文顺序，编订对错，重新将原文的顺序打乱再进行排序。希望借此唤起后人对《金匮要略》的重视，使深奥的文辞更易于后人理解和应用。正如吴谦所言："俾二书（《订正伤寒论注》《证正金匮要略注》）并行于世，庶后之业医者，不为俗说所误，知仲景能治伤寒，未尝不能治杂证也。"错简、重新编次的方法最先开始于明朝末年医家方有执，其首次倡导《伤寒论》错简一说，沈明宗亦采取错简重订之法对《金匮要略》进行了重新编订，吴谦正是遵循着方有执、沈明宗注疏启发，对《金匮要略》进行重新编次、整理，是继沈明宗之后对《金匮要略》研究的进一步尝试和创新。

清朝时期考据学的发展推动了知识的发展、传播，吴谦在《订正仲景全书》的重订之中也深受"考据"的影响，条文的阐释引经据典，注重考据。通过考据经典，将文中错简、遗漏、文意不符等问题，以删、补、改、移等方式，"审辨精核"，对《金匮要略》进行注解，并将原文牵强之文字附于卷末，编成《正误篇》《存疑篇》以备读者参考。

《医宗金鉴·金匮要略注》有关痹病的认识，主要集中在《痉湿暍病脉证并治》《中风历节病脉证并治》以及其他篇章分散的条文中，其中"湿病""风湿""历节病"是痹病的集中体现；分散在其他章节中的条文多以"痹症"的形式存在，多为某一疾病的次要症状。吴谦在注解痹病相关条文时以认识疾病的一般规律为线索，重新编次条文顺序，具体有以下特点：第一，按照"证候表现—病因病机—治法方药"为线索重新编次条文，符合疾病的发展规律认识。在"湿病""风湿""历节病"相关条文中，吴谦按照认识疾病的一般规律重新编次条文，使编次之后的条文条理清晰，立法严谨，方便后学。第二，重视痹病成因中"内因""外因"的不同，注文中重视外感邪气对痹病的形成的影响。如在湿病条文的注解中，首先提出"内湿""外湿"的不同；在历节病中亦提出"肝肾不足，外感风寒湿"是历节病形成原因，痹病的形成是内因和外因共同作用的结果，较之过去医家只重外感或偏重内因的认识更进一步。通过这种归类，使痹病的治疗思路更加清晰。第三，注重条文之间的内在联系和延续性。吴谦深入研究了条文之间的内在联系并在仔细训诂、考证之后对《金匮要略》进行了重新编次，所以条文之间的延续性在注解中得到明确的体现。

（张亚军）

《神农本草经》的研究进展

《神农本草经》（以下简称《本草经》）是我国现存最早的药物学专著，成书于汉代。它是中医四大经典之一，是一部综合性的药物学专著。现代学者对其进行了多角度的研究。

一、《本草经》药物分类的研究

现代学者对书中药物三品分类有各自不同的见解。有学者认为药物三品分类要按药物是否有毒、能否久服为依据，而更多的学者则认为要以药物功效作为分类的核心，如赵建一认为《本草经》创建中药功能分类之首，即上中下三品分类法；王家葵认为《本草经》中上品药肯定是无毒、可以久服之品，并且具有“轻身益气、不老延年”的功效；中品药是无毒或有毒，但以无毒为主，具有“补虚羸”的作用；下品药多数有毒、无补虚作用，功效以“除寒热邪气、破积聚”为主。近年来又产生了一些新观点，例如张登本认为三品分类依据：一是三类药物在组方的“君臣佐使”作用，二是根据药物应用目的分为“养命”“养性”“治病”三类，三是根据药物的功用进行分类。根据药物功效进行分类的还有刘红宇等人将《本草经》中365种药物按现代中药学功效分类法分为解表药、清热药、祛风湿药等19类。

二、《本草经》中药性的研究

《本草经》对药物性味标定的规范原则是不确定的。有口尝测知，或由药色和药性确定，或由服用后的机体效应予以反证，对药性的认识是通过多种方式混合在一起的丰富模式。为了研究药物四气标定的影响因素，有人通过对《本草经》药物的功效与四气相关统计分析，得出功效是确定药物四气的主要因素，部分影响因素还有药物五味及三品位置。

《本草经》序录部分首次把药味的概念引入本草著作中，且有统计显示，在《本草经》各论部分，所收载的365种药物中绝大部分药物都标明了药物的五味，其中酸味药有15种，苦味药有128种，甘味药有79种，辛味药有98种，咸味药有35种。

三、《本草经》中药物配伍的研究

《神农本草经·序录》将中药三品与组方中君、臣、佐、使的地位进行匹配，并与天地人相应进行关联，君为上品药，臣为中品药，佐使为下品药。品药与天地人相应的原则遵从了陶弘景在《本草经集注》中所解释的：上品药养命，而天道仁育，故云应天；中品药养性，而人怀性情，故云应人；下品药主治病，而地体收杀，故云应地。现代中药学认为，君药的作用是针对病因的主证，也称主药；臣药的作用是辅助君药针对病因和主证，又称辅药；佐药是治疗兼证，抑制主辅药不良反应，协助主辅药最大程度发挥治疗作用；使药有引经、调和作用。诸药合用，共奏安全、有效的最佳疗效。古之中药上、中、下三品，不分上、中、下三等，古之先辈早有告诫：药无贵贱，能愈疾者皆为良药也。

四、《本草经》理论的临床应用研究

在病因研究方面，高占华总结病因构成有三个特点：第一，很多封建性质的病因；第二，病因不详细；第三，强调“虫”类病因，并分别分析了这些病因形成特点的原因。在临证用药原则方面，苗彦霞从病因病机、辨证治疗、配伍宜忌、用法用量、服药时间和剂型选择等方面全面地分析了《本草经》的临床用药原则，认为其初步奠定了中医临床用药的基本理论。《本草经》中的“寒热并用”理论，有学者认为这一用药原则在《本草经》中应用广泛而深入。还有人探究了《本草经》中下法的适应证、中药组方、服用方法、用药禁忌等，这对后世在临床中正确应用下法的意义重大。还有如常新对《本草经》中药物对于痹证的治疗的研究发现，《本草经》中提及具有治痹功效的药物有82种并对其进行了分类。蔡玮在研读《本草经》之后提出“甘寒除痹”的理论，认为治疗痹证是通过甘寒药物的使用来扶正气、调营卫、祛邪热。

总的来说，《本草经》从药物药性、分类、配伍、临床具体施治等多个方面的记录，将一直以来碎片化的药物知识，首次集合成书，方便后人研究，领略其中表达的内在含义，直到今天仍旧有借鉴意义和极高的学术价值。

（张亚军）

《神农本草经》之“除痹”药

痹证是风寒湿邪在正气不足、卫气亏虚的时候，外邪侵入机体，导致经络受阻引起的疼痛，属于现代医学中风湿病的范畴。《神农本草经》成书于东汉时期，是迄今为止所见最早、最系统，也是影响最深远的一部本草学著作。

有研究以王子寿《神农本草经》为研究底本，其中，中品草部芍药条下含赤芍、白芍两药，下品草部乌头条下含川乌、草乌两药，共计77味药，上、中、下三品分别出现38、21、16味药。75味（芍药、乌头各算1味）治疗痹证的药物，在现代临床中应用的有49味（以《中药学》为依据）。将其按照主要功效来进行分类，结果49味药物共分布在15个类别，具体为解表药：鞠華（菊花）、细辛、防风、蔓荆实（蔓荆子）、枲耳实（苍耳子）、葛根、假苏（荆芥）、大豆黄卷；补虚药：天门冬、白术、石斛、龟甲、枸杞、芍药（白芍）；祛风湿药：薇衔（鹿衔草）、秦艽、狗脊、秦菽（秦椒）、乌头、天雄；清热药：干地黄、漏芦、白鲜皮、秦皮、芍药（赤芍）、夏枯草；利水渗湿药：车前子、薏苡仁、泽泻、白蒿（茵陈蒿）、姑活、萆薢；温里药：干姜、吴茱萸、蜀椒、附子；活血化瘀药：牛膝、芎䓖（川芎）、王不留行；安神药：柏实（柏子仁）、酸枣、磁石；收涩药：鸡头实（芡实）、山茱萸；化湿药：厚朴；止血药：茜根；开窍药：菖蒲；攻毒杀虫止痒药：蛇床子；化痰止咳平喘药：皂荚；泻下药：商陆。其中，前5类分别是解表药（8味）、补虚药（6味）、祛风湿药（6味）、清热药（6味）和利水渗湿药（6味），合计共32味，一共占全部药物的近50%。这些药物涉及滋补肝肾、祛风除湿、渗湿消肿、补养气血、祛除痰湿等各类中药。

以石斛为例，《素问 · 痹论》曰："以冬遇此者为骨痹，以春遇此者为筋痹，以夏遇此者为脉痹，以至阴遇此者为肌痹，以秋遇此者为皮痹。"曹元宇云："石斛专补脾胃，除虚热，生津液，又入足少阴、手太阴、手足阳明经。补虚劳，疗皮肤邪热，脚膝疼冷痹弱，强阴益精，大有殊功。盖补益后天，诸脏皆强也。"

《神农本草经》言治疗痹证的药物，涵盖了治疗以上的几种痹证的药物。各个时代的中医通过对这些治疗痹证的中药的研究、领悟和实践，随着对于痹证病因和病机的认识日益深入，提出了很多行之有效的治疗痹证的理论，并在临床实践中不断继承、发展、创新和完善，《神农本草经》对此应该说功不可没。

（张亚军）

《温病条辨》之上焦宣痹汤应用

宣痹汤在吴鞠通《温病条辨》中，分别在《上焦篇》与《中焦篇》有所记载。《上焦篇》记载的宣痹汤主要治疗太阴湿温、气分痹郁而哕呃者；《中焦篇》记载的宣痹汤主要治疗湿痹，本文基于读上焦宣痹汤有感而发。

《黄帝内经》以六腑论三焦，腑器本有形质，《难经》"有名无形"之辞，也应是"质无定形"之义，而非"没有实质"之谓。其所以无定形，乃因三焦之腑居"脏腑之外，躯体之内，包罗诸脏"（张景岳《类经》），即三焦的形态，因包裹诸多脏腑，随曲就伸，变形无定，而边界难以言连。其实质，乃是外连腠理，内主膜原，遍历胸腹，包裹脏腑，上络心包之膜性组织。其功用为行水道、转气机、游相火，进而协调上下内外之水火平衡，并为主司（协调脏腑）诸气之枢纽。

上焦者，为三焦腔腑之上停，"出于胃上口，并咽以上、贯膈而布胸中，走腋"（《内经 · 营卫生会》），具有宣气机、布精微、散营卫之职，以"如雾"而喜宣透舒达为其常态。

湿为阴邪，易害阳位，湿郁于上，势必影响上焦地带的宣透舒达，致使水、火、气道通行受阻，水停生痰。火郁生热，气滞留湿，进而引发胸咽局部郁滞性的病证。如伤湿，卫郁营热则咽梗而痛，汗多而不均；风痰夹湿则久咳留恋；湿阻清阳，肺气不宣则头昏不爽。湿痹于上，易于牵涉心、肺、心包。这不仅因为部位相邻，还因于三焦水道通调于肺，且与心包互为表里，以膜相连，共司相火，进而可影响于心。

本方在用药上性味平淡，贵在轻灵取胜。郁金芳香气窜，舒气透湿，专开上焦郁滞；枇杷叶清凉甘淡，清热而不碍湿，肃降肺气以助调通水道；射干性寒味苦，散水消湿，化痰利咽；通草淡渗通经，导湿下行；豆豉清香，也助解郁开胃以利运湿。另外，郁金为血中之气药，兼入营血，欲行血中湿滞，非其莫属，故其与枇杷叶清肺利气之品配伍，一气一血，心与肺兼顾，可为上焦湿热通治之基础。

辨证要点：有胸咽自觉痹阻与轻度郁热的现象，具体如下：①感觉喉咙有异物梗阻，疼痛，有时会伴有红肿；②经常喜欢咳嗽，却无法咳出痰液，即使能咳出，也是色白黏稠；③舌象、脉象不一定有突出改变，比较常见的是舌质稍暗红，舌苔薄白腻，脉两寸独沉，或一寸沉而另一寸浮。

鉴别要点：与外感风热相较，表证不典型；与心肺脏病比较，里证不突出；多属与上部胸膜比邻兼涉之证，具体如下：①或有寒热外证，但并不显著；或微发热而不恶寒，但口不渴；或微恶寒而不发热；②或有咳喘，或有心悸，但均不严重；或看似急重，但心肺并无显著器质性改变；③或与外感史有关，但多为后遗症，久久难愈。

上焦宣痹汤之所以可以在温病、伤寒、杂病中灵活化裁而推广应用，其关键在于抓住主要病机的通约性，即六经、脏腑、卫气营血、三焦等辨证纲领，它们的生理病理基础是自然相通的，是对不同层次、不同侧面生命规律的侧重表达；不同的辨证方法之间是可以融为一体、相互贯通的。因此，若中医同道能寻此所思，锲而不舍地将中医丰富而有效的方证内容加以系统整理与临证挖掘，在不久的将来，构建一个寒温沟通、内外统一的辨证论治体系是完全可以实现的！以上便是本人读《温病条辨・上焦篇》宣痹汤，对其为何会用于治疗上焦病以湿邪为主者及其组方用药而产生的一些浅薄认识。

（张亚军）

《温病条辨》之宣痹汤临证心得

湿聚热蒸，蕴于经络，寒战热炽，骨骱烦疼，舌色灰滞，面目萎黄，病名湿痹，宣痹汤主之。

《经》谓：风寒湿三者合而为痹。《金匮》谓：经热则痹。盖《金匮》诚补《内经》之不足。痹之因于寒者固多，痹之兼乎热者，亦复不少，合参二经原文，细验于临证之时，自有权衡。本论因载湿温而类及热痹，见湿温门中，原有痹证，不及备载痹证之全，学者欲求全豹，当于《内经》《金匮》、喻氏、叶氏以及宋元诸名家，合而参之自得。大抵不越寒热两条，虚实异治。寒痹势重而治反易，热痹势缓而治反难，实者单病躯壳易治，虚者兼病脏腑夹痰饮腹满等证，则难治矣，犹之伤寒两感也。此条以舌灰目黄，知其为湿中生热；寒战热炽，知其在经络；骨骱疼痛，知其为痹证。若泛用治湿之药，而不知循经入络，则罔效矣。故以防己急走经络之湿，杏仁开肺气之先，连翘清气分之湿热，赤豆清血分之湿热，滑石利窍而清热中之湿，山栀肃肺而泻湿中之热，薏苡淡渗而主挛痹，半夏辛平而主寒热，蚕砂化浊道中清气，痛甚加片子姜黄、海桐皮者，所以宣络而止痛也。

宣痹汤方（苦辛通法）

防己五钱，杏仁五钱，滑石五钱，连翘三钱，山栀三钱，薏苡五钱，半夏（醋炒）三钱，晚蚕砂三钱，赤小豆皮三钱（赤小豆乃五谷中之赤小豆，味酸肉赤，凉水浸取皮用。非药肆中之赤小豆，药肆中之赤豆乃广中野豆，赤皮蒂黑肉黄，不入药者也）。

水八杯，煮取三杯，分温三服。痛甚加片子姜黄二钱，海桐皮三钱。

——《温病条辨·中焦·湿温》

吴鞠通对痹证的认识有独到见解，进一步完善了痹证理论体系。他提出痹证大体可分为寒湿和湿热二类，而湿热痹尤多提出湿热痹治疗法则为苦辛通法和辛凉淡法，并创立治疗湿热痹方剂宣痹汤、薏苡竹叶散和加减木防己汤。其治疗湿热痹的核心药物为石膏、滑石、薏苡仁、杏仁、茯苓、白通草、半夏、蚕砂、桂枝、防己。其对湿热痹的认识至今指导中医临床。湿热痹证是常见的痹证类型，以中老年人发病居多。患者或久居炎热潮湿之地，外感风湿热邪，袭于肌腠，壅于经络，痹阻气血经脉，滞留关节、筋骨而发病；或素日嗜酒，恣食肥甘厚味，导致脾失健运，痰湿内生，湿聚热蒸，阻于经络，流注肢节，气血不畅而致。临床可见骨节红肿、灼热、疼痛而不能屈伸。初起以热痹之证为先，邪实为主，久之则累及筋骨、脏腑，导致肝肾阴虚，出现面色萎黄、骨节烦痛等症状。

宣痹汤有清化湿热、宣痹通络之功，主治湿热痹证。以寒战发热、骨节烦痛为辨证要点。方中防己苦、辛、寒，归膀胱、肾、脾经，《景岳全书》云其“味苦，性寒，阴也，降也。去湿热水肿，利大小便”，配杏仁开宣肺气，通调水道，助水湿下行；半夏燥湿化痰，杜绝生痰、生湿之源；蚕砂疏筋缓急，祛风除湿，行痹止痛；合半夏和胃化浊，制湿于中；滑石、赤小豆、薏苡仁均属甘淡渗利之品，引湿热从小便而解，使湿行热去，疏导下焦；山栀子、连翘性苦寒，擅清热解毒、泻火除烦，助解骨节热炽烦痛。纵观全方，化上焦之湿，燥中焦之痰，通利下焦，宣上、畅中、渗下，通络、祛湿、清热俱备，以使湿热祛除，经络通畅，故效如桴鼓。

临证运用宣痹汤可治疗风湿病涉及类风湿关节炎、强直性脊柱炎、反应性关节炎、结节红斑、骨关节炎和痛风等，是中医异病同治精神的体现。临证加减经验：风邪较盛，关节游走性疼痛者，加秦艽、威灵仙、青风藤；湿邪重，肢体沉重，关节晨僵明显者，加苍术等；热盛，关节灼热，甚至身热者，加黄柏、秦艽、生石膏；瘀滞较重者，加地龙、水蛭；湿热并重者，合用四妙丸之类；肝肾不足，腰膝酸软者，酌加狗脊、续断、牛膝、桑寄生；纳呆者，去栀子，酌加茯苓、陈皮、厚朴、藿香等；寒邪未尽，畏寒喜温者，加桂枝、细辛；关节肿痛较重者，加豨莶草、忍冬藤、络石藤；偏于上肢者，加桑枝、片姜黄；偏于下肢者，加川牛膝、木瓜、透骨草等。

（任存霞）

《温病条辨》之大定风珠临证心得

吴鞠通所著《温病条辨》，创立三焦辨证体系，堪称集温病之大成。全书载方200余首，虽为温病而作，较多方剂亦适用于杂病。本文将对其所记载方剂中的大定风珠应用抒发读后感想。

《温病条辨·下焦》篇记载："热邪久羁，吸烁真阴，或因误表，或因妄攻，神倦瘛疭，脉气虚弱，舌绛苔少，时时欲脱者，大定风珠主之"。其组成为生白芍、干地黄各六钱，麦冬（连心）六钱，麻仁、五味子各二钱，生龟板、生牡蛎、甘草（炙）、鳖甲（生）各四钱，阿胶三钱，鸡子黄（生）二枚。

本方运用了血肉有情之品鸡子黄、阿胶为君，吴鞠通自释鸡子黄"为血肉有情，生生不已，乃奠安中焦之圣品……能上通心气，下达肾气……其气焦臭，故上补心，其味甘咸，故下补肾"，阿胶甘平滋润，入肝补血，入肾滋阴，二药合用，为滋阴息风的主要配伍；臣以麦冬、干地黄、白芍滋阴增液，养血柔肝；生龟板、生鳖甲、生牡蛎益阴潜阳，平肝息风，六者共助君药滋阴息风之效；佐以麻子仁养阴润燥，五味子酸收，收敛欲脱之阴，甘草调和诸药，与白芍配伍，酸甘化阴。诸药合用，峻补真阴，潜阳息风，使阴液得复，筋脉得养，则虚风自息，病证可痊。此方运用了酸甘咸法，系吴氏治"热邪久羁，吸烁真阴……神倦瘛疭，脉气虚弱，舌绛少苔"等危候之经方。

原文对其加减应用仍有说明，如"喘加人参，自汗加龙骨、人参、小麦，悸者加茯神、人参、小麦。"盖喘、自汗与悸，三者均为气虚之证，故俱用人参以补气、生津，分别加龙骨、小麦以收涩止汗，加茯神以宁心定悸。

大定风珠也用于治疗崩漏，崩漏指经血非其时暴下不止或淋漓不尽，古人用“淋漓不断名为漏，忽然大下谓之崩”之句描述并示鉴别，崩漏病机复杂，如肝肾亏损、阴虚阳亢所致者，除经量增多，经期延长，或淋漓难净外，多兼头目眩晕、烦躁失眠、潮热自汗、心悸不宁、便秘溲赤、舌红干少苔、脉细数之症。《黄帝内经》谓“阴虚阳搏谓之崩”，由于阴虚阳亢，虚风内动，呈“热沸风荡”之势，激动经血妄行，治宜滋阴潜阳息风，用大定风珠加减以封固之。

临床上医家多将其运用到慢性乙型肝炎和荨麻疹的治疗上，效果颇为显著。以上便是本人对大定风珠粗浅的理解及认识。

（张亚军）

学习《温病条辨》“复脉”辈

吴鞠通《温病条辨》的复脉系列方是在张仲景《伤寒论》炙甘草汤（复脉汤）的学术思想基础上继承与发扬而来的，师古而不泥古，值得我们后辈借鉴和学习。

《温病条辨》中将复脉汤加减化裁，创制出六个“复脉”系列方。

一是加减复脉汤。《温病条辨·下焦》篇第1条云：“风温、温热、温疫、温毒、冬温，邪在阳明久羁……脉虚大，手足心热甚于手足背者，加减复脉汤主之。”加减复脉汤方：炙甘草六钱，干地黄六钱，生白芍六钱，麦冬（不去心）五钱，阿胶三钱，麻仁三钱。加减复脉汤是由炙甘草汤去人参、桂枝、生姜、大枣、清酒加白芍而成。本方以甘润存津立法，为滋阴养液之方，用于治疗温热病深入下焦，肝肾阴伤者。

二是救逆汤。《温病条辨·下焦》篇第2条云：“温病误表，津液被劫，心中震震，舌强神昏，宜复脉法复其津液，舌上津回则生；汗自出，中无所主者，救逆汤主之。”救逆汤方是加减复脉汤去麻仁，加生龙骨四钱，生牡蛎八钱，以潜阳镇摄，敛阴固脱。

三是一甲复脉汤。《温病条辨・下焦》篇第9条说：“下后大便溏甚，周十二时三、四行，脉仍数者，未可与复脉汤，一甲煎主之。”

四是二甲复脉汤。《温病条辨・下焦》篇第13条说：“热邪深入下焦，脉沉数，舌干齿黑，手指但觉蠕动，急防痉厥，二甲复脉汤主之。”二甲复脉汤是加减复脉汤加生牡蛎五钱，生鳖甲八钱。如果真阴耗损，加减复脉汤证进一步发展，则可引起水不涵木、虚风内动之证而出现“手指但觉蠕动”，治疗予二甲复脉汤。

五是三甲复脉汤。《温病条辨・下焦》篇第14条说：“下焦温病，热深厥甚，脉细促，心中憺憺大动，甚则心中痛者，三甲复脉汤主之。”三甲复脉汤是二甲复脉汤内加生龟板一两。“心中憺憺大动，甚则心中痛”的心悸、心痛重证，则于二甲复脉汤中再加生龟板一两，以镇心安神。

六是大定风珠，《温病条辨・下焦》篇第16条说：“热邪久羁，吸烁真阴，或因误表，或因妄攻，神倦瘛疭，脉气虚弱，舌绛苔少，时时欲脱者，大定风珠主之。”如果真阴耗损不止，以致“时时欲脱”，将成亡阴脱液之势，则用大定风珠以“填阴塞隙”，大补元阴，潜阳镇摄。

若肝肾阴虚见泄泻，宜滋阴固摄，用一甲复脉汤，即加减复脉汤去麻仁加牡蛎以固摄。若真阴欲竭，内风将起而手足蠕动尚未痉厥，宜滋阴潜阳，以防发痓，用二甲复脉汤。若兼心中怔忡而动，脉细促，此乃阴亏较甚，肝风已动，宜潜阳滋阴，用三甲复脉汤，即二甲复脉汤加生龟板，助滋阴潜阳之力。若见神倦、脉虚、舌绛少苔、时时欲脱，此为阴精大亏、虚风内动之证，急宜滋阴固脱、潜阳息风，用大定风珠，系三甲复脉汤加五味子、鸡子黄而成，用阿胶、鸡子黄补阴液而息内风，用白芍、五味子、甘草酸甘化阴，补阴敛阳，用麦冬、生地黄滋阴润燥，取龟板、鳖甲滋阴潜阳，达到非重不沉之效。

在治疗的过程中应用复脉系列方，要根据证候的不同，观其脉证，知犯何逆，随证治之。

（张亚军）

《温病条辨》湿温之三焦传变规律研究

湿温属温病中的一种，临床中较为多见。近年来，运用温病学相关理论指导辨治新发、突发传染性疾病或急性感染性疾病，取得了良好的疗效。其中，湿温相关理论，对伤寒、副伤寒、手足口病、艾滋病以及严重急性呼吸综合征（SARS）等疾病诊疗发挥了重要指导作用。临床中，湿温理论的应用范围拓宽到内科、妇科、儿科、皮肤科等诸多领域。因此，研究湿温成为新时代医学发展需求，研究湿温的三焦传变规律对现代临床诊疗有较强的理论指导价值。

《温病条辨·中焦》篇曰："热湿者，在天时长夏之际，盛热蒸动湿气流行也；在人身湿郁本身阳气，久而生热也，兼损人之阴液。"由上可知，湿温致病，可出现气虚、阳虚、阴虚等正虚之证，以及湿热、痰浊、水饮等邪盛之证。湿热致病，病位广泛，湿郁热蒸，三焦俱受，但总以脾胃为病变中心。生理上，脾为湿土，喜燥恶湿，湿热致病，多受病脾胃；病理上，"湿温较诸温，病势虽缓而实重，上焦最少，病势不甚显张，中焦病最多"，从三焦病位亦可见中焦脾胃为湿温最常见病位。

《温病条辨》湿温的传变以三焦传变为主，"始上焦，终下焦"。《温病条辨》言温病自口鼻而入，鼻气通于肺，口气通于胃，肺病逆传则为心包，上焦病不治，则传中焦，胃与脾也。中焦病不治，则传下焦，肝与肾也，始上焦，终下焦。吴氏以三焦为纲认识湿温的传变规律，并有效指导湿温辨治，其对湿温的传变规律大致归结如下：

1. 上焦传变：湿温初期，病在上焦，邪伤肌表、肺系或兼伤及中焦脾胃。初期湿热郁闭肌表，见"头痛恶寒，身重疼痛"等症；湿热郁闭肺系，咽喉不利而见哕；湿聚热炼而成痰，出现喘促；湿为土气，脾胃亦同属土，同气相召，表现出中焦脾胃之症，见"胸闷不饥"。

2. 中焦传变：上焦病不治，则传中焦。中阳本虚，病易入中焦。《温病条辨·中焦》篇云："湿之入中焦，有寒湿，有热湿，有自表传来，有水谷内蕴，有内外相合。其中伤也，有伤脾阳，有伤脾阴，有伤胃阳，有伤胃阴，有两伤脾胃。伤脾胃之阳者十常八九，伤脾胃之阴者十居一二。彼此混淆，治不中窾遗患无穷，临证细推，不可泛论。”故遵吴氏原意，细推湿温病中焦脾胃分传规律，显得尤为重要。

3. 下焦传变：中焦病不治，则传下焦。“疟久不解，胁下成块，谓之疟母”者，为中焦疟邪久羁，清阳失于升运，浊邪窃踞，而传至胁下，传为肝胆。亦可见“久痢伤及厥阴”肝木，或“休息痢经年不愈，下焦阴阳皆虚，不能收摄，少腹气结，有似癥瘕”，系肾虚收摄无权。另外，湿温后期，传入脏腑，邪气久踞，损伤脏真，转为虚寒。常见太阴三疟、少阴三疟、厥阴三疟。亦有久痢，脾阳损及肾阳，甚则由脏腑伤及奇经。

4. 三焦同病：湿热病邪挟秽浊之气，直中三焦。“吸受秽湿”，直中三焦，其证危重。邪气阻蔽心包，神志昏迷；湿热弥漫三焦，郁阻气机，见热蒸头胀、呕逆、小便不利等症。湿热病邪内陷，由上而中而下传变，可见湿热下陷，由上及中至下，可见滞下。湿热病邪由阳明大肠传入三焦，暑湿郁遏大肠，以滞下见证，后湿热传变三焦，气机阻滞，见“渴不多饮，小溲不利”之症。湿热病邪弥漫三焦，邪热可内陷心包，湿热邪气侵袭人体，弥漫三焦，如若热邪较盛，则可出现邪热内陷心包之象，当以急清营热，兼神昏者，配以紫雪丹清热开窍。

湿温病因是湿热邪气，其致病途径有以下几种：一是邪从外来，“自表传来，一由经络而脏腑，一由肺而脾胃”。由肺者，从“口鼻而入，自上而下，鼻通于肺，始手太阴”，发病时间多集中在夏秋季节。二是湿自内生。夏月贪凉饮冷，阻遏脾阳，助生湿邪。或“水谷内蕴”，或见“酒客中虚”，脾虚夹湿者多易病湿温。三是内外相合，内不能运水谷之湿，外复感时令之湿；或受伏邪之困，客邪（湿热之邪）既从表入，而伏邪又从内发也。

总之，湿温的传变是以三焦为纲，沿着上焦、中焦、下焦或三焦同病的规律，“始上焦，终下焦”。湿温病位广泛，延及三焦，但总以中焦脾胃为核心。对于湿温的论治，仍以三焦辨证论治为主。三焦受邪部位不同，主要的治法不同，上焦治以芳香宣化，中焦治以苦辛通降，下焦治以淡渗利湿，三焦同病则以宣通三焦、分消走泄为主。湿温论治注重给邪以出路，有就近逐邪的特点。在论治过程中，注重舌象与脉象，可根据舌象辨别湿热，脉象辨别邪正盛衰、预后、三焦病位。湿温患者需重视后期调摄，淡薄滋味，痢疾患者则更需注意饮食清淡，断不可擅自厚味，助生邪湿，引起病情反复。

综上，临证中，湿温为患，涉及兼证众多，看似错综难辨，唯需辨明在三焦何部，而后再做具体分析，选用相应治法，辨证论治方能明晰。本文对《温病条辨》中湿温的三焦传变规律进行研究，以期为临床中疾病的诊治提供指导价值。

（张亚军）

第二章
读各家经典心得体会

读《中藏经》，论寒热

《中藏经》秉承了《黄帝内经》天人相应、顺应自然以及阴阳为总纲的理念，发展了经典的阴阳学说，重点倡导重阳论。其是较早地将脏腑学说的理论系统化归类的一本书，提出了以形色脉证互相结合和以脉证为中心分述五脏六腑寒热虚实的辨证理论。全书一共有49篇，分为基础篇和临床教学篇两类，将脏腑和脉证综合分析，论述其虚实寒热的机制。

某患者表现为寒热往来，这是阴阳交争所引起的。先恶寒后发热因为阳气不足，先发热后恶寒是因为阴液不足。人体上部邪盛就会出现发热，而下部邪盛就会出现恶寒；阳虚皮寒而内热，阴虚则皮热内热；阴甚内外皆寒，阳甚内外皆热；阴中之阳会下身发热，阳中之阳会上身发热；阳中之阴导致恶寒而又面颊发赤、多言多语，阴中之阳导致发热而又面色发青、少言寡语；阴中之阴所致疾病，九死一生；阳中之阳所致疾病，则存活的希望很大，阴病难愈，阳病易复。诊阴阳之脉象，如寸口为数，则是阳中的阳邪致病；尺部为数，则是阴中的阳邪致病。寸口为迟，则是阳中的阴邪致病；尺部为迟，则是阴中的阴邪致病。寒疾用热药，热疾用寒药，逆顺之治要顺应自然规律。

天地阴阳是人的本源，人顺应它、保护它，则能与自然和谐共生；反之，则会毁灭。一般发寒以后再次发寒的疾病预后不良，但是发热以后再出现发热的疾病则预后良好。《金匮大要论》说：夜晚发寒的疾病预后良好，夜晚发热的疾病比较凶险；白昼发热的疾病预后良好，白昼发寒的疾病比较凶险。预后好坏的征兆，必须明察秋毫。

寒热是阴阳所演化，所以辨寒热就是分阴阳，是辨证的重中之重。本篇以“阴阳相胜”明确指出“寒热往来”的本质。阴阳的胜衰，在人体就表现为寒热的不同；阴阳盛衰起伏，人体表现为寒热往来的症状。病机即《黄帝内经》所述“阳盛则阴病，阴盛则阳病”，此病机论述简单却又直达本质。

（张亚军）

读《中藏经》心得体会

《中藏经》的作者是华佗，成书于东汉末年，书中总结了华佗行医中的诊疗思维和宝贵经验。传统医家认为《中藏经》的学术思想源于《黄帝内经》和《难经》，但是也有人对此持否定态度。

本书重点讲述中医基本理论，以“人法于天地”开篇引领，分别论述天地、阴阳、生成、阳厥、阴厥、阴阳否格、寒热、虚实、上下不宁、脉色、生死、病有灾怪、水法、火法；第十七篇至第二十篇为大病概论，分别论述风证、积聚、癥瘕、杂虫、劳伤、传尸等；第二十一篇至第三十二篇，是关于脏腑辨证部分，也是整本书最重要且最创新的部分，全面、系统、明晰，创立“虚实寒热生死逆顺”作为脏腑辨证八纲，先总论五脏六腑虚实寒热生死逆顺之法，然后分论肝、胆、心、小肠、脾、胃、肺、大肠、肾、膀胱、三焦虚实寒热生死逆顺之法；第三十三篇至第四十七篇，作为杂病辨治部分，分别论述痹证、中风、疔、痈疽、脚气、水肿、淋证、服饵得失、痞证等，并论失治、误治之治疗交错致死候；第四十八篇至第四十九篇，为决生死部分，胪列几近失传之决死候法，包括杂病死候及察声色形证决死法。下卷附“疗诸病药方六十八道”，基本是一些稀奇且鲜为人知的药方。全书原文约 3 万字，其内容丰富，理论系统完善且应用性极强。

《中藏经》的学术思想：①以“人与天地相应”为指导思想，明确指出“人者，上禀天，下委地，阳以辅之，阴以佐之”“人之动止，本乎天地”“天合于人，人法于天”“人之百病、病之百候、候之百变，皆天地阴阳逆从而生”。②提出“阴阳否格、上下不宁”病机学说，“阴阳否格”者，谓气机不从顺也，因气有阴阳之分，阴阳有否顺之机，阴阳否格，则诸病乃生。“上下”者，病位也，脏腑之位有上下之序，五行制化有母子之系。而母子者，亦上下也，故一脏受病而累及他脏之病机，辨病机定性为寒、热、虚、实，辨病势预后为生、死、逆、顺，开脏腑辨证之先河。③治疗思想为“从顺其宜”，倡导“调平阴阳、水火相济”之大法。《中藏经·水法有六论》曰：“病起于六腑者，阳之系也”；《中藏经·火法有五论》曰：“病起于五脏者，皆阴之属也”。由此可见，《中藏经》之诊法固以脏腑辨证为准绳,《中藏经》之治法亦以脏腑阴阳为依归。“水火者，阴阳之征兆”也，故《中藏经》以“水法”“火法”统万法，并明确指出：“水火之法，真阴阳也；治救之道，当详明矣。”④学术观点为“贵阳贱阴”,《中藏经》在继承《黄帝内经》阴阳学说的基础上再次做出了创新。“贵阳贱阴”理论的提出，表明了其学术思想的发展，同时对后世的温补学派有很深的影响。

《中藏经》讲述天人相应，以脏腑论述核心，创立了“虚实寒热生死逆顺”的八纲辨证体例，总结了不少疑难杂症的治疗方法以及禁忌情况，最后形成了一套完善的系统，这在中医学史上，有着极其重要的地位。

（张亚军）

读《肘后备急方》，探究温病学思想

温病学是一门研究温病发生、发展、诊治和预防的学科，属中医内科学范畴，其理论对于临床治疗发热疾病具有重要的指导意义。温病学的形成与发展是在战国到隋唐时期，这段时间对温病的病因、病证、病脉及治疗有了一个初步的掌握，东晋著名医家葛洪所著《肘后备急方》即为该时期代表著作。

葛洪通过与岭南民间深入的接触，将大型医学著作《玉函方》进行删减，摘其主要内容，选取其中内容简单、有效且容易获得的药物编成，取名“肘后备急方”，即随身携带以备临时应用之意。该书重在突出疾病的主要症状，配以多种临床有效方，便于使用。

《肘后备急方》将外感热病分为伤寒、时行、温疫（温病）三类：“伤寒、时行、温疫，三名同一种耳，而源本小异，其冬月伤于寒，或疾行力作，汗出得风冷，至夏发，名为伤寒；其冬月不甚寒，多暖气，及西风使人骨节缓堕受病。至春发，名为时行；其年岁中有疠气兼挟鬼毒相注，名为温病。如此诊候相似，又贵胜雅言，总名伤寒，世俗因号为时行。”这是在现有的古代医书里面，第一次提出将“疠气”划为“温病”的范畴，同时，认为伤寒、时行以及温病都是同一类外感热病，都是伤寒，也叫时行，并明确指出了它们的不同之处。书中提到温病是由一种特殊的致病因素引起的，也叫“疠气”，具有传染性，这些认识都有益于后世医家学习。

由疠气引起的温病，《肘后备急方》写到了不少珍贵的方剂，如大黄甘草麻黄杏仁芒硝黄芩巴豆丸，这首方剂可以用于预防及治疗，“家人视病者，亦可先服取利，则不相染易也”，指出如有瘟疫患者，家人探望时要提前预防。书中还设了“治瘴气疫病温毒方”专篇，载有各种预防方药，用药途径有内服、鼻吸、外敷、佩带、烧熏、悬挂等。同时收录了许多如太乙流金散等防治温病、温疫、温毒的简便药方，为温病治疗学的发展奠定了基础，也为后世叶天士温病学说卫气营血辨证理论和吴鞠通三焦辨证理论的创立提供了参考依据。

此外，书中记载的若干种传染性疾病，都具有开创性意义，不少见解与发现至今仍具有重要科学价值。如卷二之“治伤寒时气瘟病方第十三”提到：“比岁有病时行。仍发疮头面及身，须臾周匝，状如火疮，皆戴白浆，随决随生。不即治，剧者多死。”这是世界上对天花最早的描述，记载了天花的整个发展过程和源流，表明天花的发源地并不在中国。如卷一之“治尸注鬼注方第七”尸注的记载，指出患者多寒热往来，饮不知味，精神不宁，自觉不喜，身体感觉不舒服。这些症状持续很长时间，慢慢变得全身乏力，反应逐渐变得迟钝，最后甚至有死亡的风险。此外，值得注意的是，该书“治寒热诸疟”条目中，载有“青蒿一握，以水二升渍，绞取汁，尽服之”，其疗效已为现代研究所证实。由此可见，当时葛洪《肘后备急方》深刻认识了传染病，其理论深刻影响后世医家，其记载的疾病涉及内外妇儿各科，很多疾病在岭南都是第一次记录，对医学发展做出了重大贡献。

葛洪《肘后备急方》对外感温病的论述，受到张仲景等医家影响，并做出了极大的创新。他突破前代医家治疗伤寒的陈旧模式，创制了很多表里双解的方剂。他的治疗原则、方药、剂型以及服药方式等方面都标新立异且自成一派。

（张亚军）

读《小儿药证直诀》有感

《小儿药证直诀》是宋代医者阎孝忠整理钱乙关于治疗儿科疾病的论著，是我国现存时间最久的儿科类书籍，在儿科的发展历史上占有重要的位置，同时也是世界上最早的较为系统的儿科学著作，比欧洲最早的儿科专著早300年，是中医儿科医务工作者必读的经典书目，它还被《四库全书总目》称之为“小儿经方”。

钱乙从事儿科诊疗工作四十余年，临床经验非常丰富，对儿科生理及脏腑辨证有独到见解，使脏腑辨证和儿科发展取得了巨大进步。在小儿的生理特点方面，钱氏认为：“五脏六腑，成而未全，全而未壮。”小儿在出生后虽然脏腑形体已具，但生理功能未成熟完善，还处于稚阴稚阳阶段，五脏六腑之形与气都相对不足，肺、脾、肾三脏更为突出。小儿生机蓬勃，发育迅速，从出生到成年一直处于旺盛的生长发育状态。

关于小儿的病理方面特征，钱氏认为：“脏腑柔弱，易虚易实，易寒易热”，并提出了“小儿易为虚实，脾虚不受寒温，服寒则生冷，服温则生热，当识此勿误也”的观点。钱氏认为小儿脏腑娇嫩，形气未充，卫外功能低下，易感受外邪，受邪后正不压邪则易虚，邪气乘虚而入，迅速传变。《小儿药证直诀》立方47首。钱氏认为脾胃失调是引起多种疾病的因素，同样是导致小儿内伤疾病的关键所在。

钱乙还善于依据五脏分证，在继承前人思想成果的基础上，创造性地提出了心主惊、肝主风、脾主困、肺主喘、肾主虚的五脏辨证大纲。钱乙还将《金匮要略》中的“肾气丸”化裁制成“六味地黄丸”，给后世养阴学派以很大启发，开创了补阴派的发端。现代医学研究证实，钱乙所创制的六味地黄丸，对患儿的发育不良、生长缓慢等情况有非常明显的治疗作用，受到了不少医家的赞扬。

钱乙的儿科学术思想是医学发展史上的一座里程碑，其在儿科学方面的创新理论对后世儿科以及中医发展做出了巨大的贡献。

（张亚军）

读《幼幼集成》，浅析小儿咳嗽

《幼幼集成》的作者是清代医家陈复正，全书分为六卷。《咳嗽证治》篇指出：“凡有声无痰谓之咳，肺气伤也；有痰无声谓之嗽，脾湿动也；有声有痰谓之咳嗽，初伤于肺，继动脾湿也。”因小儿脾常不足，又乳食不知自节，致脾失健运，水谷不能化生精微，反而酿成痰浊，上贮于肺，阻塞气道，则肺不行清肃之令，肺气上逆，传导失职，上窍闭塞，临床常表现为咳嗽、喘促、呼吸困难、痰涎壅盛诸症。

咳嗽是经常发生在小儿身上的一种肺系疾病，急性外感情况较多，容易治疗。只是小儿肺脏娇嫩，寒热虚实容易偏颇，失治、误治都会引起病情迁延不愈，或者演变成他病而影响小儿身体健康，因而临床辨证、选方用药需细之又细。小儿形气未充，脏腑柔弱，卫外力弱，易为六淫所侵，肺卫受感，肺气郁闭不宣，清肃之令不行，影响肺气的宣肃则发为咳嗽，此即陈氏所谓：“皮毛先受邪气，邪气得从其合，使气上而不下，逆而不收，充塞咽嗌，故令咳嗽也。”陈氏认为：“凡咳嗽初起，切不可误用寒凉及滋阴之药，闭其肺窍，为害不小，但以辛散为先者，俟痰应之后，渐加滋阴则得矣。”见咳止咳，闭门留寇，表既不解，咳亦不止，为治疗咳嗽之大忌。现在有不少医生用清热解毒药以抗病毒来治疗咳嗽，这样的做法不中不西，应警惕这点。陈氏善于学习众家之长，又能灵活化裁，独具特色，选用人参败毒散，意在辛开升散以及补托升散。

盖因患儿体质娇嫩，咳嗽虽以辛散为主，又需人参等托里宣通，使其发中带补，在原方的基础上，加荆芥穗、北防风疏散祛邪，又加薄荷、连翘清热解表，以制约其燥。全方共奏益气解表、散风除湿之功效，治疗咳嗽初起，表证不散。

陈氏尚以咳嗽发作的时间来辨证，例如："清晨咳者，属痰火；午前嗽者，属胃火；午后嗽者，属阴虚；黄昏嗽者，火浮于肺；五更嗽者，食积滞于三焦。"这有益于治疗咳嗽。五脏六腑皆令人咳，然终不离乎肺。肺咳不愈，可影响其他脏腑。咳不独属于肺，若只着眼于治肺，置他脏腑于不顾，病必不除。所以治疗咳嗽，必须于本脏与他脏的相互辨证关系之间思索。陈氏指出："幼科论证，悉以阳有余，阴不足立说，乖误相承，流祸千古。后人误以婴儿为一团阳火，肆用寒凉，伤脾败胃。"而且他在《黄帝内经》"婴儿肉脆、血少、气弱"的理论指导下，临证反对滥施攻伐，把"顾护元气，扶补脾胃"定为首要任务。陈氏的独特见解，我们要多加揣摩。

（张亚军）

芍药汤（刘完素）之临证心得

芍药汤，下气调血。经曰：泻而便脓血，气行而血止，行血则便脓自愈，调气则后重除。

——《素问病机气宜保命集·泻痢论》

芍药汤系刘完素以《伤寒论》黄芩汤去大枣，合《金匮要略》泻心汤、《兵部手集》香连丸等加味而成。组成：芍药一两，当归、黄连各半两，槟榔二钱，木香二钱，甘草二钱（炙），大黄三钱，黄芩半两，官桂二钱半。芍药汤治疗"泻而便脓血"，并云本方之治法为"行血则便脓自愈，调气则后重自除"；后世医家皆推此方为治疗湿热痢之主方，多有较好的疗效。湿热痢临床表现有腹痛，便脓血、红白相兼，时有里急后重感，肛门灼热，小便黄赤等。其方证是由湿热壅阻于肠，气机失调，大肠传导失司所致，“大肠者，传导之官，变化出焉。小肠者，受盛之官，化物出焉。”肠腑以通为用，以通为顺。一旦湿热等邪气壅塞于肠腑，与气血抟结，酿脓为血，则下痢赤白；邪气阻滞气机，则腹痛，里急后重；湿热下注，出现肛门灼热；湿邪阻滞气机，热邪耗伤津液，使得津液输布失常、不能上承，出现口渴。倘若医者单纯运用固涩治法、止痢之法，而忽略导致疾病的本质是湿热，一味固涩则会出现失治误治。应该清泄肠腑积热，通因通用。芍药汤作为通因通用法代表方之一，在临床治疗脾胃疾病方面尤其痢疾运用广泛。方中用苦寒燥湿的黄连、黄芩和大黄相配，清中有泄，泄中有清，使湿热积滞从大便而去，是通因通用法的体现。同时方中配以少量肉桂，一方面用其辛热温通之性防止黄芩、黄连、大黄苦寒伤胃、冰伏湿热之邪，另一方面只有阳气布达，湿邪才能速化。同时肉桂助当归、白芍行血养营，以达到“行血则便脓自愈”的目的。木香、槟榔宽肠行气导滞，气行则后重感消除。

芍药汤清热燥湿，调气和血，本为治疗泻痢的要药。现代临床芍药汤常用于治疗溃疡性结肠炎（UC）、细菌性痢疾（BD）、慢性阑尾炎、慢性附件炎、痔疮、放射性直肠炎、肠道肿瘤等。

笔者临床对于证属湿热阻滞、气血不和者，多用本方。溃疡性结肠炎湿热壅阻于肠、气机失调者，与葛根芩连汤合方加减；痔疮肿痛属湿热熏蒸肛门、气血瘀滞所致者，与仲景下瘀血汤合方加减；痤疮属湿热互结、壅遏肠胃、外蒸肌肤者，与葛根汤合方；阴部湿疹属肝经湿热下注者，本方加龙胆、白蒺藜等；急性胆囊炎属肝郁化火、湿热抟结于肝胆者，本方合大柴胡汤加减；慢性荨麻疹属湿热互结、壅遏肠胃、外蒸肌肤、气血失调者，本方加徐长卿、白蒺藜等。

（任存霞）

《脾胃论》之藏象论

李东垣提出“内伤脾胃，百病由生”的脾胃论，被后世医家称为“补土派”，同时他也提出了五脏病的理论，即“心之脾胃病”“肺之脾胃病”“肾之脾胃病”“肝之脾胃病”等，并对其病因病机、病证特点等进行了详细的阐述。正如李东垣言：“盖胃为水谷之海，饮食入胃，而精气先输脾归肺……升已而下输膀胱……转味而出，乃浊阴为地者也”，说明如果脾胃运化正常，精微物质可上输于肺，下达于肝、肾与膀胱，以维持人体正常的升降运动，故脾胃与心、肺、肾、肝四脏的关系密切。

一、脾胃与心的关系

心主行血而脾统血，血液正常运行于脉管既需心气推动，又需脾气统摄；又有心主血脉，脾主运化，脾胃为气血生化之源，心血的充盈依赖脾胃运化的水谷精微。心火亦生脾土。如果脾胃虚弱则气血生化无源，致心血虚不能支持心神活动。李东垣审查本病之病因病机为“至而不至者……心与小肠来乘脾胃也”，治疗予以补脾泻阴火升阳汤。

二、脾胃与肺的关系

肺主气，脾胃为气血生化之源，故肺与脾胃共同主气之生成。《黄帝内经》云“饮入于胃，游溢精气，上输于脾；脾气散精，上归于肺”，这说明肺主通调水道，脾主运化水液，两脏共同维持水液的生成与正常输布。“肺之脾胃病”主要病机为脾胃之土虚损，土不生金，则致肺金受邪。本病表现多为喘咳、短气、痰盛等，治疗予升阳益胃汤加减，兼顾脾胃。

三、脾胃与肾的关系

脾胃为后天之本，肾为先天之本，先、后天相互滋养。脾主运化水谷，有赖于肾阴阳气，而肾所藏的先天精元，又需后天之脾胃运化的水谷精微充养。肾主水，水液输布排泄有赖于脾阳推动；脾主运化水湿，需肾气的蒸腾气化与肾阳的温煦得以运化。“肾之脾胃病”主要病机为脾胃之土虚弱，以致土不制水，水反侮土。临床表现为易恐、脉象沉细等，治疗以神圣益气汤。

四、脾胃与肝的关系

脾胃为气血生化之源，气血充足，则肝体得养，肝气条达，疏泄功能正常；肝主疏泄，维系脾胃升降功能，又泌胆汁，以协助脾胃消化食物。脾主统血，肝主藏血，脾胃健则生血有源，肝血才有所藏。“肝之脾胃病”的发病机制是木旺乘土，症状特点为淋溲、便难、转筋、脉弦，治疗予调中益气汤，以主升脾胃中气，同时疏肝理气。

脾胃是人体后天之本，气血生化的源头。对于心、肺、肾、肝四脏之病，脾胃是它们的致病之源，重视顾护脾胃是《脾胃论》的核心思想。

（张亚军）

补中益气汤临证心得

故脾证始得，则气高而喘，身热而烦，其脉洪大而头痛，或渴不止，其皮肤不任风寒，而生寒热，盖阴火上冲，则气高喘而烦热，为头痛，为渴，而脉洪；脾胃之气下流，使谷气不得升浮，是春生之令不行，则无阳以护其荣卫，则不任风寒，乃生寒热，此皆脾胃之气不足所致也……内伤不足之病，苟误认作外感有余之病，而反泻之，则虚其虚也……惟当以辛甘温之剂，补其中而升其阳，甘寒以泻其火则愈矣……

补中益气汤

黄芪（病甚，劳没热者一钱），甘草（以上各五分，炙），人参（去芦，三分，有嗽去之）。以上三味，除湿热、烦热之圣药也。当归身（二分，酒焙干，或日干，以和血脉）、橘皮（不去白，二分或三分，以导滞气，又能益元气，得诸甘药乃可，若独用泻脾胃）、升麻（二分或三分，引胃气上腾而复其本位，便是行春升之令）、柴胡（二分或三分，引清气，行少阳之气上升）、白术（三分，除胃中热，利腰脐间血）。

——《脾胃论·卷中·饮食劳倦所伤始为热中论》

李东垣认为只有胃气上升，脾气升发，元气才能充沛，阴火才得以潜降。据此，他创立了著名的甘温除热法，以甘温补气为主，旨在使受损元气得到恢复，升发阳气以泻阴火，以补中益气汤为代表方剂。

补中益气汤自李东垣创立以来，以其适应证广、疗效确切，一直受到历代医家的推崇，被誉为中医八大名方之一。补中益气汤是李东垣根据《黄帝内经》“劳者温之，损者益之”的原则创制，以甘温为主的培中举陷之方。组成方义如下：参芪为君，术草为臣，佐以当归补血，陈皮理气，微妙还在于参、芪、术、草得升、柴之升举，补而不壅；升、柴得参、芪之驾驭，则升提有制。既补脾胃之不足，又可益元气之健行。正如柯韵伯曰：“胃中清气下陷，用升麻柴胡气之清而味之薄者，引胃气以上腾，复其本位，使能升浮以行生长之令矣。”又曰“求东垣治脾胃之法，莫过于升降，而升降的关键又在于升清，升清降浊非升、柴莫属”，所以王士雄主张改名“补中升气汤”。本方功用：补中升阳。主治：脾胃气虚，少气懒言，四肢无力，困倦少食，饮食乏味，不耐劳累，动则气短；或气虚发热，气高而喘，身热而烦，渴喜热饮，脉洪大，按之无力，皮肤不任风寒，而生寒热头痛；或气虚下陷，久泻脱肛。

一、胃脘痛、痞满

慢性萎缩性胃炎是临床常见病、多发病，属中医“胃脘痛”“痞满”等范畴，病机多虚实并见，寒热错杂，以本虚（脾胃虚弱）标实（寒凝、热灼、气滞、食积、血瘀）为主要病理特点。笔者常用补中益气汤加蒲公英、补骨脂治疗。

二、淋证

尿路感染属中医“淋证”范畴，尤其老年人尿路感染，病情缠绵，遇劳即发，多属“劳淋”范畴。根据《灵枢》“中气不足，溲便为之变”的观点，笔者认为脾虚湿困是老年人尿路感染的主要病机，笔者常用此方加减治疗中老年妇女尿道综合征。

三、坐骨神经痛

中医学认为“久病多虚”“久病多瘀”，指出了久病应从虚、瘀方面着手治疗。痛痹多由久病脾虚，元气不足，不能推动血液畅流而产生瘀阻，导致麻木、疼痛。笔者临床体会到对坐骨神经痛的治疗应以补脾益气、活血化瘀、温经通络为原则，以达到扶正祛邪、活血止痛的目的，常用此方加杜仲、桑寄生、牛膝、木瓜治疗。

（任存霞）

读李东垣《脾胃论》风药临证心得

今所立方中，有辛甘温药者，非独用也。复有甘苦大寒之剂，亦非独用也。以火酒二制为之使，引苦甘寒药至顶，而复入于肝肾之下，此所谓升降浮沉之道，自耦而奇，奇而至耦者也。阳分奇，阴分偶。泻阴火以诸风药，升发阳气以滋肝胆之用，是令阳气生，上出于阴分，末用辛甘温药接其升药，使大发散于阳分，而令走九窍也。

——《脾胃论·脾胃盛衰论》

金元时期补土派大家李东垣倡导脾胃独重的理论体系，以脾胃为中焦运行之枢纽，重视调畅脾胃气机，应用辛散升发、轻清上浮之风药治疗内外诸证并积累了丰富的临床经验。李东垣喜用风药，是因风药能够升发脾阳、补中提陷，轻清上浮、发散郁火，又辛香温燥、醒脾祛湿，同气相求、顺应肝气。

“风为百病之长”，致病极为广泛。风有外风、内风之分，外风常夹带寒、湿、热邪为病，形成感冒，或痹病，或风疹，或水肿；内风旋动导致震颤，或抽搐，或中风等。风药，是指在中医理论指导下，祛除疏散外风或平息搜剔内风，有“味辛性轻，辛散透达”特性的一类药物，《神农本草经百种录》提出：“凡药之质轻而气盛者，皆属风药。”解表药、动物药、祛风湿药及部分活血药，如羌活、独活、防风、柴胡、升麻、葛根、威灵仙、川芎等常用药物均可归为风药范畴。风药功效多重而复杂，临床应用广泛。内外妇儿各科均有涉及，历代名中医对风药的妙用各有特色，现代中医对风药的认识研究也更加深入。笔者认为风药的功用远不限于治风或解表，其在调节人体脏腑经络、畅达气血津液等方面有着重要的意义，临床若能合理使用风药，其多动善行的独特性能，疗效确有不凡。

“风药”之名首载于宋代《扁鹊心书》。金代张元素所著《医学启源》取法天地五运之象，其归纳的“风升生”一类味薄之药可谓后世风药之滥觞；李杲师承其说，大力倡导“风药”之用，在其著作《脾胃论》和《兰室秘藏》中，创立了大量含有“风药”的方剂并应用于临床。清代医家龙之章则在《蠢子医》中指出“治病风药断不可少”。当代名医颜德馨在《颜德馨临床经验辑要 · 风药新用》也指出在多种疾病中“使用风药能收到意想不到的疗效”。

风药古义为味之薄者，其性升浮发散，禀有风木属性，如春气之生发，风性之轻扬、清灵，具有疏散风邪、升发肝胆阳气的作用。风药今义基本是指现代中药分类中的解表药、祛风湿药、平肝息风药以及其他药类中兼有治风作用的一些药物。风药具辛味，主向上、向外，具灵动风性，升、散、行是其基本特性，其功用“辛以通其气，散以致其津，升以发其阳，行以去其闭”，在方剂配伍应用中有宣散透邪、辛散通络、升举清阳、开通郁结、发散郁热、散瘀和血、助脾胜湿、助肺宣发、助肾气化、引经报使等功用。

（任存霞）

清胃散临证心得

清胃散

治因服补胃热药，而致上下牙痛不可忍，牵引头脑满热，发大痛，此足阳明别络入脑也。喜寒恶热，此阳明经中热盛而作也。

真生地黄、当归身（以上各三分）、牡丹皮（半钱）、黄连（拣净，六分。如黄连不好，更加二分；如夏月倍之。大抵黄连临处，增减无定）、升麻（一钱）。

上为细末，都作一服，水一盏半，煎至七分，去租，放冷服之。

——《脾胃论·卷下·调理脾胃治验　治法用药若不明　升降浮沉差互反损论》

清胃散清胃凉血，苦寒泻火与升散郁火并用，相反相成，治阳明有余。以清胃凉血，主治胃中积热，上下牙痛不可忍，牵引头部，满面发热，其齿喜寒恶热；或牙龈红肿，溃烂出血；或唇口腮颊肿痛，口气臭热，口舌干燥，舌红苔黄，脉滑大而数。现代医学用于三叉神经痛、口腔炎、牙周炎属于胃火上炎者。方中黄连苦寒泻火，泻心脾之火，以清胃中积热；胃为多气多血之腑，胃热每致血分亦热，故以生地黄、牡丹皮凉血清热滋阴，当归养血和血、消肿止痛；升麻散火解毒，兼为阳明引经之药，与黄连相伍，使上炎之火得散，内郁之热得降。五药配合，共奏清胃凉血之功。本方本为治疗牙痛而设，因其疗效确切，至今仍广泛运用于临床。后世医家将清胃散发挥为清脏腑热剂，扩大了主治范围，根据辨证可异病同治内伤热证，对脏腑杂病亦有良好疗效。凡是由胃热或胃热循足阳明经脉上攻所致诸症，均可异病同治，收效颇佳。

一、牙宣、牙龈肿痛

牙宣症见：经常齿衄、鼻衄，牙龈出血，刷牙时尤多，余无不适，舌红、苔薄黄腻，脉细等。齿为肾所主，而上下牙床属阳明胃经和大肠经所属。《血证论·齿衄》强调："牙床尤为胃经脉络所绕，故凡衄血，皆是胃火上炎，血随火动，治法总以清理胃火为主。"

牙龈肿痛症见：牙龈肿痛数日，口臭，便秘，腹胀，舌红、苔黄，脉细弦等。又名牙痈、牙齐风，指发于牙龈的痈肿，疼痛溢脓。《咽喉脉症通论·牙痛》曰："此症因劳心过度，或食热毒等物，鼓动阳明胃火发于牙龈。"胃腑热盛则口臭、便秘，胃热循经上冲，致牙龈气血壅滞不通，肿胀焮热疼痛。

二、急性胃黏膜病变、慢性浅表性胃炎

急性胃黏膜病变症见胃脘疼痛，甚则疼痛不能进食，食后呕吐，腹

胀，胃中灼热，喜冷饮才能缓解烧灼感，舌红、苔黄，脉弦数。胃镜一般示胃黏膜糜烂甚则点状出血等表现。胃中烧灼感，不妨看作是“嘈杂”的表现之一，“少阴不足，阳明有余”。阳明为多气多血之腑，易于阳热亢盛，热伤胃络。

慢性浅表性胃炎症见胃脘胀痛，餐后为甚，身体倦怠，四肢困重，纳呆，口渴不喜饮，大便秘结，小便短黄，舌红苔黄腻，脉弦。患者往往饮食不节，损伤脾胃，脾失运化，湿邪内蕴，郁久化热，湿热互结，阻滞中焦。治以湿热分清，清胃散加味健脾利湿之剂。

三、痤疮

痤疮多见青壮年面部有多处红色丘疹及数个脓疱，疼痛，面部油脂较多，口臭，大便干，舌红苔黄，脉滑。辨证为肺胃热盛。方用清胃散合枇杷清肺饮加减。患者常因饮食不节，生活不规律，肺胃积热，热邪熏蒸于面，发为痤疮。药用升麻、黄连、黄芩、白花蛇舌草清胃泻火解毒，抑制皮肤致病菌；桑白皮、枇杷叶清宣肺热；生地黄、牡丹皮、当归凉血活血，改善皮肤微循环；白芷、薏苡仁利湿排脓，减少皮脂腺分泌。

笔者常用本方治疗上述疾病，虽发病部位有异，但皆为火热所致，“治病求因”，审因而治，清热泻火、凉血解毒为其大法，正合清胃散之方意。

（任存霞）

朱丹溪应用四物汤初探

吐血挟痰积，吐一二碗者，亦只补阴降火，四物加火剂之类。

——《丹溪心法 · 吐血》

咯血，痰带血丝出者……如四物汤加地黄膏、牛膝膏之类。

——《丹溪心法 · 咯血》

下血……四物加炒山栀子、升麻、秦艽……属虚者，当温散，四物加炮干姜、升麻。

——《丹溪心法·下血》

溺血属热，用炒山栀子水煎服，或用小蓟、琥珀。有血虚，四物加牛膝膏。实者，用当归承气汤下之，后以四物加山栀。

——《丹溪心法·溺血》

妇人经水过期，血少也，四物加参、术；带痰，加南星、半夏、陈皮之类。经水不及期而来者，血热也，四物加黄连。过期，紫黑有块，亦血热也，必作痛，四物加香附、黄连……肥人不及日数而多者，痰多血虚有热，亦用前丸，药中更加黄连、白术丸服。血枯经闭者……肥胖饮食过度之人，而经水不调者，乃是湿痰，宜苍术、半夏、滑石、茯苓、白术、香附、川芎、当归。临经来时肚痛者，四物汤加陈皮、玄胡索、牡丹、甘草。

——《丹溪心法·妇人》

四物汤是补血的基本方，又是调经的常用方，被誉为调血要剂、妇科圣方，可治疗“一切血虚”之证，“凡血证通宜四物汤”(《医方集解·补养之剂》)，本方可谓血虚能补，血滞能行，血燥能润，血溢能止。功用为补血调血，主治营血虚滞证。症见心悸失眠，头晕目眩，面色无华，妇人月经不调，经量少或闭经，表现为舌淡，脉细弦或细涩。方中熟地黄滋阴养血填精，白芍补血敛阴和营，当归补血活血调经，川芎活血行气开郁。四物相配，补中有通，滋阴不腻，温而不燥，阴阳调和，使营血恢复。

朱丹溪的临床医学思想，正如王节斋所说：“丹溪先生治病，不出乎气、血、痰，故用药之要有三：气用四君子汤，血用四物汤，痰用二陈汤。又云：久病属郁，立治郁之方曰越鞠丸。盖气、血、痰三病，多有兼郁者，或郁久而生病，或病久而生郁，或误药杂乱而成郁，故余每用此方治病，时以郁法参之……故四法者，治病用药之大要也。”《丹溪医案》整理研究发现方剂使用情况：《医案》中用得最多是四物汤，计 64 例，其次是二陈汤，计 35 例，小柴胡汤、保和丸各 20 例，补中益气汤 18 例，余者均在 10 例以下。《金匮钩玄》中，引用最多是四物汤、二陈汤，均为 38 次，其次是四君子汤 6 次，补中益气汤 4 次，余者均在 3 次以下。《丹溪心法》中，引用最多的也是四物汤 65 次，其次是二陈汤 39 次，四君子汤 6 次，补中益气汤 5 次，五苓散 4 次，余者均在 3 次以下。朱丹溪以“阳常有余，阴常不足”的学术观点，著称于医林，是我国医学史上滋阴降火法的倡导者。他从阴虚火旺论治血证，妇科病学验俱精到，并在《局方发挥》中告诫：“妇人以血为主，血属阴，易于亏欠，非善调摄者不能保全也。”

朱丹溪应用四物汤治疗血证的灵活化裁：首先，阴虚以四物汤为主，夹痰加枳壳、半夏、竹沥、姜汁；发热加黄柏、黄芩、龟板；火旺加黄芩、山栀、童便，甚至大承气汤；热毒加黄连、黄芩、大力子、甘草。其次，血热以四物汤为主，热甚加黄柏、黄连、山栀，气滞加香附、牛膝。最后，血虚以四物汤为主，热甚加解毒之品，血热加黄连、黄柏、生地黄，气虚加四君。朱丹溪运用四物汤治疗血证，充分体现了以出血部位用药的特点，上窍出血四物汤加入童便、川牛膝清降引血热下行，下窍出血四物汤加入的升麻升举阳气，是后人“上血必降气，下血必升举”的早期实践。他对月经不调的病因病机概括为气血虚实几方面，论治则以四物汤加味养血调经为主，治血虚所致经来后期，用四物汤加参、术；血枯而致经闭，治以四物汤加桃仁、红花；气滞血瘀而致的经来作痛，治用四物汤加桃仁、黄连、香附；血瘀而致的经行量少，或胀或痛、四肢疼痛，治用四物汤加延胡索、没药、白芷等等。妊娠血聚以养胎，阴血偏亏，理之常也。《丹溪心法》指出“凡妊娠调理，以四物去地黄加白术黄芩为末，常服甚效”，及“凡妇人胎前诸疾，只需以四物汤为主，看证加减调治”。朱丹溪对胎漏一症的治疗，主以气虚有热，用四物汤加白术、黄芩、阿胶、砂仁等养血安胎；治恶阻，用四物汤去地黄加半夏、陈皮、白术、砂仁、藿香等养血和胃降逆；治妊娠肿胀，以四物汤加茯苓、泽泻、白术、条芩、厚朴、甘草等健脾运湿。

朱丹溪临证应用四物汤得心应手，后世医家亦多推崇，如《蒲辅周医疗经验》认为："此方为一切血病通用之方。凡血瘀者，俱改白芍为赤芍；血热者，改熟地为生地。川芎量宜小。大约为当归之半，地黄为当归的二倍。"说明四物汤是治疗血家百病之基础方。

（任存霞）

读《丹溪心法》心得体会

朱丹溪所著的《丹溪心法》，记载了其行医经验，同时体现了"阳常有余，阴常不足"的学术思想，涉及各科疾病。这本书是其著作中影响最大的一部，而且对指导杂病的临床治疗具有重大意义。本人在阅读整本书籍过程中对卷二、卷三、卷四中关于朱丹溪对脾胃系疾病论述体会颇深，同时给自己在临床治疗脾胃系疾病方面很大的帮助和启迪。

朱丹溪对于脾胃病的辨证论治有自己的理解，他的理论值得现代中医人学习。丹溪向张仲景、李东垣学习脾胃病治疗原则，在继承之后又有了创新，比李东垣更深一层，称得上青出于蓝而胜于蓝。《丹溪心法》在卷二、卷三、卷四中都有关于脾胃系相关疾病的论述，其中包括的疾病有痢、泄泻、燥结、吐血、呕吐、恶心、咳逆、吞酸、嘈杂、伤食、积聚、心脾痛等，同时还有对应的药物配伍合理、剂量准确、主治明确、非固定单一证型的治疗方剂。

朱丹溪治疗脾胃疾病常用的处方有人参养胃汤、小承气汤、升阳益胃汤、六和汤、升阳除湿汤、胃苓汤、理中汤、参苓白术散、保和丸等，从其所选用的方剂可以看出朱丹溪治疗脾胃疾病是以补虚为主，其次是理气、化湿。由于脾胃为人身"中宫"，脾主升清，胃主降浊，脾胃升降是人体生理代谢的重要环节，一旦饮食失宜、七情内伤、动作劳苦等，长期侵袭人体，都可使脾土受损，转运失职，胃虽受谷，不能运化，从而不能吸收水谷精微，元气不足，导致诸身虚证。很多疾病都是因为脾胃受损引起的，所以朱丹溪在医治患者和养生上都非常注重养护脾胃。

《丹溪心法》在治疗脾胃疾病时以补益为主，兼清养胃气。从养生和治疗方面，丹溪认为“补肾不如补脾，脾得温则易化而食味进，下虽暂虚，亦可少回”。丹溪把保养脾胃和调理脾胃提高到“上工治未病”的高度来认识，说明朱丹溪对脾胃的补益十分看重，也是其治疗脾胃病用药的特点。这一方面在李东垣《脾胃论》的基础上进一步升华。现代中医学者可能往往会忽略丹溪在这一方面的特色，本人在这次学习中深感丹溪学术思想的灵活和巧妙。对于在治疗过程中兼顾清养胃气的学术思想源于丹溪提出的脾阴之说，认为“脾有坤静之德，有乾健之运”，人体健康取决于胃气，而胃气取决于清和之气，“夫胃气者，清纯冲和之气，人之所赖以为生者也”。

综上，通过学习《丹溪心法》脾胃疾病部分可以看出，丹溪学习东垣的脾胃理论，再度创新而提出自己的理论，重视脾胃的养护，大体为益气养阴的治疗原则。这给我在临床中应用很大的启发，同时也发现自己对于古籍的阅读还远远不够，对于其中的内涵理解不透彻，中医的学习之路任重而道远，需不断地努力，以便更好地服务于临床。

（张亚军）

《内经知要》之“道生”

《内经知要》的作者是李中梓，开篇讲到“道生”，即通过各种养生方法来锻炼身体，延长寿命。“一阴一阳谓之道，人禀天地之气生，四时之法成”，所以养生顺应自然，就会健康长寿；否则，就会有害人体，甚至导致早夭。现从以下四个方面开展论述。

一、从辟邪方面论述养生

外避虚邪，内守精神是道生第一段提出的养生理念，它从内外两个方面讲述了养生的原则。中医认为人不是单个存在，人和天地自然的联系非常紧密，其命运和大自然息息相关，二者相互影响。由于外界的邪气能使人生病，我们要学会躲避，来降低它对人的危害。

二、从情志方面论述养生

中医讲到的七情在正常情况下是无害的，但当其过度就会引起情绪困扰，或心理问题，就会导致身心疾病。现在我们生活节奏快，压力大，都有各种焦虑，这种不良情绪在人群中广泛蔓延，导致很多人有心理问题，甚至还有自杀案例出现。如果我们没有一个好的渠道去缓解这些不良情绪，那么现代人的精神状况将会引起更大的问题。

三、顺应四时气候变化进行养生

天人相应是中国哲学思维的集中体现，也是中医学理论的核心思想。它表明人应该顺应自然并与其和谐共生。

春天，是发陈的季节，万物推陈出新、欣欣向荣。所以要晚睡早起，多锻炼身体，舒缓形体，以期怡神畅志，与春天的生气相应；夏天，是蕃秀的季节，万物华实，开花结果，在作息方面，要晚睡早起，与阳气适应，不能贪恋凉爽之地，否则伤了心气，使秋收之气减少，易得疟疾；秋天，是容平的季节，万物平定，物色清明，阴渐长，阳渐衰，宜早卧早起，增加睡眠，使精神安定；冬天，是闭藏的季节，万物闭塞，阴盛阳衰，人也应随之闭藏，勿扰乎阳，早卧晚起，躲避寒气，不要使腠理开泄，否则将伤及肾气，使来年春天萎厥。春生夏长，秋收冬藏，这是四时之中万物的基本规律。

四、扶阳抑阴，保养肾气进行养生

阴阳是在运动中保持动态平衡的。李中梓很好地解读了“能知七损八益，则二者可调，不知用此，则早衰之节也”这句话。他认为在人体生长时，人体阳气容易损耗，人体内的阴血容易生长，人体就表现为阴盛阳衰，这时就要扶阳抑阴，使体内阳常胜，而阴不乘，阴阳调和，人就会身强体壮。可见，阳气是平衡的先决条件，阳气充足，人才能健康生长、永葆生机，正所谓“有阳则生，无阳则死”。总而言之，养生是重要的过程，人是天地塑造的生命，生命的奥秘必然要一直探索下去。

（张亚军）

先后天根本论——读李中梓《医宗必读》心得

经曰：治病必求于本。本之为言，根也，源也。世未有无源之流，无根之木。澄其源而流自清，灌其根而枝乃茂，自然之经也。故善为医者，必责根本。而本有先天后天之辨。先大之本在肾，肾应北方之水，水为天一之源，后天之本在脾，脾为中宫之土，土为万物之母。

——《医宗必读·肾为先天本脾为后天本论》

所谓“先后天根本论”即是脾肾并重论。唐代孙思邈提倡“补肾不如补脾”，宋代严用和提倡“补脾不如补肾”，明代薛己师从李东垣注重补脾，同时又注意补肾，李中梓治学主张融汇诸家之长，立论比较持平，在长期的临床实践中积累了大量经验，形成了自身的学术特色。其中，重视“先后二天”是李中梓重要的学术思想之一。他的学术思想遥承李东垣而重视脾胃，又受了赵献可、张景岳的影响而重视肾。李中梓认为，人身之有本，如同木之有根，水之有源。治病如果能抓住其根本，则诸症迎刃而解。所以，李中梓在继承《黄帝内经》理论及前贤脾肾学说的基础上，提出“肾为先天之本，脾为后天之本”，并在《医宗必读》设有《肾为先天本脾为后天本论》，在《删补颐生微论》设有《先天根本论》和《后天根本论》专篇。

一、生理上脾肾互济

李中梓指出“婴儿初生先两肾。未有此身，先有两肾，故肾为脏腑之本，十二脉之根，呼吸之本，三焦之源，而人资之以为始者也。故曰先天之本在肾。”肾主藏精，肾所藏的精，包括先天之精和后天之精。肾中精气支配、调节着人体的生长发育和生殖功能的成熟，以及人体的生理功能，“后天之本在脾，脾为中宫之土，土为万物之母。”人体的脏腑功能活动与生长发育，都需要足够的物质和能量，而饮食水谷所化生的水谷精微是人自出生后维持生命活动所需营养物质的最主要来源。脾主运化，胃主受纳，皆为“仓廪之官”。肾为先天之本，脾为后天之本。肾藏精，是生命之本；脾主运化水谷精微，化生气血。先后二天相辅相成，相互促进；先天温养激发后天，后天补充培育先天，故先后天并重。

二、临证时脾肾并重

诊断疾病方面，李中梓认为在人体患病过程中，密切观察肾和脾（胃）脉象变化有利于把握疾病的发展趋势，强调：“伤寒必诊太溪，以察肾气之盛衰；必诊冲阳，以察胃气之有无。两脉既在，他脉立可弗问也。”

在脾肾二脏的治疗方面，李中梓认为，治先天之本，当分水火。水不足而火旺者，可以使用六味丸壮水以制阳光；火不足而水盛者，可以使用八味丸益火以消阴翳。他认为治后天之本，当分饮食劳倦。饮食伤者，是虚中有实，可用枳术丸消而补之；劳倦伤者，则属于纯虚，可用补中益气汤升而补之。李中梓对脾肾二脏的治疗，基本上继承了李杲、张洁古理脾，薛立斋、赵养葵补肾之法。李中梓注重脾肾的学术思想，体现在临床治疗中，无论是治虚损久病，如虚劳、肿胀、痰饮、泄泻、久痢，还是治实证用苦寒药太过之病，如淋证、癃闭等，多从调补脾肾论治。在运用峻猛攻逐药后，特别注意固护脾肾。即使是体质较强的患者，在应用攻下后也常继以调理脾肾，以防伤正。但李中梓在理脾补肾的同时，又有其自身特点，“然以甘寒补肾恐伤脾气，以辛温快脾恐妨肾水，须衡其缓急而为之施治。或滋肾而佐以沉香、砂仁，快脾杂以山药、五味，机用不可不活也”。他认为理脾不拘于辛燥升提，治肾不拘泥于滋腻呆滞；既反对时医滥用苦寒，又不赞成浪用桂附。同时，李中梓还主张理脾与补肾兼行，“人有先后二天，补肾补脾，法当并行”。

李氏不仅将“肾为先天本脾为后天本”运用于临床相关病证的治疗，在病后调养方面也强调了调理“先后天之本”的重要性，认为“独举脾、肾者，水为万物之元，土为万物之母，二脏安和，一身皆治，百疾不生。”中医脾肾相关的理论源于《黄帝内经》和《难经》，仲景在运用中又有发挥，指出肾阳虚是脾阳虚的进一步发展。李中梓提出的“肾为先天本脾为后天本论”包括：①脾肾先后天根本论；②脾肾互济同治论；③虚当温补脾肾论。脾肾相关学说渐趋成熟。当代医家非常重视脾肾的调理，利用脾肾相关理论指导临床，脾病治肾，肾病治脾，脾肾同治，在妇科、骨科、肿瘤、血液系统、消化系统、泌尿生殖系统、呼吸系统等各科疑难杂症的治疗中，取得了满意的疗效。

（任存霞）

读喻昌《医门法律·秋燥论》心得体会

> 诸涩枯涸，干劲皴揭，皆属于燥。燥金虽为秋令，虽属阴经，然异于寒湿，同于火热。火热胜则金衰，火热胜则风炽，风能胜湿，热能耗液，转令阳实阴虚，故风火热之气，胜于水土而为燥也。
>
> ……
>
> 治燥病者，补肾水阴寒之虚，而泻心火阳热之实；除肠中燥热之甚，济胃中津液之衰；使道路散而不结，津液生而不枯，气血利而不涩，则病日已矣。
>
> ——《医门法律·秋燥论》

喻氏认为《素问·生气通天论》中的“秋伤于湿，上逆为咳”和《素问·阴阳应象大论》中的“秋伤于湿，冬生咳嗽”两段文字，其中“秋伤于湿”是错简，应为“秋伤于燥”。此说，元代医家王履在《医经溯洄集·四气发病论》中也论述过。《黄帝内经》中，凡春、夏、冬皆伤于主时之气，唯秋金主燥，却伤于湿，不合于主时之气。喻氏认为，只有春伤于风，夏伤于暑，长夏伤于湿，秋伤于燥，冬伤于寒，这样“六气配四时之旨，与五运不相背戾”。因此补充病机十九条。秋季天气敛肃少雨，所以燥为秋季主气，具有干燥失润的特点，多随着呼吸从口鼻而入，侵犯肺卫。

燥邪的性质和致病特点有两个方面。一是燥性干涩，易伤津液。《黄帝内经》谓“燥胜则干”。“干”的病变，不仅指皮肤皴揭而言，凡津液耗损之证都属于“干”的范围。常见口鼻干燥，咽干口渴，皮肤皲裂，小便短少，大便干结等症。二是燥易伤肺。肺为娇脏，喜润而恶燥；肺主秋季，燥为秋季主气；肺主皮毛，开窍于鼻，与外界大气相通连，燥邪袭人多由口鼻或皮肤而入，故燥易伤肺，而见干咳无痰，痰少胶黏，难以咯出，或见痰中带血、喘息胸痛等肺失宣降的表现。

喻氏治疗秋燥，主张甘柔滋润，反对辛香燥烈。这样肺气得润，清肃下行，治节有权，不仅痿和喘鸣自愈，而胃气也通降下行，不至作呕。他提出了补肾、胃之阴的治燥法则，创制清燥救肺汤一方，验之临床，效果较佳。

喻氏提出了“治燥病者，泻心火阳热之实，除肠中燥热之甚”的理论。燥邪致病与五脏六腑都有关系，其中“燥胜则干”易引起肠热燥结，心与小肠相表里，肺与大肠相表里，故内伤致燥多与心火和肠热有关系，揭示了在燥病治疗中平心火去肠热的治疗方法。

喻氏指出，燥气终属于热，重点是阐发温燥之气。燥邪多从火化而为热。喻氏对后世温热学派影响甚大。

（任存霞）

读《温疫论》，领悟温疫疠气

“疠气”首先由吴又可在《温疫论》中提出，书中明确地指出：疫气别于六淫，是天地间别有一种异气所感，超越了六淫致病的范畴。疫气在中医文献中又称为“戾气”“厉气”“异气”“疠气”“疫毒”“疫邪”“杂气”“乖戾”之气等，是引起疫病、温病的主要病因。《温疫论》成书于明末清初疫情大流行时期，是我国第一部论述传染病证治的专著，为现代传染病学、现代微生物学发展树立了新的里程碑。

吴又可在《杂气论》篇指出：“众人有触之者，各随其气而为诸病焉。其为病也，或时众人发颐；或时众人头面浮肿，俗名为大头瘟是也；或时众人咽痛，或时音哑，俗名为虾蟆瘟是也”，或为瓜瓤瘟、探头瘟，或为疙瘩瘟，或为疟或为痢等，“为病种种，难以枚举”，指出杂气种类繁多，然“一气自成一病”，致病各有不同。

《原病》篇云：“邪之所着，有天受，有传染，所感虽殊，其病则一。凡人口鼻之气，通乎天气……呼吸之间，外邪因而乘之”，总结了人体感染“疠气”的方式有“天受”“传染”两种。所谓“天受”，是指人口鼻呼吸通过空气的传播而感染；“传染”则是指与患者或病毒携带者接触而感染。两种感邪途径导致同一疾病。又提出：“此气之来，无论老少强弱，触之者即病，邪自口鼻而入。”可见吴又可已经认识到呼吸道是疫病的传播途径。无论老少强弱均为易感人群。

书中指出：“其感之深者，中而即发；感之浅者，邪不胜正，未能顿发。”（《原病》篇）“其人正气素胜，又因所受之邪本微，此不药自愈之证。”（《妄投寒凉药论》篇）吴又可认识到人体感受疫气的受病情况，是否致病取决于疠气的量、毒力和人体的正气抵抗力强弱，受邪浅深，指出邪微、正气胜者不药可以自愈。若为厉害的“疠气”，皆触之即病，因感邪的浅深不同，又有“未能顿发”和“感而即发”之别。

“众人相同者，皆时行之气”，说明温疫病证具有共性，而具体的症状表现，同时也“因人而变”，又“因气而变”。“因人而变”，根据病位传变有不同表现，外淫于经则表现为三阳证，“其热淫之气，浮越于某经，即能显某经之证”。“如浮越于太阳，则有头项痛、腰痛如折；如浮越于阳明，则有目痛、眉棱骨痛、鼻干；如浮越于少阳，则有胁痛、耳聋、寒热、呕而口苦。大概述之，邪越太阳居多，阳明次之，少阳又其次也。”内陷于胃则“从内陷者，胸膈痞闷，心下胀满，或腹中痛，或燥结便秘，或热结旁流，或胁热下利，或呕吐、恶心、谵语、舌黄、舌黑、苔刺等证”，并表明“从外解者顺，从内陷者逆”，病邪内陷后病情加重，病证复杂多变。“因气而变”即气不同，病不同，表现亦不同。

吴又可指出“一病只有一药，药到病已，不烦君臣佐使、品味加减之劳矣”。“疠气”致病有种特效药，能药到病除。然而一般疾病初期很难发现此药，需赖君臣佐使配伍。他提出“大凡客邪贵乎早逐”，对于急证强调急攻，“此一日之间有三变，数日之法，一日行之”，疾病后期“解后宜养阴忌投参术”等思想。具体治法：“时疫初起，疏利为主”，代表方为达原饮、三消饮等加减；“邪自窍而入，未有不由窍而出”，用汗吐下三法，代表方为白虎汤、瓜蒂散和诸承气汤加减；暴解之后，余焰尚在，阴血未复，宜调养正气，清肃余邪，基本方药是诸养荣汤系列。然而疫情传变不可胜言，书中也强调具体临证“医者能通其变，方为尽善”。

吴又可设《劳复、食复、自复》篇详细论之并予解决之法。劳复：“或因梳洗沐浴，或因多言妄动，遂致发热，前证复起，惟脉不沉实为辨，此为劳复。”应“轻则静养可复，重则大补气血”。食复：“若因饮食所伤者，或吞酸作嗳，或心腹满闷而加热者，此名食复。”解决之法为“轻则损谷自愈，重则消导方愈”。自复：“若无故自复者，以伏邪未尽，此名自复，当问前得某证，所发亦某证，稍与前药，以彻其余邪，自然获愈。”出院患者应注意温疫之后的预后调摄，静养为主，不可过劳，饮食渐进，勿盲目壅补，防止邪气复聚，余焰复燃。

综上所述，吴又可的疠气学说可总结为以下几点：一是疠气是温疫之病因，与外感六淫有本质区别。二是气来之厉，不论老少强弱，触之及病，疠气的传染性强，人群普遍易感，可引起大流行。三是疠气传播诸窍皆可入邪，可由呼吸道和（或）消化道侵入人体。四是初始病位内不在脏腑，外不在经络，横连膜原，乃表里之分界，是为半表半里。五是治疗方面既积极寻找特效药，“一病只有一药，药到病已”。在无特效药的情况下也遵循“客邪贵乎早逐”“但治其疫”“妄投寒凉”等治疗思想。六是临证患者，因人而变，作为医者“能通其变，方为尽善”，灵活应对。七是出院患者应注意调摄，恢复自身元气，避免劳复、食复、自复。

（张亚军）

读《温热经纬》，浅析膜原

在王孟英《温热经纬·仲景疫病》篇多次论述到“募原”，故要在此探讨一下“募原”。“募原”与平时所说的“膜原”是一样的。在《黄帝内经》中出现过膜原和募原。如在《素问·疟论》“内薄于五脏，横连募原”，在《灵枢·百病始生》“留而不去，传舍于肠胃之外，募原之间”

均有提到募原；在《素问·举痛论》还有提到“寒气客于小肠膜原之间，络血之间”，这里指出膜原的概念。文中所提其位置相同，故可将“膜”与“募”认为同一意思。王冰注释：“膜，谓膈间之膜；原，谓膈膏之膜”，对应的是我们现在所说的胸膜膈肌之间。膜原是人体气血的屏障，能保护人体的内外脏腑，抵御外邪侵袭人体。

《温热经纬》论述道：“疫证最怕邪伏膜原，内壅不溃为难治。”书中疫者，为寒、暑、燥、湿、风夹杂而成，清浊不分，三焦相混。邪入膜原首先会出现头痛、发热、微汗、胸膈痞满、心烦懊、头眩口腻、呕恶嗌干、寒热如疟、舌苔腻、脉弦滑等症状。注意邪伏膜原时，王氏提到汗下熏熨皆是误治之法，可通过小便利不利检验是顺证还是逆证，小便利者则邪有出路，尚可救之。邪伏膜原分阳证和阴证，清邪入中上多为阳证，会出现发热、头痛、微汗等症状；浊邪在中下多为阴证，会出现头痛目黄、衄不可制、下便脓血之症。故治疗时要辨证清楚阳证和阴证。

故针对膜原疾病的治疗有以下三位医家的方法可供参考。

吴有性的达原饮，由槟榔、厚朴、草果、知母、芍药、黄芩、甘草七味药组成，被后世医家视为膜原用方之代表。槟榔除岭南瘴气，厚朴破戾气，草果除伏邪，“三味协力直达其巢穴，使邪气溃败，速离膜原……以后四味，不过调和之品”。达原饮主药应为草果与知母，这里取“草果治太阴独胜之寒，知母治阳明独胜之热”。临床以之治湿热中阻，枢纽失职，以致寒热起伏，连日不退，胸脘痞满，呕恶，甚则便溏之夏秋季胃肠型感冒颇验。该方剂的很多组成药物被医家们当作达原饮的代表药，例如草果。

俞根初的柴胡达原饮，由柴胡、枳壳、川朴、青皮、炙甘草、黄芩、桔梗、草果、槟榔、荷梗组成，以使膜原之伏邪从三焦而外达于肌腠，外透体表之邪，“以柴、芩为君，以柴胡疏达膜原之气机，黄芩苦泄膜原之郁火也，臣以枳、桔开上，朴、果疏中，青、槟达下，以开达三焦之气机，使膜原之邪，从三焦而外达肌腠也。佐以荷梗透之，使以甘草和之”。故何秀山把此治法概括为：“虽云达原，实为和解三焦之良方。”

薛雪把四季流行的湿热疫类疾病进行总结分析，将其延伸到湿热类温病具有半表半里特性的膜原证之上。薛氏创立了三焦之门户说，造仿达原饮之法，造湿热遏阻膜原方。薛雪所述为："湿热阻遏膜原。宜柴胡、厚朴、槟榔、草果、藿香、苍术、半夏、干菖蒲、六一散等味。"王孟英在《温热经纬》按："本无柴胡、槟榔、藿香、菖蒲，有神曲。"在面对邪伏膜原类的疾病时，其主要是调理脾胃，兼以疏散少阳。

（张亚军）

读《陈修园医学全书》有感

清代著名医学家陈修园所著的《陈修园医学全书》，又称为《陈修园医书十六种》，包括《金匮方歌括》《伤寒论浅注》《灵枢素问浅注》等，共计16本。每本医书都通俗易懂，为初学中医者的入门之本。陈修园对经典著作有详细说明与用药规则，对具备了一定临床经验但不入法门的中医有很大的作用。现总结陈修园学术思想及临床经验如下。

一、陈修园主要学术思想

任应秋教授对陈修园的评价是："维护旧论，分经审证。"这表明陈修园既学习古人经验，又能做出创新。陈修园主张维护旧本《伤寒论》，认为没有必要调整旧本的结构以及引申义。他晚年所著的《伤寒医诀串解》是其一生对《伤寒论》研究的精华所在，他独创分经审证一法，如他首将太阳病分经、腑、变三证，经证以头痛项强、发热恶寒为典型症状，但要区分虚实；腑证为表邪不去、循经而入膀胱者，有蓄水和蓄血之不同；变证多由汗下失宜而来，有从阴阳之异；并有各自的代表方剂，阳明、少阳病又各分经证和腑证；太阴病分阴化、阳化两个方面；少阴病分从水化为寒、从火化为热二端；厥阴为两阴交尽，宜无热证，然厥阴主肝，而胆藏于内，胆火内发，故从热化者反多，寒化者则少。陈修园对六经辨证的纲领、演变规律、方药运用的原则等进行了系统归纳，病邪侵入人体的方式以及其本身的性质都各不相同，所以要仔细鉴别。陈修园在六经辨证方面的继承与创新，后世很少有人能超过他。

陈修园以脾胃为重点，对这方面的病因病机做了详细阐述，深刻影响了临床。陈修园学习前人经验，开拓发展了脾胃理论，在临床上有很好的效果。

陈修园遵奉古训，看重学医之始。他在《时方歌括・凡例》中说道："学医始基，在于入门，入门正则始终皆正，入门错则始终皆错。此书阐明圣法，为入门之准。"且中医的入门一直以四大经典等书籍为源头活水，后世初学医的人，经常觉得其文字晦涩难懂，所以陈修园在正文之下进行标注，二者协调对应，起到很好的解释说明作用，这样初学者以及普通人就都能学习了。

二、陈修园临床经验

经验总结有三：其一，尊崇经方。如用小建中汤治疗虚劳咳嗽，大建中汤治疗心胸大寒痛。其二，不弃时方。陈氏否定了不少当时的方剂，却盛赞防风通圣散，说这个方剂是难得一见的好方，认为"表证未解，里证又急，必用此散以两解之"(《医学实在易》)，在他一生的著作中都可以看到对防风通圣散的赞扬。其三，他创制了很多新方剂，如午时茶、雪梨膏，午时茶源于《陈修园医书全集》，不可考；雪梨膏源于《医学从众录》虚瘦方治，治咯血吐血，痨嗽久不止。

《陈修园医学全书》重在解释经典原文，将珍贵的中医基础资源以通俗易懂的方式传授给初学者，这极大有益于中医的传承，同时还对中医在民间的流传起到了一定推动作用。

（张亚军）

读《理虚元鉴》心得体会

汪绮石先生所著的《理虚元鉴》为虚劳防治的专著，理法方药具备，在虚劳的治疗中有着极其重要的指导价值。

"能回一时之习尚，辟岐黄之心传者，然皆主于一偏，而不获全体之用。"汪绮石的学术思想以《易经》《黄帝内经》为宗，又博采各医家之长，在前贤诸家中，绮石先生兼攻李东垣、朱丹溪和薛立斋三大家，参以己验，自成家法，而不偏执一家之说。宗李杲，重脾胃，独不用升柴辛燥之品，以免防乎肺金。宗震亨，重滋阴，但力避苦寒降火之法，以免碍于中土。宗薛己，尚温补，不拘泥于鹿茸、桂、附之类，以免助其郁热。

一、创虚证六因说

《理虚元鉴》提出虚劳的六大病因：先天之因、后天之因、痘疹及病后之因、外感之因、境遇之因、医药之因。六种病因基本涵盖了虚劳的中医病因，对当今临床仍有较大的指导意义。

二、“肺脾二统”为论虚劳病机的学术核心

> 阳虚之久者，阴亦虚，终是阳虚为本；阴虚之久者，阳亦虚，终是阴虚为本。凡阳虚为本者，其治之有统，统于脾也；阴虚为本者，其治之有统，统于肺也。
>
> ——《理虚元鉴·治虚二统》

脾为“后天之本”、五脏六腑之源，主四肢肌肉；肺为“五脏之天”、朝百脉主治节，为气之本，是故虚劳的论治尤当重视肺脾。绮石认为虚劳病的病机，主要是精血不足，水不济火，以致阴虚火旺，相火上炎，伤其肺金。虚劳常见证候有劳嗽、吐血、干咳、痰中带血、骨蒸、梦遗、滑精等证，皆为阴虚火亢，虚火烁金所致，故以保肺为主要原则。阳虚成劳之变统于脾者，有夺精、夺气、夺火三种。凡此三夺，悉归于脾。因精与火虽主于肾，而中气不夺实为关键。

三、治疗以三本统五脏

> 治虚有三本，肺、脾、肾也。肺为五脏之天，脾为百骸之母，肾为性命之根。治肺、治脾、治肾，治虚之道毕矣。
>
> ——《理虚元鉴·治虚有三本》

由于虚劳病因，在于“伏火乘金”，故治肺当为首策，但不能机械地

以肺病专注于肺，必须从五脏的相互关系中去探求治虚大法。其治疗虚劳的指导思想、立法、处方和用药各方面更是重视五脏相互关系。其治虚有三本，以三本统五脏，即生理上以肺脾肾三脏为根本，病理上以肺脾肾为关键病机所在，治疗上立足肺脾肾相互关系，调三脏而和五脏。“三脏既治，何虑水火乘时，乃统五脏以同归也。”

《理虚元鉴》的用药理念，融清金保肺、培土调中、金行清化三法，燥烈、苦寒、伐气三禁。首提黄柏、知母禁用，提倡温、补、润。

四、预防重六节、八防、二护、三候、二守、三禁

春防风，又防寒；夏防暑热，又防因暑取凉，而致感寒；长夏防湿；深秋防燥；冬防寒，又防风。

——《理虚元鉴・知防》

寒从足起，风从肩俞、眉际而入，病者常护此二处，则风寒之乘于不意者少矣。

——《理虚元鉴・二护》

绮石认为，虚劳除了药物治疗以外，更重要的是调养预防。在《理虚元鉴》中提出六节、八防、二护、三候、三守、三禁等措施，强调已病防变（重）及瘥后防复，主张通过防护、时令、节气、摄养、药禁等防止病情加重或反复。

总之，绮石对虚劳病的病因、病机、治疗、调养预防都做了全面系统的阐述，为后世研究和治疗虚劳病奠定了基础，做出了较大贡献。

（任存霞）

读《傅青主女科》有感

《傅青主女科》的作者是傅山，主要讲述妇科疾病，如调经、带下、妊娠、血崩、正产、难产、小产、产后等。本书通过运用中医脏腑学说，

阐明妇女生理与病理特点及临床表现，诊断辨证主要以肺、脾、肾三脏立论，治则主要以补气养血、调理脾胃为主。全书通俗易懂，论述简明扼要，理法方药严谨。

傅氏云：“妇女以血为本”“凡病起于血气之衰，脾胃之虚，而产后尤甚。”脾胃运气行血，脾胃虚则气血不行而致病。女子月经的本质是血，妊娠以及哺乳都需要消耗精血，所以其精血常常亏耗不足。鉴于此，傅山认为女子的大多数疾病都是因为气血不足，同时《傅青主女科》涉及了大量补气血的药物。

傅山认为肝、脾、肾三脏是治疗妇科病的重点，同时他还说明了这三脏对于女子的重要性。他善于用疏肝的方法治疗妇科病，《年未老经水断》篇：“倘心肝脾有一经之郁，则其气不能入于肾中，肾之气即郁而不宣矣……矧肾气本虚，又何能盈满而化经水外泄耶？”指出妇女的闭经，多为肾虚及肝郁所致，两者相辅相成，互相作用。

《傅青主女科》不仅单纯强调疏肝，还将健脾与养血的方法与之结合。肝为血之源，脾为气之本，气血相辅同行，从本论治进而脏腑论治。《傅青主女科》认为：“经水出诸肾，肾水足则胎安，肾水亏则胎动”，治疗多种疾病均从肾着手，而补肾却又通过养血、健脾、温阳来实现，“脾胃健而生精自易，补脾胃之气与血，正所以补肾之精与水也”。在治疗妊娠早期“胎停育”中，据“以胞胎上系于心包，下系于命门。系心包者，通于心，心者阳也；系命门者，通于肾，肾者阴也。是阴中之有阳，阳中之有阴，所以通于变化，或生男，或生女，俱依此出，然必阴阳协和，不偏不枯，始能变化生人，否则否矣”。《中藏经》载有“肾者，精神之舍，性命之根”，故称为先天之本。其藏精，主生殖，故与妇人经、带、胎、产有密切关系。肾为水火之脏，藏真阴而寓元阳，肾中精气固秘则强，耗泄则虚，故妇科之虚，多责之于肾，补肾为妇科重要治则。补肾法有滋养肾阴、温补肾阳、补益肾气三法。根据傅山的学术思想——“妇人经、孕、产、育损耗气血，嗜欲多于丈夫，感病倍于男子，善怀忧郁”，肝郁在妇科疾病的形成过程中是个关键因素，肝喜条达而恶抑郁，所以疏肝解郁的治疗原则在妇科病的治疗过程中占有举足轻重的地位。

女子情绪多表现为易生气，导致不孕、天癸异常，伴见腰酸腿乏，睡眠不好。病机是肝郁不畅，失于疏泄，气滞自然致瘀，瘀结日久形成癥瘕疾患，用定经汤加柏子仁、连翘、百合，柔肝的同时清肝。

女子经、孕、产、乳与肝气疏泄关系紧密，疏肝的重要性不言而喻，脾胃为女子生殖生理活动的基础，所以调补脾胃为重要治法，脾失健运可导致气血不足，表现为女子月经量少甚或闭经；也可导致水湿不化发生泄泻，甚至是痰阻胞宫的不孕不育。前者伴见面色萎黄，头晕心慌，神疲倦怠，纳谷不香等，后者则见形体虚胖，头晕且闷，脘腹痞满，口干不欲饮，大便稀溏，脉虚缓，舌苔薄白而腻等，在临床治疗中宜健脾化湿。治疗原则一为健脾调肝，常用养血归脾汤酌加香附、柴胡、鸡内金疏肝以利脾运生化；二则健脾通阳，以化水湿，四君、平胃酌加桂枝、防风、大腹皮等通阳化湿，脾虚则失统血之权，以致冲任失固，可见月经先期、量多、崩漏、乳汁自出，以补中益气汤，或加山茱萸、菟丝子、巴戟天、阿胶、淫羊藿、熟地黄等填精益肾，助脾统摄。健脾益气的同时调胃，没有胃之降，脾就失之升，血无由化，所以临床中要兼顾脾胃和肝，这是调理脾胃的重点。

《傅青主女科》以肝、肾、脾为基础论述妇科病，充分体现了调和气血的治疗模式，用药以患者发病机制为基础，可显著提高临床治疗效果，正如书中所言，用之当时而效，使之后世而无不效。《傅青主女科》对于妇科病的治疗临床价值突出，值得深入研究。

（张亚军）

清海丸加减治疗室女崩漏

妇人有每行人道，经水即来，一如血崩，人以为胞胎有伤，触之以动其血也，谁知是子宫血海因太热而不固乎！夫子宫即在胞胎之下，而血海又在胞胎之上。血海者，冲脉也。冲脉太寒而血即亏，冲脉太热而血即沸，血崩之为病，正冲脉之火热也。然既由冲脉之热，则应常崩而无有止时，何以行人道而始来，果与肝木无羔耶？夫脾健则能摄血，肝平则能藏血。人未入房之时，君相二火，寂然不动，虽冲脉独热，而血亦不至外驰。及有人道之感，则子宫大开，君相火动，以热招热，同气相求，翕然齐动，以鼓其精房，血海泛滥，有不能止遏之势，肝欲藏之而不能，脾欲摄之而不得，故经水随交感而至，若有声应之捷，是惟火之为病也。治法必须滋阴降火，以清血海而和子宫，则终身之病，可半载而除矣，然必绝欲三月而后可。方用清海丸。

大熟地（一斤，九蒸） 山萸（十两，蒸） 山药（十两，炒） 丹皮（十两） 北五味（二两，炒） 麦冬肉（十两） 白术（一斤，土炒） 白芍（一斤，酒炒） 龙骨（二两） 地骨皮（十两） 干桑叶（一斤） 元参（一斤） 沙参（十两） 石斛（十两）

上十四味，各为细末，合一处，炼蜜丸桐子大，早晚每服五钱，白滚水送下，半载全愈。此方补阴而无浮动之虑，缩血而无寒凉之苦，日计不足，月计有余，潜移默夺，子宫清凉，而血海自固。倘不揣其本而齐其末，徒以发灰、白矾，黄连炭、五倍子等药末，以外治其幽隐之处，则恐愈涩而愈流，终必至于败亡也，可不慎与！

——《傅青主女科·血崩》

崩漏病因复杂，或内损外伤，气虚血瘀；或胞宫积冷，冲任凝瘀；或胎产失调，房室不节，皆能致之，唯室女崩漏，则以阴虚阳搏为多见。盖室女既无房室胎产之因，更少外伤内损，故胞宫积冷，冲任凝瘀者少见。女子二七肾气盛，天癸至，月事以时下，是阴血之来潮，乃禀于真阳之萌动。此时情智已升，相火易亢，若过劳过思，则肾阴暗耗，水亏不能镇守相火，血海必受其扰，热迫阴络血遂妄行不止矣。

清海丸方解：海指血海，即冲脉。《灵枢·海论》曰：“冲脉者，为十二经之海。”因冲脉是十二经气血会聚的要冲，有调节诸经气血的作用，且冲脉起于胞中，与妇女月经来潮关系密切，故有“太冲脉盛，月事以时下”之说。本方为治阴虚血热崩漏之剂，有清凉血海之意，故称清海丸。其症见：经血非时而下，或血崩，或绵延不止，或每于行房后出血，经色暗红黏稠或鲜红；可以兼见心烦急躁，口干口渴，便结尿赤，腰身疲软，烦热失眠，舌红苔薄黄或舌绛无苔。全方重用熟地黄、山茱萸、山药、麦冬、白芍、地骨皮、桑叶、玄参、沙参、石斛、牡丹皮、五味子大队滋补阴液、降火凉血之品，以治阴虚火旺之本；土炒白术健脾益气摄血；少佐五味子、龙骨潜降酸涩以治出血之标；其中桑叶得秋凉之气，有滋肾养阴、凉血止血、清热止汗之功；牡丹皮凉血散瘀，又有止血之功；龙骨潜降以平肝。诸药相伍，滋阴降火、清凉血海、凉血止血，如水救火，恰如其分。

傅氏谓此方“补阴而无浮动之虑，缩血而无寒凉之苦”。笔者取其意，借治室女崩漏。室女崩漏，因肾气未充，封藏之能不固且课业过多，思虑太过渐至肾阴亏虚水不涵木。木火内生，水亏火炎，血海为之沸腾，冲任因而不固，出现经血妄行漏下不止。故于滋阴泻火之清海丸中，加枸杞子、女贞子、墨旱莲以峻补肝肾之阴，旨在使源清流遏，血海宁静，亦合“壮水制火”之法。

（任存霞）

《傅青主女科》应用风药特点

风药，是指在中医理论指导下，祛除疏散外风或平息搜剔内风，有“味辛性轻，辛散透达”特性的一类药物，《神农本草经百种录》提出：“凡药之质轻而气盛者，皆属风药。”风药功效多重而复杂，临床应用广泛。内外妇儿各科均有涉及，历代名中医对风药的妙用各有特色，现代中医对风药的认识研究也更加深入。《傅青主女科》擅长应用风药，常用药有升麻、柴胡、桑叶、荆芥、葛根、羌活、独活、白芷、荷叶、薄荷、紫苏、防风、细辛、葱白等十数种。

一、调经善用风药

《傅青主女科》调经治崩共用 21 个方剂，其中 12 个方剂中应用了风药。他认为："桑叶者，所以滋肾之阴，又有收敛之妙耳……芥穗引败血出于血管之内……柴胡开郁……荆芥通经络。"女子以肝为先天，经、带、胎、产、乳皆有赖于肝血濡养。肝藏一身之血，能调节情志，疏泄气机，促进气血的运行。妇人之病，常责之于肝。风药因其具有辛、散、窜、透、动、行等特性，能对人体内瘀血产生宣散、畅达、通络等多种作用，故有一定的活血功效。风药活血的作用早在《神农本草经》中就有记载，其中有"刺蒺藜主恶血""麻黄破癥坚积聚""荆芥主寒热……下瘀血""川芎主中风入脑，妇人血闭无子""白芷主血闭"等。之后，历代医家对具有活血作用的风药做了大量的补充，将风药配伍用于血瘀证的治疗，为风药活血奠定了实践基础。

傅氏应用风药之妙，在于与补益之品相伍为用，使补而不滞，气机调畅，升降相宜，精血自旺，冲任之脉因摄。傅氏调经应用风药其机制在于升阳健脾而生血统血，舒肝解郁，调畅气机，肝血得藏、冲任因摄；滋阴益肾，清血中郁热，阴阳气血相济。

二、治带选用风药

《傅青主女科》提出"夫带下俱是湿证"的理论。女之带下证，不论黄带、白带、赤带，湿均为重要的致病因素，故治疗总难离开治湿。在治疗带证的过程中，傅氏遵循"使风木不闭塞于地中，则地气自升腾于天上，脾气健而湿气消，自无白带之患矣"。佐以风药荆芥穗、柴胡以升清阳之气，除湿浊之滞，疏肝木之郁，畅利脾土之运，则五脏六腑之气机得以振奋调畅，带下自除。

总之，《傅青主女科》在调经、治带、安胎、催生及产后等妇科疾病中常配升麻、柴胡、桑叶、荆芥、葛根等数十种风药，配伍恰当严谨，运用娴熟巧妙，堪称应用风药治疗妇科疾病之典范。

（任存霞）

肝郁论治妇科病——《傅青主女科》读后感

《傅青主女科》为明末清初傅山所著，该书内容简要，说理精辟，选方精良，其方专为女科而设，其症则为妇女所同，人虽有虚实寒热之分，而方则平易精详之至，故用之当时而效，传之后世而无不效。该书分女科上、下卷，上卷包括带下、血崩、鬼胎、调经、种子，下卷包括妊娠、小产、难产、正产、产后。其后附产后篇上、下卷。傅山在该书中，从气、血、肝、肾、脾和冲任督带的失常来论述妇科疾病，其立法处方用药也是针对这些脏腑和经脉而加以调整的，此书以肝郁论治妇科病为其特色。

傅氏认为女子身居高楼，或仅出入于家屋、田户之中，性格内向为多，情绪易抑郁，而成肝郁病证。若肝郁不除，最易导致妇科病，其经、带、胎、产之病，无不与肝郁有关。傅氏又认为肝郁病证，肝血不足，脾气不振是其内因，治疗不能仅用理气疏肝治标之法，若配合养肝血、健脾气之法，才能有相得益彰之妙。傅氏认为肝郁，虽与情志失和、六淫内侵有关，但肝血不足是其内因，若单纯用疏肝香燥之药，血越伤，气越郁，能配合养血之品，则血足而肝气益安，肝气安而逆气自顺。如肝郁血虚之不孕，症见多年不孕，月经忽期量少，经前乳房胀甚，性情抑郁，性欲低下，脉弦等。傅氏用开郁种玉汤（当归、白术、白芍、茯苓、牡丹皮、香附、天花粉等）治之，疏肝寓于养血之中，仍为临床医家所常用。又如经水忽来忽断时疼时止，傅山认为“治法宜补肝中之血，通其郁而散其风，则病随手而效。所谓治风先治血，血和风自灭”。其他如经水先后无定期，治以舒肝之郁以求治本；如经水未来腹先痛，是由于肝郁日久化火，故以宣郁通经汤解肝郁、利肝气、降肝火，使肝气条达，血行通畅而腹痛自除。此外，傅氏认为久郁不舒、脾气不足又是其内因。若单纯用疏肝理气之品，气越耗，郁越结，能配伍实脾健中之品，则脾气旺盛，而肝郁得舒。《傅青主女科》的解郁汤、顺肝益气汤，以白术、人参、茯苓、山药等与疏肝理气药相伍，收到满意的疗效。

涉及肾脏时，傅氏认为：“舒肝之郁，即开肾之郁。”故在治疗时除补肾调肾外，还注意补脾调肝、交通心肾之法。如年老经水复行，治以大补肝脾之气血；如行经后少腹疼痛，治法必须以舒肝气为主，而益之以补肾之味，“则水足而肝气益安，肝气安而逆气自顺”。

妇科病从肝郁论治，历代不乏其人，而傅氏最为精当。傅氏注重养血、健脾、补肾调肾与疏肝配伍，从标本角度论治，比单纯疏肝解郁，更胜一筹。

（任存霞）

读《傅青主女科·调经·年未老经水断》临证心得

经云：女子七七而天癸绝。有年未至七七而经水先断者，人以为血枯经闭也，谁知是心肝脾之气郁乎。使其血枯，安能久延于人世。医见其经水不行，妄谓之血枯耳。其实非血之枯，乃经之闭也……治法必须散心肝脾之郁，而大补其肾水，仍大补其心肝脾之气，则精溢而经水自通矣。方用益经汤。

大熟地（一两，九蒸） 白术（一两，土炒） 山药（五钱，炒） 当归（五钱，酒洗） 白芍（三钱，酒炒） 生枣仁（三钱，捣碎） 丹皮（二钱） 沙参（三钱） 柴胡（一钱） 杜仲（一钱，炒黑） 人参（二钱）

水煎。

——《傅青主女科·调经》

《傅青主女科·调经·年未老经水断》所概括的发病特点，符合现代医学卵巢早衰的临床特点。卵巢早衰是指女性在40岁以前因卵巢内卵泡耗竭或卵泡功能障碍而导致的闭经现象，临床表现为闭经、不孕、潮热多汗、性欲下降等低雌激素症状。中医古籍中并无卵巢早衰的病名，根据临床表现的不同，可归属于中医学中的“闭经”“月经过少”“月经后期”“月经先后无定期”等范畴。目前一般研究认为本病的根本病机为肾精气亏虚，天癸早竭，多脏腑尤其是心、肝、脾的功能失常是其促动因素，情志不畅、气血失调与本病相互影响，六淫、手术、药物等伤害是发病的诱因。对于本病，傅氏认为，“年未至七七而经水先断”非血枯使然，而为心肝脾之气郁结所致。心肝脾气郁结的原因，是因为肾水之生，虽不是出于心肝脾，而肾水之化，却与心肝脾紧密相关。从五行学说来讲，水位之下无土气相承，则水泛而灭火，肾气不能化；火位之下无水气相承，则火炽而铄金，肾气无所生；木位之下无金气相承，则木旺破土，肾气无以成。由此可见，心肝脾若有一经被郁，则其气不能入于肾中，肾为天癸之源，故见经闭之症。

益经汤全方共 11 味药，熟地黄一味为君，统领全方。方以熟地黄、当归、白芍养血益精以滋补肝肾；人参、白术、山药健脾益气以化经源；炒酸枣仁、沙参安神益气生津；柴胡、牡丹皮、杜仲解郁清热而固肾之精。全方妙在心肝脾肾四经同治，补以通之，散以开之，精溢而经水自通。笔者在临床中治疗本病，在益经汤的基础上辨证论治，阴虚甚者加菟丝子 15 g，枸杞子 12 g，墨旱莲 20 g；阳虚甚者加巴戟天 10 g，韭菜子 20 g，淫羊藿 10 g，加强补虚之功，收到了较满意的效果。

（任存霞）

读《傅青主女科·带下》临证心得

一、带下俱是湿证

傅山认为“带下俱是湿证”，因湿邪起病，以带脉不能约束诸经而致病。带下篇以白带、黄带居多，其病机为脾虚、肝郁、肾虚、痰湿下注，辨证总不离于湿。书中云：“夫白带乃湿盛而火衰，肝郁而气弱，则脾土受伤，湿土之气下陷，是以脾精不守，不能化荣血以为经水，反变成白滑之物，由阴门直下，欲自禁而不可得也”；青带乃“肝经之湿热”；黄带则是“任脉之湿热也”；黑带乃“火热之极也”，因“火极似水”故为

"火之变也"，于是"火热退而湿自除矣"；赤带亦湿病，"湿是土之气，宜见黄白之色，今不见黄白而见赤者，火热故也，火色赤，故带下亦赤耳"。由此可见，带下多由湿作祟。

二、运用五行关系论治带下病

《傅青主女科》中所提及的五带病，即五脏之间异常的生克制化。如《赤带下》中"忧思伤脾"而致脾已虚，又加"怒气伤肝，肝经郁火内炽"，使肝与脾之间的正常关系破坏，于是肝"下克脾土，脾土不能运化"等等。在阐释带下颜色时仍以五行为依据，如《青带下》中云"肝属木，木色属青"，故青带乃"肝经湿热"；又如《黄带下》中云"水色本黑，火色本红，今湿与热合，欲化红而不能，欲返黑而不得，煎熬成汁，因变而为黄色"。《傅青主女科》在五带病的辨证施治过程中，运用五行的归类及生克乘侮的变化规律，在治法中也遵循着五行的生克制化关系，如《白带下》中"治法宜大补脾胃之气，稍佐以疏肝之品，使风木不闭塞于地中，则地气自升腾于天"；《青带下》中又提出"解肝木之火，利膀胱之水"；在《赤带下》中又说"法须清肝火而扶脾气"。从以上可以看出，《傅青主女科》对五带病的认识，始终贯穿着五行的生克制化规律，成为其五带病病变形成的说理工具，并且将其具体运用到五带病的辨证施治中。

三、《带下篇》之经典方

傅山治疗带下方剂共五首，每首药味多则 10 味，少则 5 味，据证设方。其治带多责之于脾、肝、肾，冲任不固，带脉失约，治疗上重用扶正，轻用疏泻。傅山据五证设五法五方，其治白带宜健补脾胃，稍佐疏肝，方拟完带汤，谓其"肝脾肾三经同治之法"；治青带宜解肝木之火，利膀胱之水，方用加味逍遥散；治黄带宜补任脉之虚，而清肾火之炎，方设易黄散，称其为"不是特治黄带方也，凡有带病者，均可治之，而治带之黄者，功更奇也"；治黑带唯以泻火为主，火退则湿自除，方拟利火汤；治赤带须清肝火而扶脾气，方拟清肝止淋汤。

（任存霞）

王清任血府逐瘀汤临证心得

血府逐瘀汤所治之病，开列于后。

头疼，胸疼，胸不任物，胸任重物，天亮出汗，食自胸右下，心里热（名曰灯笼病），瞀闷，急躁，夜睡梦多，呃逆，饮水即呛，不眠，小儿夜啼，心跳心忙，夜不安，肝气病，干呕，晚发一阵热。

血府逐瘀汤方

当归三钱，生地三钱，桃仁四钱，红花三钱，枳壳二钱，赤芍二钱，柴胡一钱，甘草二钱，桔梗一钱半，川芎一钱半，牛膝三钱。水煎服。

——《医林改错·上卷》

血府逐瘀汤是清代王清任用以治疗“胸中血府血瘀”所致诸症的经验方，具有活血而不伤血、理气而不耗气的特点，广泛用于治疗由瘀血阻滞所致的各种病证，也是近10多年来医药界研究较多的活血化瘀成方。

经现代药理研究，本方具有扩张血管、促进血行、抑制血栓形成、抗凝防凝、分解吸收血肿、降血脂、抑制动脉硬化（桃仁、红花、赤芍、当归）、调节自主神经、镇静、镇痛、解热、消炎（柴胡、生地、甘草）、收缩子宫（枳壳、川芎、当归、红花、牛膝）等作用。临床上，凡以瘀血为主要病理产物而外见瘀血形、证、色、脉的，均可以本方加减治疗。

方中桃仁、红花配伍，活血化瘀；赤芍、川芎，活血化瘀兼以行气；牛膝活血通经，祛瘀止痛；生地黄、当归养血益阴，清热活血；桔梗归肺经，载药上行，枳壳理气宽中，行滞消胀，两药合用一升一降，促进肺宣发肃降功能的恢复；柴胡疏肝解郁，升达清阳，配伍桔梗、枳壳，使气机舒畅，气行则血行，达到行气祛瘀的作用。笔者临证时慢性阻塞性肺病（简称慢阻肺）患者亦采用血府逐瘀汤加减治疗，获得满意的效果。

我国古代无慢阻肺病名记载，但根据其慢性咳嗽、咳痰，喘息，胸闷，唇甲发绀，甚则胸部膨满，肢体浮胖等临床特点，现代学者多认为本病可归属于中医学“咳嗽”“喘证”“肺胀”“痰饮”等范畴。近年来一些学者对慢阻肺病因病机进行总结和探讨，对其认识是基本一致的。多数学者认为慢阻肺病理性质为本虚标实，虚实夹杂。研究认为肺脾气虚是慢阻肺发生和发展的内在条件，多脏腑气虚是慢阻肺发展的结果，气虚致血瘀、痰瘀内阻贯穿病程始终。目前，西医在其稳定期的治疗并不能改善患者血液物理性能的“浓、黏、凝、聚”变化，不能改善微循环障碍。研究认为肺胀经常反复发作，迁延不愈，血瘀是导致其经久不愈的重要原因。因此在临床上，如果早期就应用活血化瘀的方法，根据病情配合祛痰、健脾、纳肾等治法，就可以阻断血瘀证的形成，畅通肺络，不仅可以治疗相应的症状，还可以减缓肺胀等疾病的进展，取得较好的疗效。现代研究亦发现，许多慢性呼吸系统疾病（如慢阻肺、肺动脉高压等）病程后期均会出现肺血管重构的病理改变，主要表现为血管内皮损伤、肺动脉壁变厚、管腔狭窄甚至最终血管腔消失等，血府逐瘀汤能有效减轻肺血管重构，病理上表现为减轻管壁增厚及管腔狭窄，其机制可能与调节胶原纤维在肺小动脉的表达有关。现代药理实验亦证明，血府逐瘀汤具有改善血液流变性、微循环和血液凝固性，增强机体免疫功能，保护心肌细胞，双向调节血管，增加毛细血管开放数量等多种药理作用。

总之，气为血帅，血为气母，肺部疾病日久，必影响心血，使血脉瘀阻，而瘀血内停，阻于肺络，引起痰浊滋生，痰瘀相因，病势日进。此时应用本方，常获良效。

（任存霞）

读《医学衷中参西录》噎膈案心得

张锡纯治噎膈证属瘀血阻滞、气血两亏，饮食不顺，大便燥结如羊屎者，给予化瘀血引血下行，辅以培养气血之法。

【处方】生赭石（轧细，一两）　野台参（五钱）　生怀山药（六钱）　天花粉（六钱）　天冬（四钱）　桃仁（去皮，捣，三钱）　红花（二钱）　土鳖虫（捣碎，五枚）　广三七（捣细，二钱）

药共九味，将前八味煎汤一大盅，送服三七末一半，至煎渣再服时，再送服余一半。

【方解】方中之义，桃仁、红花、土鳖虫、三七诸药，所以消其瘀血也。重用生赭石至一两，所以引其血下行也。用台参、山药者，所以培养胃中之气化，不使因服开破之药而有伤损也。用天冬、天花粉者，恐其胃液枯槁，所瘀之血将益干结，故藉其凉润之力以滋胃液，且即以防台参之因补生热也。

——《医学衷中参西录 · 肠胃病门》

噎膈属中医病名，是指食物吞咽受阻，或食入即吐的一种疾病。现代医学的食管癌、贲门癌、食管炎、食管狭窄、食管溃疡及贲门痉挛等属本病范畴。《黄帝内经》认为本病与津液及情志有关，如《素问 · 阴阳别论》曰："三阳结谓之膈。"《临证指南医案 · 噎膈反胃》载："噎膈之症，必有瘀血、顽痰、逆气阻隔胃气。"现代学者认为其基本病机是脾胃肝肾功能失调，导致津枯血燥，气郁、痰阻、血瘀互结，而至食管干涩，食管、贲门狭窄。依据其病机，治疗原则为理气开郁、化痰消瘀、滋阴养血润燥，分清标本虚实而治。存得一分津液，留得一分胃气，在噎膈的辨证论治过程中有着特别重要的意义。张锡纯选用天冬、天花粉，其意义深远。此外，张锡纯治疗噎膈为什么大剂量的选用生赭石呢？众所周知，张氏善用生赭石，强调需用生品方能有效，赭石原质为铁氧化合而成，性甚平和，生服大量能养血，煅过之后则无效，尤其是煅后复用醋淬的炮制方法，反而使赭石具有"开破之性"，多用可令人泄泻。他认为赭石色赤，性微凉，"饶有重坠之力""通燥结""能下有形瘀滞"。赭石能生血，兼能凉血，而其质重浊，又善镇逆气，降痰涎，止呕吐，通燥结。胃癌、食道癌患者，常因中气衰不能撑悬于内，则贲门窄，津液耗，至大便如羊粪。又况中气弱，胃气不能息息下行，转而冲气乘虚上干，致痰涎亦随逆气上并，壅塞于贲门之间，故饮食不下。重用生代赭石既对病机，又改善症状。结合古今文献及笔者经验，代赭石除镇逆平肝、凉血止血作用外，还有重坠散结、敛疮、补血等功效，可疗咳喘、治疼痛、平逆气、逐血瘀、和胎气、凉血热、除杂症、生新发等，可广泛用于内外妇儿各科疾病。

（任存霞）

张锡纯应用桂枝汤特色

张锡纯临证数十年，经验丰富，疗效卓著。张氏对《伤寒论》倍加推崇，对经方的使用颇有心得，加之对药物研究有独到之处，故张氏在应用经方时，常能取得意想不到的疗效。兹就其对桂枝汤证的认识一一论述如下。

一、张氏对桂枝汤证病因病机的独特认识

张氏认为桂枝汤所主之证，是因卫气虚弱，不能护卫营分，外感的风寒之邪透卫而入营，营为风寒所伤，又缺乏卫气的保护，所以易于出汗。恶风寒是由于卫虚无御风之力，卫气不能起到卫护的功能原因是胸中大气的虚损。故张氏临证认为“有大气虚者，其营卫即不能护卫于外而汗出淋漓”，认为“服桂枝汤者，当啜热粥以助药力，此不惟助其速于出汗，实兼欲助胸中大气以固营卫之本源也”。

二、张氏临床应用桂枝汤的常用加减

张氏用桂枝汤时，常加黄芪以补其胸中大气；加薄荷以助其速于出汗；加天花粉助芍药以退热（他认为芍药退热之力不足），且防止黄芪服后助热；干呕过甚者，加半夏止呕。

三、张氏自创方代桂枝汤以图患者方便

张氏自创之便方以代桂枝汤：用生怀山药细末一两半或一两，凉水

调和煮成稀粥一碗，加白糖令适口，以之送服西药阿司匹林一瓦（合中量二分六厘四毫），得汗即愈。以山药培固全身气化、补助胸中大气以止汗，阿司匹林透表达皮以发汗，屡用屡效。

张锡纯能如此加减变通《伤寒论》方，单凭熟读《伤寒论》是达不到的。能达到如此透彻理解、灵活应变，并结合一千多年的医药学发展成果，甚至结合西医药学，拟定那么多简便有效方，完全是基于大量的临床实践才产生出来的。至今，众多的临床医家也证明，张锡纯方多有实效。

四、对桂枝的应用独具特色

张氏对桂枝的理解运用源于《神农本草经》，但不局限于《神农本草经》。他对桂枝的应用独具特色，而且每一功效必反复验证于临床。张氏认为桂枝“能旋转于表里之间，能和营卫、暖肌肉、活血脉”。故张氏善用桂枝散表邪，活血通络，以治外感及肢体疼痛，如其活络驱寒汤，用桂枝尖以温经活络，因桂枝之形似鹿角，具有升发之力，其色赤入血分，性温，故能活血脉温经络。张氏认为桂枝能升大气，张氏回阳升陷汤、理郁升陷汤皆用桂枝；张氏舒和汤用桂枝治遗精白浊，其脉弦长者，以桂枝能抑肝木之盛也。张氏亦用桂枝治疗冲胃气逆者，故桂枝能降肝肺之气逆，疏肝气之郁；张氏理饮汤治心肺阳虚，致脾湿不升、胃郁不降，用桂枝升脾气降胃气，以和脾胃而化饮邪。

（任存霞）

关于山茱萸分析——有感于《医学衷中参西录》

在学习山茱萸时，大多数人只了解山茱萸具有补肝益肾、收涩固脱的作用，而笔者通过对《医学衷中参西录》的学习，发现张锡纯对山茱萸的作用进行了更加详细的阐述。

书中的《药物篇》第二卷提到了“山萸肉味酸性温，大能收敛元气，振作精神，固涩滑脱。因得木气最浓，收涩之中兼具条畅之性，故又通利九窍，流通血脉，治肝虚自汗，肝虚胁疼腰疼，肝虚内风萌动。且敛正气而不敛邪气，与他酸敛之药不同”。在《神农本草经》谓山茱萸有治疗心腹疼痛，逐寒湿痹之效，但是后世医家很少提及此功效，而张氏将山茱萸用来治疗心腹疼痛，逐寒湿痹，在临床上确有疗效。

其医案如下：沧州友人张寿田，曾治一少年，素患心疼，发时昼夜号呼。医者屡用药开通，致大便滑泻，虚气连连下泄，汗出如洗，目睛上泛，心神惊悸，周身瞤动，须人手按，而心疼如故。延医数人，皆不疏方。寿田投以前方，将萸肉倍作二两，连进两剂，诸病皆愈，心疼竟从此除根。张锡纯又按曰：山茱萸味酸性温，得木气最厚，收敛之中兼具条畅之性，故可“通利九窍，流通血脉”，所以可治心腹疼痛及寒湿痹证。

其中还提到山茱萸“大能收敛元气”而固脱的作用，且认为其救脱之力“较参、术、芪更胜”，乃“救脱之圣药”。书中张锡纯所创的定心汤、既济汤、救回阳汤等方，均以山茱萸为主药。若元气上脱者，辅以人参、代赭石；元气下脱者，辅以人参、黄芪。可治疗大病久病之后，元气暴脱，阴阳不相维系，阳欲上脱，目睛上窜；阴欲下脱，或失精，或小便不禁，或大便滑泻，或虚汗淋漓，势危欲脱，或霍乱吐泻已极，精神昏昏，气息奄奄等一切阴阳俱虚欲脱证。现代研究表明山茱萸可加强心脏泵血，从而升高血压，有利于急危重症患者的抢救。

因此，在临床中对山茱萸的运用要更加灵活，不应局限于补益肝肾，收敛固涩之效，要拓展治疗思路，注重实效，特别是山茱萸在临床运用方面的独特见解，值得我们去深思。

（张亚军）

读《医学衷中参西录》探究白虎汤中石膏的应用

张锡纯善用石膏，创制了清解汤、凉解汤、石膏阿司匹林汤等方剂，广泛应用于外感高热、阳明腑实证、产后发热、发斑、疮疡热毒等证。

《神农本草经》中，石膏为中品，味辛，微寒。张锡纯认为“诸药之退热，以寒胜热也；石膏之退热，逐热外出也，能使内蕴之热息息自毛孔透出”，故石膏性虽微寒，但却能退大热。白虎汤中重用石膏三两到一斤来清阳明经热，以石膏为君治疗高热证效果显著。另外，临床治疗体虚兼热或胎产之热证，最忌寒凉，此时选用退热而性味为微寒的石膏疗效显著。因此张氏针对产后发热，依据病情轻重的不同分别使用玄参一二两或白虎加人参汤，移热于目，以大剂白虎汤加白芍、龙胆等。

张锡纯在白虎汤的基础上灵活化裁，创制石膏粳米汤。他认为：“石膏与粳米同煎，其冲和之气，能助胃气之发达，则多汗自易。”张锡纯创新性地用山药代替粳米来辅助石膏摄取。

石膏善于清热，阿司匹林成分中的杨柳皮最善达表，张锡纯将二者结合，创立了石膏阿司匹林汤，以期邪热从表而解。可治疗温病“表里俱觉发热，脉洪而兼浮者”。

通过学习张锡纯对石膏的灵活运用，不仅仅局限于书本中石膏的特性，而是要在临床中多加灵活运用，给我们提供很好的借鉴。

（张亚军）

师承教育对现代中医教育的启示——王琦书院第一讲《师承论》体会

2020年6月6日星期六，王琦书院（线上）开学典礼隆重举行。开院第一课，众弟子在不同的地区相聚在云上聆听了王师的《师承论》。王师从师承的三种不同形式——师承、家传到私塾，梳理了传统的师承教育模式以及师与承过程中的注意事项。在课中，老师特别强调“学无师无以得高明，术无承无以得传薪”，对此感悟颇深。

中医历史悠久，师徒传承已经成为其独特的标志，徒弟在跟随师父学习的过程中耳濡目染，日积月累学习师父的行医技能，最后总结出自己的一套系统理论。数千年来，通过师承之教，名医纷现、宗师迭出、流派纷呈。反观现代中医学校教育培养的人才虽然有较系统的中医理论框架，但却暴露出临证欠缺、成长慢、难成大家等缺点，所以现代中医教育应该借鉴传统的师承教育精髓，增加学生与教师深层次沟通探讨的机会，有老师在身边耳提面命，精心培育，学生就能很快领悟并继承老师的理论和经验，使所学知识更加扎实牢固，对中医药的理解更加深入透彻，相信未来一定会在学术上有所建树，成长为新一代名医。

现代中医教育应该怎样做？现代中医教育应该把师承模式、学校模式有机结合，实现优势互补。引入现代学徒制培养模式的新理念，运用现代信息技术，建设综合远程视频网络教学系统，创新性地解决中医师承教育的时间、空间和师资限制等问题。

当然，真正做好师承绝不简单，因为这不仅需要政策的指引，更需要教师的本事够硬和学生的自主学习。若教者照本宣科，不丰满自己的知识；学者死记硬背，不结合临床实际，则会徒劳无功。正如王师所说：医非人人可学，非聪明敏哲之人、非渊博通达之人、非虚怀灵变之人、非勤读善记之人、非精鉴确实之人不可学也；师非人人可为，学无广、学无勤、学无专、学无诚、目无远不可为师。师承关系中教与学要求甚高，所以我认为应严格把控最终出师的考核，重质而不一味求量。目前，师承模式与学校模式的结合体系尚未成熟，还需要我们不断地摸索，道阻且长，吾辈当相扶而求索之。

（张亚军）

临证应用夏枯草心得

辛苦微寒，气禀纯阳。补肝血，缓肝火，解内热，散结气，治瘿疬湿痹，目珠夜痛。

——《本草备要》

传统的中药夏枯草是夏枯草属的一种多年生的草本植物，在中国各地均有分布。夏枯草所含化学成分丰富，在中国有很长的药用历史，其药理作用广泛，临床疗效显著。中医学认为，夏枯草性味苦、辛、寒，入肝经、胆经，有清肝火、散郁结、清肝明目之功。

一、清肝火、散郁结

近来有报道，以夏枯草为主药治疗亚急性甲状腺炎，取得良好的疗效。也有研究认为，其对甲状腺功能亢进、淋巴结炎和乳腺增生等都有良好的疗效。《本草正义》认为，夏枯草能“消释坚凝，疏通窒滞”，所以对体内痰浊等瘀滞，都有宣通泄化作用。据此，用夏枯草治疗泌尿系统感染及前列腺肥大合并前列腺炎，效果亦不错。

二、消肿散癥瘕

现代药理研究证实，夏枯草还有免疫抑制、抗氧化、清除自由基和抗肿瘤等生物活性。夏枯草含有众多抗肿瘤活性成分，对多种肿瘤有良好的抑制效果，可用于淋巴瘤、甲状腺瘤、乳腺癌、卵巢癌等。

三、清肝明目

《本草纲目》引用了许多文献，阐述夏枯草治疗目痛的功效，并称赞其“治此如神”。《本草通玄》进一步揭示了原理：“夏枯草补养厥阴（肝）血脉，又能疏通结气。目痛、瘰疬皆系肝证，故建神功。”目前，临床上可用夏枯草治疗青光眼、虹膜睫状体炎、巩膜炎等，可与密蒙花同用。

四、保肝护肝

夏枯草既能补养肝的血脉，又可泻肝火。实验证明，其对肝损伤有显著的保护作用。有文献报道，夏枯草 60 g，红枣 30 g，煎服，治疗急性黄疸型肝炎 75 例，其中 62 例达到临床治愈标准。

五、治疗失眠

有医者常用夏枯草与半夏配伍治疗失眠，认为“盖半夏得阴而生，夏枯草得至阳而长，是阴阳配合之妙也”。《重庆堂笔记》云：“夏枯草，微辛而甘，故散结之中，兼有和阳养阴之功，失血后不寐者服之即寐，其性可见矣。陈久者尤甘，入药为胜。”老一辈中医专家施今墨、朱良春都有用夏枯草治疗失眠的医案。

夏枯草其他疗效还有很多，比如降血压、治疗妇科崩漏等。但毕竟不是一味能长期服用的中药，夏枯草苦辛微寒，多服影响消化功能，可引起腹泻、大便溏薄等。

（任存霞）

临证应用蒲公英心得

蒲公英属菊科多年生草本植物，又名黄花地丁，药用首载于唐代《新修本草》，明代李时珍《本草纲目》将其列入菜部，《救荒本草》《野菜谱》中也有收载。其味苦甘，性寒，无毒，归肝、胃经，具清热解毒、消肿散结、利尿通淋之功，临床常用于治疗疔疮肿毒、乳痈、瘰疬、目赤、咽痛、肺痈、肠痈、湿热黄疸等火热毒邪所致红肿热痛等疾病。笔者多年临床实践观察，试述浅见，以供参考。

一、治疗乳痈之王

蒲公英入药，最早只用于乳痈（急性乳腺炎）。唐代《新修本草》记载：“主妇人乳痈肿，水煮汁饮之及封之，立消。”沿用至今，实践证明蒲公英为治疗乳痈的特效药物。乳头属肝，乳房属胃，而蒲公英擅长清透肝胃，恰为对证。笔者临证常根据病情随机配伍金银花、连翘、天花粉、赤芍、生牡蛎、浙贝母、夏枯草、炮山甲等清透火热、化痰散结、活血化瘀类药物。

二、中药中的广谱抗生素

蒲公英长于清热解毒。现代研究证实，蒲公英有良好的抗感染作用，可广泛用于临床各科多种感染性炎症。用于急性热病（如上呼吸道感染、急性胆道感染、急性肝炎等），可单用或与大青叶、板蓝根、金银花等同用。用于肠痈热毒壅盛（如急性阑尾炎），可与金银花、大黄、桃仁等同用。治疗疔毒，常与紫花地丁、野菊花、金银花等同用，方如五味消毒饮。治疗其他痈肿疮疖，蒲公英更常常被加入复方中使用。

三、功胜白虎汤

蒲公英有清泻胃火的作用。清代陈士铎《本草新编》指出："阳明之火，每至燎原，用白虎汤以泻火，未免太伤胃气。用白虎汤以泻胃火，乃一时之权宜，而不可恃之为经久也。蒲公英亦泻胃火之药，但其气甚平，既能泻火，又不损土，可以长期久服而无碍。凡系阳明之火起者，俱可大剂服之，火退而胃气自生。"可以说一味蒲公英，功胜白虎汤。蒲公英为治疗胃痛之佳品，食滞化热、脾胃湿热、肝郁化火及胃火炽盛等所致的胃脘痛、胀满、呕吐吞酸等皆可应用。《医林纂要》记载蒲公英可"补脾和胃，泻火"。现代研究证实，蒲公英对幽门螺旋杆菌有抑制作用，临床上可用于治疗与此菌相关的疾病，如浅表性胃炎及胃溃疡。笔者临床喜用蒲公英治疗胃中火热亢盛和湿热内蕴的急慢性胃炎、萎缩性胃炎和胃溃疡等疾病。

四、治肝良药

蒲公英有清肝明目作用，可用于治疗肝火上炎，目赤肿痛（如急性结膜炎、睑缘炎等），可单味煎汤熏洗。近代临床大家张锡纯先生善用蒲公英治疗眼疾，如以蒲公英汤（鲜蒲公英四两，根叶茎花皆用，花开残者去之，如无鲜者可用干者二两代之）治眼疾肿疼、胬肉遮睛、赤脉络目、目睛胀疼、目疼连脑、畏光多泪等一切虚火实热之证。蒲公英善清肝热，但其清中有透、透中有清，即可清肝又可疏肝，此特点与龙胆、黄芩、黄连、大黄等苦寒沉降之品有明显的不同。我国著名医家朱良春解释说："盖蒲公英花发甚早，得春初少阳之气，所以饶有生发之性，与苦寒沉降之品有间。清肝兼可达郁，此蒲公英之长也。"现代动物实验研究蒲公英有利胆作用，如对急慢性肝炎、急慢性胆囊炎、胆石症皆有效。

五、通淋妙品

《本草衍义》载有："专治痈肿、疔毒，亦为通淋妙品。"蒲公英有利尿通淋作用，可治尿路感染。一般肝经湿热、膀胱湿热、大肠湿热等下焦湿热所导致的各种病证皆可选用蒲公英。膀胱湿热可见腰痛、尿频、尿急、尿赤、尿涩痛、尿血甚则癃闭结石，现代医学的泌尿系感染、泌尿系结石、急慢性前列腺炎、急慢性肾炎、肾盂积水等多属此证。笔者临床喜用蒲公英配伍连翘、生栀子、金钱草、海金沙、鸡内金、石韦、萹蓄、瞿麦、土茯苓等药物治疗膀胱湿热。

六、乌须生发良品

《本草纲目》记载了蒲公英具有“乌须发，壮筋骨，生肾水”的作用。明代龚廷贤的《寿世保元》中有“乌须生发良方”：蒲公英（摘净，切，四两），血余（洗净，四两），青盐（四两，研），用瓷罐一个，盐泥封固，桑柴火煅，令烟尽为度，候冷取出，碾为末，每服一钱，侵晨酒调下，可生发乌发。清代黄宫绣的《本草求真》中记载蒲公英“入肾凉血，故于须发可染”。张锡纯称赞蒲公英具有“清补肾经”之功，可谓真知灼见。所以蒲公英的功效除了清热解毒、消痈散结、利尿通淋以外，还有生发乌发的作用。因此，笔者在辨证论治基础上用蒲公英治疗脾虚湿热型脂溢性脱发。

（任存霞）

中篇

杏林求真——跟名师

第三章
名老中医临证经验传承

朱宗元教授治疗颈椎病临床经验

朱宗元（1937—　），男，内蒙古医科大学中医学院教授、主任医师，全国第四批、五批、六批名老中医学术继承指导教师。朱老在近60年的临证实践中积累了丰富经验，尤其是在诊治肾系疾病、过敏性疾病、脾胃系疾病、心血管疾病、妇科疾病、骨关节病等方面，具有很精深的造诣，疗效显著。

颈椎病是颈椎间盘组织退行性改变及其继发性病变后累及颈部神经根、脊髓、椎动脉或交感神经并出现相应临床表现者。50岁以上人群中约97%有不同程度的椎间盘组织退行性病理变化。其症状呈多元化，不仅影响颈部神经根、血管、脊髓，出现头晕、头痛、颈肩背酸痛、上肢放射痛、下肢无力等症状，而且常波及脑血管及心血管、胃肠道等自主神经系统所支配的组织器官，从而可以诱导脑血管意外、老年性痴呆、血压异常、冠心病、胃肠功能紊乱等疾病的产生，出现所谓颈脑、颈胃综合征等。特别是脊髓型颈椎病患者，轻则四肢痿废，重则发生瘫痪。颈椎病属于中医学“项强”“眩晕”“痹证”等症，朱宗元教授对颈椎病的临床研究有独到的见解。

一、颈椎病从痹认知

朱老认为《素问·痹论》描述的痹病之筋骨重着、屈伸不利、肌肉麻木不仁、皮肤发凉怕冷等症与颈椎病常见的颈肩背部酸困重着疼痛、僵硬不适、麻木走窜、恶风怕冷等主要症状相似。对颈椎病病因与病机的认识，结合中医学理论，朱老提出了在表“肢体痹”和在里“五脏痹”的观点，指出风寒湿邪侵袭，按在表部位可分为皮痹、肉痹、脉痹、筋痹及骨痹的“肢体痹”；若邪留筋骨，病深日久，营卫行涩，经脉不遂，内传五脏，可以导致肺、脾、肝、肾、心“五脏痹”。以上符合《素问·痹论》中“五脏皆有所合，病久而不去者，内舍于其合也。”

二、“督脉与脏腑一体论”观点认知颈椎病

颈椎病发病的原因与颈项部的筋脉、皮肉、椎骨及与之相关的脑脊髓的结构和功能受损密切相关，《灵枢·本输》中有“颈中央之脉，督脉也”的论述。脊柱乃督脉所过，颈椎为其重要循行部位，督脉循行脊背正中，又别走太阳，并与手足三阳经及阳维脉相交会。督脉为诸阳经交汇之所，脏腑控调之根，内可通达经络，外能御邪祛风。督脉之别“别走太阳”，五脏六腑之气血皆输注于背俞穴而与足太阳经相联系，故督脉与脏腑经脉气血的功能活动亦有密不可分的关系。

据此，朱老提出：从“督”论治是指以督脉为中心，以补、通、调为基本治疗原则，来指导治疗颈椎病。

三、以“三辨”指导临床

朱老强调，临床应有一个科学的态度，应将现代医学知识与中医理论相融合，以“三辨”指导临床，避免误诊。首先，是辨病，明确颈椎病的诊断，与颈椎肿瘤、结核、化脓性炎症、侧索硬化和脊髓空洞症进行鉴别；其次，是辨型，将颈椎病分为临床五型：颈型、神经根型、脑型、交感神经型、脊髓型；最后，是辨证，以气血、脏腑、经络理论为指导，运用四诊八纲，结合“肢体痹”和“五脏痹”学说，确定不同患者的证型，而后辨证施治。

四、朱老治疗颈椎病经验方

朱老以祛邪补虚、活血通络为治疗大法，以桂枝加葛根汤合斑龙丸

配活血化瘀药加减为主方（葛根、桂枝、赤芍、白芍、鹿角片、桃仁、红花、川芎、地龙、水蛭、土鳖虫、甘草等）。在颈部走行的诸多经脉，以督脉为重，其次往往足太阳膀胱经影响较大。主方以《青囊方》斑龙丸中鹿角霜改为鹿角片，取温通督脉、大补精髓之效；《伤寒论》桂枝加葛根汤祛邪解肌，舒筋缓急；脉络瘀阻是颈椎病的病机关键，选用桃仁、红花、川芎、地龙、水蛭、土鳖虫活血化瘀、搜风通络、理气止痛，以改善颈部血供，改善颈椎退行性病变情况，朱老常以此方随症加减治疗颈椎病。

（任存霞）

朱宗元过敏煎临证应用管窥

朱宗元教授悬壶杏林、精益求精，在近60年的临证实践中善用过敏煎加减治疗呼吸、皮肤、结缔组织、泌尿、消化等各系统疾病，疗效颇佳。笔者在跟师学习过程中，发现朱老临证在坚持一定治疗原则的基础上，重视辨病与辨证相结合，并善于将过敏煎和经验药辨证应用于疾病的治疗中，从而审证求因、治病求本。现将朱老临证应用过敏煎经验初步总结如下。

过敏煎是一个上海某医院通过实验研究和临床实践证实有抗过敏作用的经验方，由防风10 g，银柴胡10 g，乌梅10 g，五味子10 g，甘草6 g组成。方中银柴胡甘凉苦，益阴清热凉血，退热而不苦泄、理阴而不升腾；防风为“风药中的润剂”，辛甘性微温，祛风解表、胜湿止痒；乌梅酸平，五味子酸甘性温，均能敛肺资肾、涩肠止泻、生津止渴，甘草和中缓急，补脾润肺、清热解毒、调和诸药。全方调和寒热、清中有润、泻中有补；开阖并施、散敛互用。祝谌予先生多年临证经验认为该方对各种过敏性疾病均有疗效。朱老临证将原方中银柴胡改为柴胡使用（因柴胡的主要成分柴胡皂苷的抗炎作用与泼尼松相近），亦活用此方治疗各类过敏性疾病，达到扶正祛邪、调理开阖的功效。

一、过敏煎合小青龙汤调肝理肺、散寒止咳疗哮喘

过敏性哮喘属于中医“哮喘”范畴，是典型的变态反应性疾病。仝小林教授根据多年临床经验并且结合现代研究结果，以“诸疹痒喘，嚏涕窍塞，皆属于敏”概括了这类疾病的过敏现象。哮喘发生的病机与诸多病理因素相关。《素问·咳论》曰“五脏六腑皆令人咳，非独肺也”，就脏腑而言，与五脏都有一定的关系，其中最重要的脏腑，朱老认为应属肝肺二脏。朱老结合内蒙古地区的气候特点和多年来临床观察，用“肝为起病之源，肺为生病之所”来概括过敏性哮喘的病位与病机。他认为肝肺生理功能失常是引发哮喘，特别是过敏性哮喘的关键。肺主气司呼吸，肝主疏泄，调畅气机，肝升肺降是维持人体气机生理平衡的关键。若肝升发太过或肺肃降不及，皆会导致气机失调，逆乱而上，引起肺气失于宣发肃降而上逆致咳、喘、哮之病。肝肺之气机郁滞，津液失于输布，而痰饮伏肺是引发过敏性哮喘的主要病因。过敏性哮喘多由风寒燥邪外袭，鼻、咽部受损，内合于肺，伏痰遇感引触，造成邪蕴于肺、聚液生痰，长久不解。若此时气候突变，有外风袭肺，外风引动内风，“风胜则痉”，引起支气管痉挛，哮喘发作。病机特点以风寒外束、寒邪内伤、气管痉挛为主，治以疏风散寒，调肝理肺，解痉止咳。方用过敏煎调肝理肺，小青龙汤去麻黄温肺祛寒饮，加石韦、蝉蜕协同过敏煎抗敏解痉止咳喘，其中蝉蜕性寒，入肺肝二经，既可疏风泄热，宣肺祛外风，又可平肝解痉止咳喘，是一味肝肺内外同治、加强止咳喘的良药。

二、过敏煎合二至丸养阴凉血、祛风止痒疗皮科疾病

与传统方剂不同之处在于，过敏煎的功能是针对现代医学“过敏”这一病理环节而设计，方剂由具有抗过敏药理作用的药物组成，构成了一张现代中药方。过敏煎以辨病论治为主，但如结合中医“辨证论治”思想加以活用效果尤佳。

朱老认为皮科“虽曰外科，实从内治”，常以过敏煎辨病为主随症加减治疗过敏性皮炎、荨麻疹、接触性皮炎、神经性皮炎等各类皮科疾病。过敏性疾病包括荨麻疹、药疹、接触性皮炎、多形性红斑、湿疹等变态

反应性皮肤病，患者皮肤上出现大小不等、形态各异的皮疹，病变可表现在某一局部或全身，甚至可累及黏膜。虽临床表现轻重不一，但机体病理反应方面有共同规律，症状共同特点是自觉瘙痒。神经性皮炎是一种慢性皮肤神经官能症，中医列入癣门，好发于颈、肘、骶部，常对称分布，有阵发性剧烈瘙痒，夜晚尤甚，皮肤渐出扁平皮疹，日久皮肤苔藓化，易反复迁延不愈。朱老认为尽管各种皮肤病病因病机各不相同有其特殊性，但却存在着共性。以上几种皮肤病皆由禀赋不足，风、湿、热阻于肌肤所致，朱老常采用养阴凉血、消风止痒之法，选用过敏煎合二至丸加清热解毒凉血祛风之药治疗，常用方：乌梅、防风、柴胡、五味子、墨旱莲、女贞子、生地黄、白芍、地肤子、白鲜皮、蝉蜕、蛇蜕、紫花地丁、蒲公英、珍珠母、石决明。方中乌梅、柴胡、防风、五味子调理开阖、祛风止痒，《神农本草经》对乌梅功效的记载为“去青黑痣，恶肉”“除死肌”，可用于肌肤腠理之疾；五味子酸、苦、甘、辛、咸五味俱备，唐代孙思邈有“常服五味子以补五脏气”之说，五脏皆治，可有效提高人体免疫力。二至丸中，墨旱莲、女贞子，一夏至采，一冬至收，既滋补肝肾，又凉血清热，清爽而无滋腻之弊，合生地黄、白芍滋阴养血泻伏热，地肤子、白鲜皮为皮科要药，蝉蜕、蛇蜕祛风透疹止痒，紫花地丁清热解毒凉血，蒲公英为清热抗炎、消痈散疮的要药，瘙痒剧烈时，心烦易怒，加珍珠母、石决明重镇安神，诸药合用共达养阴凉血、祛风止痒之效。朱老舍病重证辨治，开辟了一条新的治疗思路和方法。

三、过敏煎加减健脾益肾、活血化瘀疗系统性红斑狼疮

系统性红斑狼疮是一种累及多脏器自身免疫性炎症性结缔组织病。患者体内有大量的自身抗体及其相应的免疫复合物，广泛沉积于皮肤、关节、小血管、肾小球等部位，造成炎性病变及组织坏死。该病临床表现以多系统损害为主，临床表现多样，尤以皮肤和肾脏损害显著，多呈慢性、进行性反复发作与缓解，归属于中医学的“鬼脸疮”“红蝴蝶疮”“水肿”范畴。朱老将其病因病机概括为两种学说：一是脾肾虚损发病学说，二是毒瘀发病学说。朱老认为本病发生的主要原因是人体脾肾亏虚，“邪之所凑，其气必虚”，多种诱因激发人体的免疫反应而致本病。

《金匮要略》曰“阳毒之为病，面赤斑斑如锦纹”，认为火毒是红斑狼疮的主因。热毒蕴里，壅遏日久，可使脉络不畅、血行瘀阻，形成“热、瘀、毒邪”阻遏。因此朱老多用过敏煎加补益脾肾、清热解毒、活血化瘀通络之品治疗本病，常用方：乌梅、防风、柴胡、五味子、金钱草、白花蛇舌草、黄芪、生地黄、熟地黄、补骨脂、桑螵蛸、党参、炒白术、紫河车、桃仁、红花、益母草、茜草、白茅根、水蛭、蜈蚣、玄参、麦冬、桔梗、木蝴蝶、山豆根、胖大海。方中过敏煎调理开阖抗过敏；金钱草抗炎、抗免疫反应；黄芪、生地黄、熟地黄、补骨脂、桑螵蛸、党参、炒白术、紫河车补益脾肾，恢复人体正气以抗邪外出；桃仁、红花、益母草、茜草、白茅根凉血活血止血；水蛭、蜈蚣虫类药通络活血祛痼疾；玄参、麦冬、桔梗、木蝴蝶、山豆根、胖大海养阴清热解毒利咽，祛除本病的可能诱因；白花蛇舌草清热解毒，全方配伍共达健脾益肾，清热化瘀之功。同时，朱老用方较大，多而不乱，处处有针对性，方药量小而频投，使慢性病患者重病缓图、徐徐恢复生机。

四、过敏煎加减补肾健脾、利湿化瘀疗肾病

朱老常用过敏煎治疗各种过敏性疾病，如速发型过敏性疾病（I 型变态反应）、免疫复合物型过敏性疾病（III 型变态反应）、迟发型过敏性疾病（IV 型变态反应）。其中，肾系疾病包括慢性肾小球肾炎、肾病综合征、紫癜性肾炎、狼疮性肾炎等。肾系疾病的临床表现主要以水液代谢障碍所致的水肿、小便不利，甚至顽固的蛋白尿、血尿为基本表现。慢性肾病多病情迁延难愈，为本虚标实之候。故朱老认为肾系疾病病机关键有二：其一，脾肾本虚是关键。“脾胃为灌注之本，得后天之气也；命门为生化之源，得先天之气也。”“肾者主蛰，封藏之本，精之处也。”脾肾是精血生化之源，而蛋白质则是形成精血的基本物质，而控制尿蛋白的丢失，提高血浆蛋白含量，是取得病情好转的关键，故在治疗时应着重从补益脾肾着手。其二，痰浊、瘀血、湿热、毒邪等多种病理产物潴留体内，开阖失司。治疗时重视气机升降出入，开则机体病理代谢产物能排泄于外（各种毒素如尿素氮、肌酐等），阖则体内精微物质（如蛋白质、红细胞等）重吸收而不丢失于外。

朱老根据多年临证经验，总结出基本肾病方：第一组药物以过敏煎调理开阖，加金钱草、白花蛇舌草清热解毒且加强调节免疫作用。第二组药物以熟地黄、巴戟天、淫羊藿、菟丝子、灵芝、桑螵蛸以补肾摄精，恢复肾之封藏；黄芪、党参、炒白术、升麻、吴茱萸、荜茇补益脾胃，益气升清，培土制水。水肿日久，久病入络，瘀水互结。第三组药物以桃仁、红花、益母草、川芎、水蛭、土鳖虫等活血化瘀药化瘀而行水，以期改善肾脏血液循环，增加肾脏血容量，促进体内浊毒、水邪排出体外。全方通过调理开阖、补脾益肾、活血化瘀而恢复脾肾气化。

五、过敏煎合痛泻要方祛风止泻、疏肝健脾疗腹泻

腹泻型肠易激综合征是胃肠道常见的持续性或间歇性发作的功能性疾病，以腹痛、腹泻、排便习惯及大便性状改变为临床表现的肠道功能紊乱性疾患，发病机制尚不明确，症状反复发作，精神、饮食或感染等因素常诱使症状复发或加重，属中医学“泄泻”范畴。朱老认为肝脾功能失调是本病的病机关键。泄泻产生的基础是脾虚，《景岳全书·泄泻》云：“泄泻之本，无不由于脾胃。”脾土不足为本，水湿是主要病理产物；土得木而达，肝木郁遏、疏泄不畅是标，肝郁是致病的关键，故治疗应从肝脾不调入手。另外，患者常伴有焦虑、急躁等情志因素，且发病迅速、症状变化多端的特点，亦与肝风相似，故肝风内动是腹泻型肠易激综合征反复发作的主要病机。因此，祛风止泻、疏肝健脾是本病的治疗大法。针对泄泻，李东垣云：“诸风药，皆是风能胜湿也”“诸风药，升发阳气以滋肝胆之用，是令阳气生，上出于阴分，末用辛甘温药接其升药，使大发散于阳分，而令走九窍也。”据此，朱老常用过敏煎合痛泻要方祛风止泻，疏肝健脾治之。方用防风、柴胡之品，常加蝉蜕、葛根以祛风胜湿，升阳疏肝；乌梅、五味子助白芍柔之功，兼可收涩止泻；芍药与甘草配伍缓急止痛；炒白术、陈皮、茯苓、党参、豆蔻健脾益气止泻。临床随症灵活加减，观察发现患者治疗总有效率显著提高，疾病复发率显著降低。

综上所述，朱老临证应用过敏煎确实有较好的抗过敏疗效，不良反应较少，临证随症加减，治疗呼吸、皮肤、结缔组织、泌尿、消化等各

系统过敏性疾病，疗效确切，为过敏性疾病的预防及治疗开创了新的思路。

【验案】

韦某某，男，39岁，2018年10月6日初诊。

主诉：双下肢出现紫癜及丘疹，伴剧烈瘙痒4个月。

现病史：患者因双下肢出现紫癜及丘疹，伴剧烈瘙痒4个月，在某附院诊断为“色素性紫癜性苔藓样皮炎”，曾服用维生素C、路丁等西药效不佳，后他医处服用中药凉血祛风之品治疗数月，亦不效，特来就诊。刻下见双下肢及上肢、胁肋部等多处皮疹，皮损表面呈轻度苔藓样变，中央及周围可见多处针头大小的红色紫癜样丘疹及色素沉着，皮损区直径约1 ~ 3 cm，边界清楚，瘙痒剧烈，伴口渴、五心烦热、易怒、眠差，苔薄白，舌质红，脉弦细。

中医诊断：血风疮，证属阴虚血热，热伤血络而外溢。

治法：养阴凉血，活血化斑，祛风止痒。

处方：乌梅4 g，防风3 g，柴胡5 g，五味子4 g，生地黄4 g，白芍4 g，女贞子4 g，墨旱莲4 g，川楝子3 g，青皮3 g，地肤子5 g，白鲜皮5 g，蝉蜕7 g，蛇蜕7 g，蒲公英10 g，紫花地丁10 g，珍珠母10 g（先煎），石决明10 g（先煎），甘草2 g。每日1剂，水煎服，14剂。

2018年10月20日二诊：患者自诉服上药后瘙痒减轻，出血点减少，五心烦热已除。方已见效，原方继服14剂。

2018年11月3日三诊：瘙痒减轻，精神佳，睡眠佳，皮疹已退大半，未有新疹出现，效不更方，原方继服14剂。

2018年11月19日四诊：胁肋部偶有瘙痒，皮损已基本退尽，仅留有部分色素沉着，舌偏红，原方继服14剂以巩固疗效。

【按语】

色素性紫癜性苔藓样皮炎，是以色素性紫癜性苔藓样丘疹为主，且疹色呈含铁血黄色素样沉着的伴有瘙痒的慢性皮肤病。本病相当于中医学“血风疮”之属，多因风热邪气闭塞腠理，血燥化热，热迫血行而见发斑，郁久血燥伤阴，肌肤失养则痒。一般以实证为主，虚实夹杂。治以凉血清热，活血消斑；因日久消耗阴血，故兼佐以养阴补血为治。朱老认为本病为风热毒邪侵袭人体，机体出现皮疹、苔藓样变，是热毒内郁伤阴之证，故选用过敏煎合二至丸加清热解毒凉血之药治疗。方中乌梅、柴胡、防风、五味子调理开阖，祛风止痒；生地黄、白芍、女贞子、墨旱莲滋阴养血，凉血化斑；白鲜皮、地肤子为治疗皮科疾病要药；蝉蜕、蛇蜕疏风清热，透疹止痒；紫花地丁清热解毒，凉血消斑；蒲公英为消痈解毒散疮的要药；患者胁肋部有皮损，川楝子、青皮入肝经清肝解郁，凉肝驱邪；瘙痒剧烈、眠差、心烦易怒，加珍珠母、石决明重镇安神。诸药合用共达养阴凉血、活血化斑、祛风止痒之效。

（任存霞）

米子良教授学术经验总结

米子良教授从事中医临床医疗、教学及科研工作50余年，2008年被评为“内蒙古自治区名中医”，内蒙古自治区首批（2012年）、第二批（2015年）老中医专家学术经验继承工作指导教师，国家“十二五”中医药管理局重点学科“伤寒学”学术带头人，2014年全国名老中医药专家传承工作室建设项目专家。曾出版《内蒙古食疗药》等著作3部，发表论文40余篇，荣获内蒙古科技奖项3项，2017年荣膺“全国名中医”称号。笔者有幸跟师临证，受益匪浅。现将米子良教授临证学术经验总结如下。

一、脾胃系疾病临证经验

脾胃位于中焦，是后天之本，为气血生化之源，人体的五脏六腑、四肢百骸皆赖以所养。米老尤善治疗脾胃系疾病，形成了独特的临床学术思想。他认为中医治疗脾胃病不仅可以减轻或者消除症状，还可以调整并改善患者整体功能状态。他认为脾胃病主要是饮食不节、恣食肥甘厚腻辛辣之物、时冷时热致脾胃运化失常，脾寒胃热；或因情志失调、久病不治导致脾胃气虚。脾主升，胃主降，一升一降，为气机升降之枢纽。气机升降失调是脾胃病的总病机。

米老辨治脾胃系疾病时从整体观念出发，立足于临床实践，提出治疗时应重视顾护胃气，通疏降，不离“和”之本。米老根据自己多年临证经验，认为脾胃病往往表现为寒热错杂、虚实夹杂证。故在半夏泻心汤的基础上创制了治疗慢性胃炎等脾胃病的系列方——胃和冲剂（胃和冲剂Ⅰ号方、胃和冲剂Ⅱ号方），其中胃和冲剂Ⅱ号方旨在和阴阳、调升降、顾虚实，体现了米老以“和”为本的治疗思想。此外，米老还经常用四逆散、参苓白术散、黄芪建中汤等治疗脾胃疾病。脾胃疾病反复发作，迁延不愈，其根本原因在于脾胃气虚。若脾胃病迁延不愈，很容易发展为多脏腑的病变，使病情缠绵难愈，即“内伤脾胃，百病由生”。

患脾胃病久治未愈，除须遵循“未病先防”的一般治疗原则外，更需注重调摄，“三分吃药，七分调理”。米老认为脾胃病应调养与治疗并举，尤应重调养，遵循《黄帝内经》“人以胃气为本”之旨，合理地调护脾胃，静以调神，衡以养胃。米老倡导：①食量宜少，不可过饱。一般主张细嚼慢咽，七八分饱。少食对人体健康有益，对胃病患者的康复更是必不可少，正如《素问·痹论》中所说“饮食自倍，肠胃乃伤”。②要按时进餐，以清淡易消化食物为宜。米老主张脾胃病患者的主食以易消化的发酵后的面食为主，蔬菜应以蒸、煮、烩、炖等形式为主。少食煎炸物，避免辛辣刺激，忌食过咸或过热食物，忌暴饮暴食，应少食多餐，感到饥饿时也不能吃得太多，以免损伤脾胃。

【验案一】

患者，男，41岁，2011年9月23日初诊。

主诉：腹泻2周。

现病史：患者于2周前出现腹泻。现每日大便3～4次，便前脐周疼痛，便后痛减，排便不爽，腹胀，矢气，纳差，神疲乏力，自觉口中黏腻，饮酒或受凉后大便次数增多，舌淡有齿痕，苔黄厚腻，脉滑数。

西医诊断：腹泻。

中医诊断：泄泻，证属寒热错杂，虚中夹实。

治法：辛开苦降，健脾化湿，理气宽肠。

处方：胃和冲剂Ⅱ号方加减，半夏 8 g，川黄连 4 g，黄芩 10 g，党参 15 g，干姜 10 g，川厚朴 12 g，丹参 12 g，木香 6 g，白术 12 g，薏苡仁 20 g，马齿苋 15 g。7 剂，水煎服，每日 2 次，每日 1 剂。嘱控制饮酒。

2011 年 10 月 10 日二诊：诸症减轻，口中无黏腻感，大便每日 1 ~ 2 次，仍不成形，原方加土茯苓 20 g。7 剂，水煎服，每日 2 次，每日 1 剂 。

【按语】

本医案患者平素喜饮酒，脾胃受损，脾失健运，脾不升清，导致小肠清浊不分，大肠传导失司，发生泄泻。《素问·阴阳应象大论》说："湿盛则濡泻。"米老在半夏泻心汤的基础上创制的胃和冲剂Ⅱ号方，是治疗因中气虚弱、升降失常、寒热错杂而致肠胃不和的常用方。加木香、川厚朴以宽肠理气，加薏苡仁、马齿苋以利水渗湿，加白术以健脾益气。诸药合用，共奏理气宽肠、健脾化湿、辛开苦降之效。二诊在原方基础上加土茯苓以利湿去热。治疗泄泻时宜利小便以实大便，方证相应，效果明显。

【验案二】

患者，男，71 岁，2019 年 5 月 15 日初诊。

主诉：胃脘部间歇性隐痛 5 年，加重 1 个月。

现病史：患者于 5 年前出现胃脘部隐痛，喜温喜按，饥饿时胃脘部不适，纳后胃不适减。近 1 个月来隐痛加重，为寻求中医药治疗，来米老出就诊。刻下症见胃脘部隐痛，喜温喜按，得温痛减，手足冰凉，纳差，睡眠差，大便正常，小便频数，舌淡苔白，脉细弱。

西医诊断：慢性胃炎伴糜烂。

中医诊断：胃痛。

治法：温中补虚，和胃止痛。

处方：黄芪建中汤加减，黄芪 15 g，桂枝 7 g，炒白芍 15 g，吴茱萸 6 g，荜茇 10 g，香附 10 g，巴戟天 10 g，补骨脂 10 g，煅瓦楞子 15 g，甘草 6 g。7 剂，水煎服，日 1 剂，早晚分服。

2019 年 5 月 22 日二诊：服药后隐痛减轻，食欲增加，仍有手足冰凉等症，继服上方 7 剂，水煎服，日 1 剂。

2019年5月29日三诊：诸症明显缓解，守上方7剂，水煎服，日1剂。

【按语】

本医案患者年老体弱，脏腑功能衰退，脾胃失于温煦，导致胃脘部隐痛。米老根据临证经验认为脾贵在运而不在补，只有脾气健运，脾胃气机升降才能正常，才能实现真正意义上的补脾，所以治疗选用平补平运的黄芪建中汤进行加减。方中用黄芪、桂枝、白芍、甘草以温中缓急补虚，煅瓦楞子以止痛，配伍吴茱萸、荜茇，共奏散寒止痛之功。因患者手足冰凉、小便频数，故加巴戟天、补骨脂温补肾阳之品，补火生土，助脾阳恢复，脾气健运。二诊、三诊时患者症状缓解，守方以巩固疗效。

二、心系疾病临证经验

“心者，君主之官，神明出焉。”心乃五脏六腑之大主，五脏六腑之病变均可累及心。由于心主血脉，主神志，故心的功能障碍多表现为经脉气血的不足及神志的异常，其病机无非虚实两端。虚证多为气血阴阳的亏损，导致心失濡养、心神不敛，发为心悸、不寐等证。实证多为火热、痰浊、水饮、瘀血等痹阻心脉，导致心脉不通，发为胸痹。临床上亦多见虚实夹杂者，其病机较为复杂，不易速愈。

米老从医 50 余年，对于心系疾病的治疗颇具心得。米老认为心之气血阴阳的偏胜偏衰是心系疾病发生的基础，因感受外邪而发病者多属实证，因本虚而致病者多属虚证或本虚标实之证。对于虚证，多治以补气、养血、滋阴、温阳之法。米老认为心悸、不寐等证的发生多为心阴不足、血不养心、心神不敛所致，故在临床治疗中多以生地黄、当归、白芍滋阴养血，太子参、甘草等补益心气，天冬、麦冬以清心养阴，茯神、远志、酸枣仁等养心安神。对实证则善用清火、涤痰、化饮、行瘀之法。《素问·金匮真言论》曰“心阳，阳中之阳也”，谓心居上焦，属阳脏而主阳气。胸阳不振，则鼓动血脉无力，阴寒内盛，阴乘阳位，痹阻心脉，而见胸部痞闷或疼痛，米老善用枳实薤白桂枝汤加减治疗。方中桂枝通阳散寒，降逆平冲；薤白辛温通阳散结，化痰散寒，能散胸中凝滞之阴寒、化上焦结聚之痰浊、宣胸中阳气以宽胸。瓜蒌与薤白，一荡涤胸膺之痞结，开气机之闭塞，一洞心胸之君阳，使离照之空无阴霾之虞。《血证论》说：“平人之血，畅行脉络，充达肌肤，流通无滞，是 谓循经，谓循其经常之道也。”米老认为心脉瘀阻是导致胸痹的主要原因，治疗上要采取活血化瘀、通利血脉的方法，常用血府逐瘀汤加减，药用桃红四物汤活血祛瘀，四逆散疏肝解郁，促使气血运行。

另外，米老在临床用药上注重与时俱进。他在潜心钻研传统中药理论的同时还注重现代药理学的研究，并积极将最新研究成果应用于临床，如在治疗胸痹时加决明子以起到降低血压、血脂的作用，加葛根以起到扩张冠脉、改善心肌供血的作用，临床收效显著。

由于心主神志，心系疾病的发生与情志因素密切相关，故米老其对于心系疾病的患者常嘱咐其要保持乐观心态，调畅情志，同时注意劳逸适宜，以达身心同治的目的，有利于疾病好转。

【验案一】

患者，女，60 岁，2013 年 10 月 31 日初诊。

主诉：心悸反复发作 7 年，加重伴气短 3 个月。

现病史：患者诉 7 年前无明显诱因出现心慌、胸憋闷，遇劳及精神刺激加重，休息后缓解或消失，当时未引起重视，亦未系统治疗。之后每遇劳累及情志刺激则诱发上症加重。近 3 个月来上述症状加重伴气短，在内蒙古医院确诊为冠心病、心绞痛，经治疗后好转。近日因劳累上述症状加重，来我处就诊。刻下症见心慌，胸憋闷，气短，动则加重，手脚冰凉，面色苍白，舌淡，苔白，脉沉细。

辅助检查：心电图示心肌缺血。胸部正位X线片示心脏未见异常，肺纹理未见异常。

西医诊断：冠心病、心绞痛。

中医诊断：心悸，气虚血瘀证。

治法：温阳补气，活血化瘀，安神定悸。

处方：桂枝甘草龙骨牡蛎汤合生脉散合补阳还五汤加减，黄芪30 g，桂枝10 g，桃仁10 g，红花10 g，川芎10 g，地龙10 g，党参15 g，麦冬15 g，五味子10 g，炒酸枣仁20 g，生龙骨15 g（先煎），生牡蛎15 g（先煎），补骨脂10 g，甘草6 g，水蛭胶囊4粒，土鳖虫胶囊4粒。

2013年11月7日二诊：服药后，手脚冰凉症状已减，胸闷、气短症状明显减轻，精神状态良好，面色红润，纳寐可，小便正常，大便不成形，舌淡苔薄白，脉沉细。原方加毛冬青5 g，姜黄5 g。水煎服，日1剂，连服半个月。

【按语】

心绞痛的发作特点为阵发性前胸压榨性疼痛，主要位于胸骨后部，可放射至心前区和左上肢尺侧，常发生于劳力负荷增加时，持续数分钟，休息或用硝酸酯制剂后消失。心绞痛属中医“心悸”“胸痹”等范畴，临床见证复杂，轻重不一。本例患者属气虚血瘀型。该患者为老年人，长期积劳伤脾，气血生化不足，肾阳亏虚，心阳失于温煦，引起心悸。气虚而血行艰涩，又因“久病必有瘀”，故属虚实夹杂之证，症见心慌、胸憋闷、气短、手脚冰凉等，以桂枝甘草龙骨牡蛎汤合生脉散合补阳还五汤加减，以温阳补气，活血化瘀，安神定悸。服药后，患者手脚冰凉症状已减，胸闷、气短等症状明显减轻，仍有大便稀溏，所以在初诊方的基础上加调节心律失常之品，以巩固疗效。本案患者临床表现繁杂，米老认为辨证时当恪守病机，治病求本，标本兼顾，以虚实为纲，以脏腑为中心。

【验案二】

患者，男，48岁，2011年8月8日初诊。

主诉：胸闷、胸痛3天。

现病史：患者诉3天前出现胸闷、疼痛。自诉右肾结石、脂肪肝病史10余年。现症见胸痛，头晕，心悸，寐差，胃脘胀痛，腰痛，舌淡、中裂少津，苔白，脉弦。

辅助检查：心电图示心肌缺血。

西医诊断：冠心病。

中医诊断：胸痹，证属少阳失枢，心脉瘀阻。

治法：调畅枢机，宽胸除痹。

处方：四逆散合瓜蒌薤白半夏汤加减，柴胡10 g，枳实10 g，白芍15 g，炙甘草6 g，党参15 g，白术10 g，法半夏6 g，厚朴10 g，瓜蒌20 g，薤白10 g，焦三仙各15 g，首乌藤25 g，天麻10 g，菊花15 g，续断15 g，菟丝子12 g。7剂，水煎服，日1剂。

服上方7剂后，患者胸不痛，偶左胁压痛，守方加郁金10 g，没药10 g。继服7剂巩固疗效。

【按语】

胸痹是以胸前区憋闷疼痛，甚则胸痛彻背、喘息不得平卧为主要临床表现的病症。西医学中冠心病、心绞痛、心肌缺血等病与胸痹病位、症状相似，中医学可归为“胸痹”的范畴。痰浊、气滞、血瘀为胸痹的主要致病因素。本例患者胸痛伴胃脘胀痛、头晕、心悸等症，既见气机不畅、肝失疏泄之证，又见痰瘀内阻、心脉痹阻之象，故方用四逆散调畅气机。方中柴胡疏肝解郁，与白芍合用养肝柔肝，补肝养血，恰适肝体阴用阳之性；枳实与柴胡相配，一升一降，增强调畅气机之功；又以瓜蒌薤白半夏汤宽胸祛瘀除痹，共奏调畅枢机、宽胸除痹之效；同时，佐以焦三仙顾护脾胃，天麻、菊花等缓解头晕之症。在临床中米老常以此合方为基础加减治疗心肌缺血，临床收效显著。

三、肺系疾病临证经验

米老对肺系疾病的治疗有着独特的经验。他认为肺系疾病大多以气机升降失常为主，实者多由于痰邪阻肺，导致肺失宣肃，升降不利；虚者多由于肺脏气阴不足，肺不主气而升降无权。

在治疗方面，米老认为轻可去实，如吴鞠通所言“治上焦如羽，非轻不举”。米老临床喜用银翘散、桑菊饮等方剂，药如桑叶、金银花、桑白皮、连翘、薄荷、牛蒡子等，诸药物气味轻薄，清灵活泼，为宣肺透邪、宣畅肺闭之佳品。米老还喜用白茅根、芦根等轻兼清滋之品，更配伍桔梗、苦杏仁等宣散之品，共奏轻清宣透、宣肺化痰之功。

此外，米老认为肺系疾病以肺之气变为主。肺气以降为顺，故肃降肺气尤为重要，临床常用旋覆花、桑白皮等增肃肺之力。肺系疾病多虚实夹杂，缓解期多正虚，当治其本，补肺脾肾三脏之气，顾护正气，抵抗病邪。米老善用沙参、麦冬等以益肺气养肺阴，白术以助脾运、健脾燥湿，太子参、胡桃肉以补脾益肾、纳气平喘。但调肺、健脾、补肾要灵活运用，不可不全面，或肺脾肾三脏同治，或肺肾同治，或脾肾同治，同时还强调应注意肺胃的关系，二者相辅相成。

【验案一】

患者，男，74岁，2001年4月24日初诊。

主诉：反复咳嗽10余年，加重伴双下肢水肿1周。

现病史：患者自10年前起反复出现咳嗽、咯痰，伴胸闷、气短，且渐趋加重，屡治少效。近1周因气温骤降，感冒后诱发咳嗽、气短，并出现双下肢浮肿。于医院就诊化验血常规示白细胞 $14.4 \times 10^9/L$，中性粒细胞百分比67%，淋巴细胞百分比29%，单核细胞百分比4%；尿常规示白细胞（0 ~ 7），蛋白（-）；X线检查示气管炎合并肺气肿。给予抗感染治疗5日，疗效不显，遂求治于中医。现症见咳嗽气急，痰色白、难咯，胸部膨满，气短仰息，心慌心悸，面色晦暗，神疲乏力，语音低微，腹胀纳差，双下肢水肿，舌瘀紫色暗，苔白腻，脉沉细弦。

西医诊断：气管炎合并肺气肿。

中医诊断：肺胀，证属痰瘀阻肺，肾虚失纳。

治法：降气化痰逐瘀，温肾纳气平喘。

处方：苏子降气汤加味，紫苏子 10 g（包煎），焦三仙各 15 g，陈皮 12 g，半夏 6 g，当归 12 g，前胡 10 g，川厚朴 10 g，甘草 10 g，竹叶 10 g，苦杏仁 12 g，瓜蒌 18 g，桑白皮 10 g，肉桂 3 g，桃仁 10 g。5 剂，水煎服，日 1 剂，分 2 次温服。

2001 年 4 月 30 日二诊：胸闷、气短缓解，双下肢水肿减轻，仍觉精神欠佳，疲乏无力，纳差，上方加太子参 6 g，五味子 8 g，补骨脂 10 g。继服 7 剂，水煎服，日 1 剂，分 2 次温服。

2001 年 5 月 8 日三诊：诸症悉减，唯感活动量大时仍气短，继服原方，以巩固疗效。7 剂，水煎服，日 1 剂，分 2 次温服。

【按语】

本医案患者年过古稀，肺肾俱亏，又因久咳伤肺，肺病日久延及脾，脾运失健，脾虚不能散精，肺病不能输布，聚为痰浊，又复感外邪，则诸症加剧。米老认为本病应补肺健脾温肾以治其本，化痰止咳逐瘀以治其标。标本缓急，故先治其标，再辅以治其本。方中桃仁、当归和血逐瘀止咳，竹叶利水，川厚朴、瓜蒌、紫苏子、桑白皮泻肺降气化痰，焦三仙助运，肉桂温肾。诸药合用，重在化瘀逐瘀，利水顺气。二诊时患者病情缓解，但仍觉气短疲乏，故在原方的基础上加太子参以补脾肺，加补骨脂以纳气平喘，加五味子以滋肾敛肺，培补其根本。三诊效不更方，继续服用以巩固疗效。米老认为此病病情复杂，在平时生活中应特别注意调护，以改善患者的身体状况，提高生活质量。

【验案二】

患者，女，4 岁，2015 年 5 月 15 日初诊。

主诉：鼻部不适半年，加重半个月。

现病史：患者半年前经常鼻塞，流鼻涕，流眼泪，睡觉打鼾、张口呼吸。近半个月鼻塞不通加重，流清涕，鼻痒，时时喷嚏，眼睛流泪。

查体：腺样体肥大。

诊断：鼻炎。

治法：扶正祛邪，调理开阖。

处方：桂枝加葛根汤合苍耳子散加减，葛根 5 g，桂枝 5 g，辛夷 10 g（包煎），赤芍 5 g，苍耳子 5 g，白芷 5 g，蜂房 5 g，桔梗 5 g，山豆根 5 g，马勃 3 g，诃子 3 g，细辛 3 g，生薏苡仁 5 g，莪术 3 g，海藻 3 g，昆布 3 g，夏枯草 5 g，牡蛎 5 g。7 剂，水煎服，日 1 剂，早晚分服。

2015 年 5 月 22 日二诊：鼻塞症状改善，但仍流鼻涕、鼻痒等，继服上方加过敏煎加减。7 剂，水煎服，日 1 剂。

2015 年 5 月 28 日三诊：鼻涕、鼻痒、喷嚏等症状明显减轻，继服二诊方。7 剂，水煎服，日 1 剂。

【按语】

米老认为鼻炎乃邪犯于肺，气机阻塞，应调节开阖、祛邪扶正，使机体免疫功能得以恢复。用桂枝加葛根汤意在解表开窍，调理开阖，兼用苍耳子散。苍耳子散用苍耳子、辛夷、白芷、细辛以祛风开窍，佐以莪术、海藻、昆布、牡蛎等以软坚散结，消痰利咽。本医案患者年幼，故药物用量宜轻。二诊时患者鼻塞症状改善，但见流鼻涕、鼻痒，故在上方基础上加用过敏煎以解表和里。三诊时患者上述症状明显减轻，效不更方，继续服用 7 剂以巩固疗效。

四、妇科疾病临证经验

妇科疾病是临床一大类常见疾病，女性具有其特有的生理结构——胞宫，须经历经、带、胎、产等过程，故将妇科疾病划分为月经病、带下病、妊娠病、产后病及杂病五大类。随着时代的发展，受环境因素和社会因素等影响，妇科疾病的发病率逐年攀升，较多病种的发病年龄表现出年轻化的趋势。米老从医数十年，钻研历代妇科著作，如《傅青主女科》《妇科玉尺》《女科证治准绳》等，形成了治疗妇科疾病的独到见解。妇人以血为本，脾为气血生化之源，若运化失职则气血无以化生，发为月经不调、经闭等病；若脾气虚，失于摄纳则发为崩漏等。肾为先天之本，肾精不足，天癸不充，则月经不能定时来潮，不易受孕。肝主藏血，若肝疏泄失职则冲任不调，发为带下、月经不调等病。故米老提出在治疗妇科疾病时要根据病因，注重调治肝、脾、肾三脏。此外，《黄帝内经》中提到“女子七岁，肾气盛，齿更发长；二七，而天癸至，任脉通，太冲脉盛，月事以时下，故有子；三七，肾气平均，故真牙生而长极；四七，筋骨坚，发长极，身体盛壮；五七，阳明脉衰，面始焦，发始堕；六七，三阳脉衰于上，面皆焦，发始白；七七，任脉虚，太冲脉衰少，天癸竭，地道不通，故形坏而无子也”。女性在不同的年龄阶段，其生理特点各不相同，对此米老在临证时感受颇深，提出了“年龄不同治法异”的观点并主张青年摄肾，勿忘健脾；中年养肝，佐以疏郁；老年健脾，兼补肾气。

米老在研读《伤寒杂病论》时颇受启发，对桂枝的温通作用极为重视。妇科疾病的病理因素多为痰湿、水饮、瘀血等，由于血得温则行，痰饮得温可化，故可灵活运用桂枝温以通之。《素问·调经论》曰：“血气者，喜温而恶寒，寒则泣不能流，温则消而去之。”妇人的胞宫有喜温怕寒的特性，故米老受张仲景启发，妇科疾病无论病性寒热，均佐以温通之法，往往事半功倍，临床疗效显著。

在临证过程中，米老善用经方治疗妇科疾病。如当归芍药散，米老认为其是四物汤与五苓散合方。四物汤养血活血，五苓散利水，合之既可养血活血调厥阴肝，又可渗湿利水调太阴脾，临床常运用于妇科月经不调、月经前后诸症、痛经、腹痛等。米老还常用桂枝茯苓丸加减治疗妇科癥瘕，用逍遥散加减治疗月经失调，用仙方活命饮加减治疗乳痈，用保产无忧散加减治疗胎漏，用四逆散合桂枝加龙骨牡蛎汤治疗围绝经期综合征等，均收到良好疗效。

【验案一】

患者，女，44岁，2015年5月25日初诊。

主诉：月经不调3个月，月经延期半个月余。

现病史：患者述近3个月来月经不调，每次行经半个月余，月经量尚可，色质黑稠，无腹痛，经期27～28天，末次月经2015年5月6日，现已干净。患者形体肥胖，易出汗，大便2～3日1次，余无明显不适，舌暗红，苔偏腻，右脉反关，脉沉细弦。

辅助检查：超声检查显示左侧附件区见一52 mm×43 mm无回声区，诊断为左附件区囊肿。

西医诊断：卵巢囊肿。

中医诊断：癥瘕。

治法：温经祛湿，逐瘀通络。

处方：桂枝茯苓丸加减，桂枝10 g，茯苓15 g，牡丹皮10 g，桃仁10 g，赤芍15 g，凌霄花12 g，生薏苡仁20 g，水蛭2 g（冲服），土茯苓15 g，白术10 g，香附10 g，仙鹤草15 g，蒲公英15 g。7剂，水煎服，日1剂，分2次温服。

2015年6月1日二诊：患者诉大便每日1次，时觉手心热，余无明显不适。故桃仁减为6 g，增仙鹤草至20 g，加生地黄15 g。10剂，水煎服，日1剂，分2次温服。

2015年6月12日三诊：患者6月8日行经，经行4天而止，今日来诊月事已净，现觉口苦，余无不适，用二诊方加三棱10 g，莪术10 g。10剂，水煎服，日1剂，分2次温服。

2015年6月23日四诊：今复查超声示“左侧附件未见异常回声”，方有效，故守法以巩固疗效，用前方去仙鹤草、生地黄。7剂，水煎服，日1剂，分2次温服。

【按语】

癥瘕是指妇女小腹内有结块，或胀，或痛，或满，并常致月经或带下异常，甚至影响生育的疾病。一般认为癥病在血分，为血积；瘕病在气分，为气聚。米老认为，癥瘕是按包块的性质、大小、部位、病程的长短、兼症和月经情况而辨其在气在血，治疗以活血化瘀、软坚散结为主，常用桂枝茯苓丸合凌霄花加减，佐以行气化痰兼调寒热之品。但在临证中还需考虑患者体质情况，若邪实正不甚虚，则先攻后补；若正虚较甚，则不宜急攻，应施以先补后攻之法，随证施治，并需遵循“衰其大半而止”的原则，不可一味地猛攻峻伐，以免损伤元气。该患者经色黑质稠，舌质偏暗，为瘀血内阻之证。患者形体肥胖，苔偏腻又有痰湿之象，故用桂枝茯苓丸加味温经祛湿、逐瘀通络。方中桂枝温通经脉，桃仁、牡丹皮活血化瘀，白术、香附疏肝健脾调经，茯苓、生薏苡仁健脾祛湿，凌霄花、仙鹤草凉血活血，水蛭、三棱、莪术可增强活血祛瘀之力，蒲公英消肿散结。四诊时超声检查示“左侧附件未见异常回声”，说明方有效，故守法以巩固疗效。

【验案二】

患者，女，45岁，2011年1月14日初诊。

主诉：月经20日一行，已4个月。

现病史：患者自述近4个月来月经提前10余日，约20日一行，每次行经7日，量多，色红，且左少腹时感疼痛，尤以夜间较明显。并且发现近期头发脱落严重、寐差、梦多、晨起口干口苦，且时觉面部潮热汗出，手足心热，性急躁易怒。曾服六味地黄丸、乌鸡白凤丸治疗，疗效不显，遂来米老处求治。现月经20日一行，余症仍如前述，舌红苔薄黄少津，脉弦细稍滑数。

西医诊断：月经频发。

中医诊断：月经先期，证属肝经郁热，阴血亏虚。

治法：疏肝清热，滋阴养血。

处方：丹栀逍遥丸合二至丸加减，牡丹皮10 g，栀子10 g，首乌藤15 g，赤芍15 g，当归12 g，生地黄15 g，柴胡10 g，茯苓12 g，白术10 g，薄荷10 g（后下），炙甘草10 g，女贞子12 g，墨旱莲12 g。7剂，水煎服，日1剂。

2011年1月21日二诊：患者觉身困，乏力，余症均减，守前方加太子参15 g。7剂，水煎服，日1剂。

2011年1月28日三诊：昨日行经，手足心热大减，少腹已不痛，面部潮热汗出减轻，次数减少，脱发已减少，口干口苦愈，只仍觉梦多，以上方加制何首乌15 g，陈皮10 g。7剂，水煎服，日1剂。

【按语】

患者45岁，接近七七之年，时觉潮热汗出，急躁易怒，处于围绝经期。此时期的女性常有脾虚及肝肾不足的表现。由于肾阴不足，水不涵木，导致肝阳偏亢且肝失所养，阴虚火旺扰动血室，故发为月经先期。肝阳上亢则急躁易怒，面部潮热；肝气郁滞则见左少腹疼痛；肝郁化火则口干口苦；阴血不足，虚火内扰，则脱发、寐差、手足心热。故米老用丹栀逍遥丸合二至丸加减，既有疏肝清肝之效，又有补益肝肾，滋阴清热之功。同时加生地黄、女贞子、墨旱莲等滋阴清热，赤芍清热凉血，首乌藤养血安神，太子参益气健脾。肝脾同调，使郁热得清，阴血得补，则疾病可愈。

五、肢体经络病（痹证）临证经验

米老在临床中诊治了许多痹证患者，积累了大量的经验，形成了治疗体系。痹症的发病多与风、寒、湿、热之邪乘虚侵袭人体，留注经络有关，如《素问·痹论》说："风寒湿三气杂至，合而为痹也。"故米老认为痹证的病机为瘀血阻络，"不通则痛"，治疗应以活血化瘀、通经活络止痛为主，待疼痛减轻再进行辨证论治。

痹证早期多为实证，治疗以祛邪通络为主，中晚期则多为虚证，以补益肝肾、气血双补为主。米老善用藤类药物进行配伍，藤类药物可以通经活络，引药力通达四肢，如海风藤、络石藤、鸡血藤等。米老临证尤喜用鸡血藤。鸡血藤甘温微苦，养血活血散瘀，润而不燥，补而不滞，行而不破，治疗血虚兼血瘀之痹证疼痛尤为适宜。对于久痹不愈的患者，米老常用虫类药物以搜风止痛，如地龙、蜈蚣、全蝎等。久病入络者，米老常加黄芪、当归二味药，与活血通络药相配伍，可起补气活血通络而不伤正之效。米老还强调痹证患者要顾护脾胃，应在饭后服药，且处方用药时多配伍调和脾胃的药物。

【验案一】

患者，男，43岁，2011年6月10日初诊。

主诉：双足关节肿痛10天，加重2天。

现病史：患者自述10天前因饮食不当，食海鲜及肉较多且大量饮酒，夜间睡梦中忽觉双足关节疼痛难忍，醒来发现双足趾关节肿胀，因疼痛剧烈不能入睡，次晨前去某医院诊治，确诊为痛风。服用西药治疗后效果不佳，故慕名求治于米教授。现症见双足关节红肿疼痛较剧，行走不便，夜间更重，且有胃痛、反酸，察其舌淡，苔黄腻中裂，脉细弦。

辅助检查：尿酸515 μmol/L。

西医诊断：痛风。

中医诊断：痹证，湿热痰瘀互结。

治法：清利湿热，祛痰除痹，通络活血。

处方：自拟痛风方加减，黄柏、川牛膝、地龙、土茯苓、白花蛇舌草各12 g，苍术、秦艽、丹参、寮刁竹、甘草、没药、山慈菇各10 g，乌贼骨15 g，全蝎2 g（研末冲服）。7剂，水煎服，日1剂。

2011年6月17日二诊：服药后双足关节疼痛明显减轻，红肿渐退，但汗出较多，上方加白芍、煅牡蛎（先煎）各15 g。7剂，水煎服，日1剂。

2011年6月23日三诊：服药后双大拇趾关节红肿、疼痛等症消失，无汗出，上方去乌贼骨、煅牡蛎，同时将土茯苓加至15 g。继服6剂以巩固疗效。

【按语】

本医案患者平素饮食不节制，过食酒肉肥甘厚味酿生湿热，湿热痰浊流窜足趾，痹阻经络，气血运行不畅，发为此病。米老以三妙丸为基础创制痛风方。三妙丸方中苍术、黄柏清热燥湿，川牛膝补益肝肾、通利关节并能引血下行；配伍地龙、秦艽可清热利湿；土茯苓、山慈菇清热解毒，又可促进尿酸代谢；寮刁竹活血通络以止痛；丹参、没药活血通经，体现了治风先治血，血行风自灭之意；全蝎解毒散结；白花蛇舌草清热解毒；乌贼骨制酸而止胃痛；甘草调和诸药。诸药相配，疗效明显。二诊时患者症状减轻，但有汗出，故在原方的基础上加白芍、煅牡蛎以敛阴止汗，且白芍配甘草有缓急止痛之功。三诊时患者诸症均消失，为巩固疗效在原方的基础上去乌贼骨、煅牡蛎，并加大土茯苓用量促进尿酸代谢，以防止症状复发。

【验案二】

患者，女，49岁，2007年7月16日初诊。

主诉：四肢关节疼痛10余年，加重半年。

现病史：患者四肢关节疼痛时轻时重10余年，半年前又出现足跟疼痛，不能久立，不能久行，天气变化、劳累后疼痛加重，曾行多种风湿免疫病相关检查均无明显异常，仅X线片示“右膝关节轻度退行性改变”，未予明确系统诊治。刻下症见四肢关节疼痛，无明显肿胀，尤以双膝关节和足跟痛为主，右膝关节活动轻微受限，久立久行及受凉后加重，纳食可，眠安，二便调，舌淡苔薄边有齿痕，脉弦细。

辅助检查：膝关节压痛（+）。

中医诊断：痹证，证属风寒湿久踞，血瘀络阻，正气亏虚。

治法：活血通痹止痛，祛风散寒除湿。

处方：身痛逐瘀汤加减，牛膝10 g，地龙12 g，秦艽12 g，独活10 g，香附10 g，甘草10 g，当归12 g，川芎8 g，苍术10 g，没药10 g，红花10 g，威灵仙10 g，白芍15 g，全蝎2 g（研末冲服）。4剂，水煎服，日1剂，早晚各1次温服。

2007年7月20日二诊：关节疼痛好转，仍足跟痛，不能久立，上方加熟地黄15 g，鹿角胶6 g。4剂，水煎服，日1剂，分2次温服。

2007 年 7 月 24 日三诊：关节疼痛基本消失，足跟痛明显改善，仍以上方继服 10 剂巩固疗效。后以上方继服 1 个月。

2008 年 3 月随访，诸症未见复发。

【按语】

本医案患者四肢关节疼痛日久，病属中医“痹证”范畴。患者为处于围绝经期的中年女性，肝肾不足，气血渐亏，复感风寒，导致邪与瘀血阻络。米老认为本病辨证应以多关节疼痛为主，治疗原则为逐瘀止痛，故治疗以身痛逐瘀汤加减。方中秦艽、威灵仙、独活善于祛风湿除痹痛，乃治疗痹证之要药；配伍性善走窜之品地龙、全蝎以活血止痛通络；加用当归、甘草、白芍以缓急止痛，养血柔筋；红花、没药加强活血止痛之功；牛膝补益肝肾、通利关节并能引血下行；苍术祛风邪、燥湿健脾，治疗外感风寒湿邪尤宜；香附和川芎配伍使用，气血并调，共奏理气解郁、活血止痛之功。二诊时患者疼痛好转，但仍不能久站，针对此故在原方的基础上加入鹿角胶以壮肾阳益精血，配伍熟地黄以增强补益肝肾之功，此为治病求本。三诊时患者足跟痛明显缓解，效不更方，继续服用前方以巩固疗效。

（张亚军、陆畅、孙铭涓）

温启宗治疗炎性肠病常用药对的临床体会

温启宗老师是国家级名中医，全国第五批、第六批师承指导老师，内蒙古自治区第二批师承指导老师。他从事中医临床工作 50 余载，学识渊博，勤求古训，博采众方，善用经典，以常衡变，临证经验丰富，在治疗内科疑难病方面，见解独到，临床效果显著，临证时极注重药对的使用，特别是在治疗消化系统疾病方面，认为应用药对可以起到很好的效果。

炎性肠病广义上是指以肠道炎症为临床表现的相关疾病，狭义上则分为溃疡性结肠炎和克罗恩病两个相对独立的病种。炎性肠病在西方国家相当常见，患病率达 40/10 万 ~ 100/10 万，最新的流行病学调查显示，我国的炎性肠病发病率居亚洲首位，并且呈逐年上升的趋势。其治疗药物主要有美沙拉嗪、激素、免疫抑制剂及生物制剂，易加剧营养不良，导致患者预后较差。多年来，中医药对炎性肠病的治疗积累了很多经验，大量的研究表明中医药治疗炎性肠病，对溃疡性结肠炎疗效显著。该病属于中医的“腹痛”“泄泻”“便秘”“痢疾”等范畴。中医认为，本病病位在肠，与脾肝肺肾密切相关，多因感受外邪、饮食所伤、情志失调、素体不足或久病年老损及脾胃及肠而发病，其病理因素多为气滞、湿热、血瘀等，致脾气受损，湿从内生，湿滞日久，从热化，湿热熏蒸，阻滞肠间，传导失司，与气血相搏结，损伤血络，气滞血凝，血败肉腐，内溃成疡，而致泻痢脓血、腹痛、里急后重等症。泻痢日久，气血亏虚，渐波及肾，脾肾阳虚，正虚邪恋，缠绵难愈。在治疗药物选择上，温老常言中药配伍的根本目的就在于增强疗效，减少不良反应，故而临床常常选择几组药对组方进行治疗，疗效显著，预后较好。笔者有幸随其侍诊多年，受益良多，现将其临床治疗炎性肠病常用药对总结如下。

一、乌梅配金樱子

乌梅酸、涩、平，归肝、脾、肺、大肠经，具有敛肺止咳、涩肠止泻、安蛔止痛、生津止渴的功能，主治久咳不止，久泻久利，尿血便血及蛔厥腹痛等。《本草求真》载：乌梅，酸涩而温，入肺则敛，入肠则涩，入筋与骨则软，入虫则伏，入于死肌、恶肉、恶痣则除，刺入肉中则拔。故于久泻久痢，气逆烦满，反胃骨蒸，无不因其收涩之性，而使下脱上逆皆治。现代药理研究认为乌梅有抗菌、保肝、止泻、抗过敏及治疗结肠炎等作用。金樱子酸、涩、平，归肾、膀胱、大肠经，有固精缩尿、涩肠止泻的功能，主治遗精滑精，久泻久痢，带下崩漏等，可收涩虚脱之气。《滇南本草》谓之“治日久下痢，血崩带下，涩精遗泄”。温老认为乌梅与金樱子均为收涩药，酸涩入大肠经，故两者常相须为用，乌梅用量 10 g，金樱子用量 10 g，两药相伍，可加强涩肠止泻的功能，对中医辨证属虚的泄泻有很好的疗效，该组药对长于保护肠黏膜，炎性肠病和功能性肠病表现为泄泻者均可使用。

二、儿茶配补骨脂

儿茶苦、涩、凉，归心、肺、脾经，具有收湿敛疮、止血、化痰的功能，主治疮疡久溃不敛，湿疮流水，便血，痔疮痈肿等。《本草纲目》载其“清上隔热，化痰生津，涂金疮一切诸疮，生肌定痛，止血收湿”。现代药理研究认为儿茶具有抗炎抑菌、增强免疫力的功效。补骨脂辛、苦、温，归肾脾经，具有补肾助阳、固精缩尿、暖脾止泻、纳气平喘的作用，主治脾肾阳虚，五更泄泻，久泄，虚喘等病。《本草经疏》载其“能暖水脏，阴中生阳，壮火益土之要药也”。现代药理研究认为补骨脂具有抗肿瘤、杀虫、抗菌、抗病毒、增强免疫功能的功效。温老认为两者配伍，同气相求，能明显增强收湿止泻、活血止痛的作用，故临床常用儿茶 3 g，补骨脂 10 g，两药配合治疗各种肠病中医辨证属虚中夹实腹泻伴腹痛者，不可久用，中病即止。

三、高良姜配香附

高良姜辛、热，归脾胃经，有温中散寒、理气止痛的作用，主治脘腹冷痛，呕吐，嗳气。《药性论》谓其：“治腹内久冷，胃气逆，呕吐。治风，破气，腹冷气痛……腹痛吐泻。”现代药理研究认为其具有抗菌、抗病毒、抗肿瘤、抗氧化、抗胃肠道出血及镇痛等作用。香附辛、甘、微苦、平，归肝、三焦经，有理气解郁、调经、安胎的作用，主治胁肋胀痛，疝气疼痛，脘腹痞满疼痛等。《医学入门》载其能“去寒气，消食下气，散郁逐瘀”。《本草纲目》谓其为“气病之总司”。现代药理研究认为香附有抗炎、抗过敏、镇痛等药理作用。高良姜配香附即良附丸，出自清代医家谢元庆所著的《良方集腋》，方中高良姜味辛性热，温中止痛，善走里，香附辛、甘、微苦，行气止痛，通行三焦，二药相配，一散寒凝，一行气滞，相辅相成，使寒散气通。温老常将两药用于炎性肠病中表现为腹胀或腹痛，辨证属寒者，两药等量使用。

四、僵蚕配地龙

僵蚕辛、咸、平，有小毒，归肝、肺、胃经，有息风止痉、祛风止痛、化痰散结的作用，主治惊痫抽搐，偏正头痛，疮毒等。《本草汇言》曰："善治一切风痰相火之疾……凡诸风、痰、气、火、风毒、热毒、浊逆结滞不清之病，投之无有不应。"有报道称僵蚕具有抗凝、抗血栓、促进微循环、抗菌、抗肿瘤、增强免疫功能、镇静催眠、神经营养保护等作用。地龙咸、寒，归肝、脾、膀胱经，有清热息风止痉、通络、平喘、利尿的作用，主治高热惊痫，抽搐，半身不遂，小便不利，痹证，疮毒等。《本草纲目》载："性寒而下行，性寒故能解诸热疾，下行故能利小便，治足疾而通经络也。"现代研究表明地龙有抗炎、调节免疫功能、抗肿瘤、解热镇静的作用。僵蚕味辛咸行散，地龙咸寒沉降，两药性走窜，有解痉之功，二者结合，增强通络解痉的效果。僵蚕与地龙用量均为 5 ~ 10 g，水煎服，效果良好。温老临床常将两药用于治疗各种类型的肠病伴有腹痛者，中医辨证属虚或属实者均可使用。

五、白术配白芍

白术苦、甘、温，归脾胃经。有健脾益气、燥湿利水的作用，主治脾气虚弱之乏力，食少腹胀，泄泻，便秘等，被前人誉为"补气健脾第一要药"。《珍珠囊补遗药性赋》载："可升可降，阳也。"《本草汇言》载："脾虚不健，术能补之，胃虚不纳，术能助之。"有报道称白术有调节胃肠运动、调节免疫及抗肿瘤的作用。白芍苦、酸、甘、微寒，归肝脾经，有养血和营、缓急止痛、敛阴平肝的作用，主治血虚寒热，脘腹疼痛，肢体痉挛疼痛等。《注解伤寒论》曰："芍药白补而赤泻，白收而赤散……芍药之酸，收阴气而泄邪气也。"有研究称白芍有镇痛、镇静、抗惊厥、抗炎、抗过敏等作用。温老认为白术能强脾胃，进饮食，生津液，除湿益燥，为安脾胃之神品，且其补而不滞，能守能走，土旺则能健运，浊气善降，而糟粕下输。白芍味苦能补阴，酸能敛津液，守而不走，善调血中之气，且敛阴而不滞邪。两者相配，调和气机，补中寓疏，对肠道的传导功能有很好的调节作用，从而增强润肠通便之力，临床常用于治疗以脾虚为主，虚中夹实的便秘。两者等量使用，剂量 30 ~ 60 g 为宜。

六、桃仁配红花

桃仁苦、甘、平，有小毒，归心、肝、大肠经，具有活血祛瘀、润肠通便的作用，主治瘀血阻滞诸症，肺痈，肠痈，肠燥便秘等，《药品化义》载“味苦能泻血热，体润能滋肠燥……若去皮捣烂少用，入大肠，治血枯便闭，血燥便难，以其濡润凉血和血，有开结通滞之力。”现代研究认为桃仁有抗炎、抗氧化、提高机体免疫力、抗过敏、抗肿瘤的作用。红花辛温，归心肝经，具有活血通经、祛瘀止痛的作用，主治血滞经闭，癥瘕积聚，胸痹心痛，血瘀腹痛，胁痛，瘀滞肿痛等。现代研究认为红花具有抗肿瘤、抗菌、抗疲劳等多种生理活性。二药皆有活血化瘀的作用，红花味辛性温，质清上浮，长于去在经之瘀血；桃仁味苦性平，质重沉降，善于破在腑之瘀血，两药相须为用，苦散辛开，可使活血祛瘀之力大大增强，适用于全身各部的血瘀证。温老常用两药治疗辨证属于血瘀的腹痛，两者配伍比例为 1 ∶ 1，且中病即止，不可久用。

七、莱菔子配决明子

莱菔子辛、甘、平，归脾、胃、肺经，有消食除胀、降气化痰的作用，主治食积气滞，脘腹胀满等。《本草纲目》载其“下气定喘，治痰，消食，除胀，利大小便，止气痛，下痢后重，发疮疹”。有报道称莱菔子有抗菌、抗突变、抗癌、增强胃肠道动力等作用，可治疗便秘腹胀，肠梗阻等。决明子味甘、苦、咸，性微寒，归肝、肾、大肠经，有清肝明目、润肠通便的作用，主治目赤肿痛，臌胀，习惯性便秘等。有报道称决明子有抑菌和泻下的作用。两药均有润肠通便的作用，两者功能相近，相须为用，可明显增加肠道的蠕动作用，温老常用于治疗因肠道津亏液乏、大肠失濡、邪气阻滞所致的便秘。两药剂量最大可用至 30 g，比例为 1 ∶ 1。

【验案】

患者，王某，男，32 岁，初诊时间：2016 年 7 月 16 日。

主诉：反复大便次数增多2年。

现病史：该患者于2年前因工作压力大，饮食不规律而出现大便次数多，最多可达每日6次，粪质稀薄，伴腹胀、腹痛，无发热。曾就诊于某医院，诊断为“溃疡性结肠炎”，给予补液、补充电解质，口服美沙拉嗪治疗，病情得到缓解。患者院外间断口服美沙拉嗪治疗，症状时有缓解，治疗期间反复发作。刻下症见：大便次数增多，每日约3～6次，粪质稀薄，甚或完谷不化，伴腹胀、腹痛，纳寐尚可，小便正常，舌质淡暗，舌苔薄白略腻，边有齿痕，脉涩。

查体：患者精神一般，腹软，轻微压痛，无反跳痛。

辅助检查：2016年6月30日电子结肠镜检查提示，溃疡性结肠炎（直乙结肠段、中度、活动期）。

西医诊断：溃疡性结肠炎。

中医诊断：泄泻，证属脾虚湿盛，兼有瘀血。

治法：健脾祛湿，活血化瘀。

处方：参苓白术散合痛泻药方加减。党参30 g，白术30 g，茯苓20 g，炙甘草10 g，白扁豆10 g，莲子10 g，山药15 g，薏苡仁15 g，桔梗10 g，砂仁10 g，升麻8 g，诃子10 g，吴茱萸5 g，黄连10 g，干姜10 g，肉桂5 g，儿茶3 g，补骨脂10 g，僵蚕10 g，地龙10 g，白芍30 g，陈皮10 g，防风10 g，黄芪15 g。10剂，水煎服，日1剂，早晚分温服。嘱患者忌食生冷辛辣油腻，劳逸适度，情志舒畅。

2016年7月27日二诊：服上方10剂后，患者自诉大便次数减少，每日约1～3次，腹胀、腹痛亦减轻，精神一般，纳可，舌苔薄白，脉涩，于原方加柴胡10 g，丹参30 g，百合30 g，以疏气活血，10剂，水煎服，日1剂，早晚分温服。

2016年8月15日三诊：患者自诉大便成形，腹痛缓解，舌苔薄白，脉弦，遂原方去僵蚕、地龙、丹参、百合，加乌梅10 g，金樱子10 g。14剂，水煎服，日1剂，早晚分温服，以维持巩固。后遵三诊方随症加减，服药2个月后症状缓解，至今未曾复发。

【按语】

本案温老在诊疗过程中，详细询问患者病史，以及舌脉等，认为患者是脾胃虚弱，湿热伏藏于大肠，平素嗜食辛辣刺激之品，引动伏邪，阻滞气机，瘀血内停，损伤肠络，故症见腹泻、腹胀、腹痛，结合患者舌质淡暗，舌苔薄白略腻，边有齿痕，脉涩，辨病为泄泻，辨证为脾虚湿盛，兼有瘀血，运用参苓白术散合痛泻要方加减。方中茯苓、白术、党参、炙甘草平补脾胃之气；白扁豆、莲子、山药、薏苡仁既可和胃理气健脾，又能渗湿而止泻，标本兼顾；砂仁芳香醒脾，促进中焦运化，畅通气机。《素问·阴阳应象大论》记载："清气在下，则生飧泄……湿盛则濡泻。"《景岳全书·泄泻》载："泄泻之本，无不由于脾胃。"温老则认为本病病机是脾虚湿盛，故在治疗此病时当健脾益胃为主。然本案患者因生活压力大，肝木之气失于条达，横逆克犯脾土，致脾胃虚弱，肠道气机不利，传导失司，且王清任《医林改错》云："腹肚作泻，久不愈者，必瘀血为本。"温老常言，在治疗泄泻时，一定要注意风药的使用，从现代医学表明，风药可以抗过敏，而慢性泄泻多数是肠过敏，故本病主方用参苓白术散合痛泻要方加减。同时，温老在处方过程中善于使用药对而增强治疗效果，如方中将儿茶与补骨脂配伍，补骨脂性温而涩，有补肾火暖脾之功，温固下元收涩以止泻，儿茶苦燥性凉，善于活血止痛，收湿止泻，两者合用温涩苦泄，可达反佐之效。中医认为六腑以通为顺，经脉以流通为畅，故温老以苦甘之白术配苦酸之白芍调和气机，补中寓疏。温老认为炎性肠病不仅仅为中焦脾虚，同时存在中焦气机失常、脾气不升之证，因而以白术、白芍二者合用调畅气机，健脾升清，土旺则能健运，土旺则能胜湿，土旺则清气善升，而精微上奉；浊气善降，而糟粕下输。温老临床亦善用虫类药物，认为虫类药物属血肉有情之品、行走通窜之物，不仅能增强解痉镇痛之功，又可加强活血化瘀之力，在治疗中以中药内服为主，故而此证僵蚕配地龙以解痉止痛，辨证精准，用药精妙。但久用恐耗气伤血，且僵蚕有毒，须中病即止，遂以药性柔和之乌梅、金樱子保护肠黏膜以善后处理，巩固疗效。同时温老认为在胃肠病的治疗及恢复过程中，患者良好的生活习惯非常重要，所以嘱患者勿熬夜，饮食清淡，起居有常，心态乐观。

溃疡性结肠炎属临床难治病之一，病因病机相对复杂，临床表现复杂多样，病程长且迁延难愈，需从多方面诊治与把握。西医治疗相对局限，不良反应较大，中医优势较为突出。温启宗老师运用药对治疗炎性肠病效果良好，疾病少复发，充分发挥中医药优势，为临床治疗溃疡性结肠炎提供治法与思路，值得深入研究以及广泛应用。

（张亚军、孙铭涓）

王庆国教授治疗妇科疾病经验

王庆国教授（1952— ），男，河北省沧州市人，医学博士，是北京中医药大学终身教授、第五批国家名老中医，从事中医临床、教学与科研工作40余年，临床以治疗消化系统疾病、风湿类疾病见长，尤善于运用泻心剂治疗脾胃病。教授学验俱丰，临床善用经方，不拘时方，机圆法活，用方精当。王教授服膺陈士铎、傅青主之说，并熟谙《妇科心法要诀》，临证中参用三家经验，师其法用其方，灵活施治妇科病，取得了良好效果。本文对王教授治疗妇科崩漏病、经间期出血、痛经等的临床经验做一总结，以飨同道。

一、治疗崩漏临床经验

王教授认为崩漏发病主要是由于虚瘀夹杂，因虚致瘀。如气虚寒客而瘀血内阻，或自然生产、流产后冲任气虚，血行难畅亦可致瘀，更有流产后自服补益之剂或止血之药，气虚而无力运化，瘀血由此内生。王教授体会，崩漏之本在虚，瘀血却是其发作之关键。特别是久漏不止的患者，多属于瘀滞所致，临床常见漏下日久而经色紫黑，兼有下腹胀痛、唇舌有瘀斑。王教授在遣方施药时，依据“血实宜决之，气虚宜掣引之”的治疗原则，以气血为本，寓补于涩，求因固本合为一法，拟益气活血，临证喜用傅青主之加味当归补血汤。本方出自《傅青主女科 · 血崩》，方中君以黄芪、当归，药重力雄，双补气血，俾气固血充，以防血虚气脱；

三七乃止血之圣药，急止崩下之血；佐以桑叶甘苦微寒之性,《本草拾遗》言其“去老风及宿血”,《本草秘录》则云“吐血止渴，种子安胎，调和血脉”，同时佐以温经散寒或清热消瘀法治疗本证，取得止血佳效。崩漏一病其因多端，病机复杂，累及多脏。王教授认为先天藏精与后天生化之源脾胃是病机关键之所在。王教授治疗崩漏一病首先调理冲任二脉，而调固冲任奇经又必须先从治疗脾胃入手，临证多选用归脾汤、固本止崩汤、固冲汤等加减化裁，药用生黄芪、生晒参、炒白术、熟地黄、当归、白芍、炮姜、煅龙骨、煅牡蛎等品，以健脾固冲治其本，收敛止血治其标，共奏补气摄血、固冲止血佳效。此外，王教授认为肾在妇女的生理、病理上有其特殊的意义。诊治崩漏病人，待其血止之后，多用补肾法以求澄源复旧，临证多选用大补元煎，寿胎丸，左、右归丸加减，以补肾平调阴阳，固冲止血，药用熟地黄、阿胶、当归、炒杜仲、桑寄生、续断、枸杞子、菟丝子、山茱萸等品。盖肾为水火之脏，内寓元阴元阳。

二、治疗经间期出血临床经验

经间期出血是一种常见的异常子宫出血类型，是指性交出血以外的，介于两次正常月经之间的出血。西医属排卵性功能性子宫出血范畴。中医理论中并无“经间期出血”的概念，见于中医学“赤白带下”“月经先期”“漏下”等范畴。肾阴不足，肾阳虚衰，肾气亏虚，或伴肝郁、脾虚、湿热、血瘀等，阴阳转化不利，则生本病。中医认为经间期是月经后期由虚至盛、由阴转阳的时间，由于各种不良因素影响转化或转化势减则可至本病。王老认为本病脾肾阳虚为本，寒瘀阴血不足为标。中医认为，肾为先天之本，元气之根，肾藏精，主生殖。《黄帝内经》首先论及了肾的盛衰与人体生长发育及生殖功能之间的直接关系,《素问 · 上古天真论》中的女子“七七”理论为后世奠定了补肾调节生殖功能的理论基础。肾气的盛衰主导天癸的“至”与“竭”，使人体生殖功能出现成熟及衰退，说明了肾对生殖功能的主导作用。氤氲期为冲任阴精充盛，阳气渐长，由阴盛向阳盛转化的生理阶段，若肾阴不足，肾阳虚衰，肾气亏虚，或伴肝郁、湿热、血瘀等，阴阳转化不利，则生本病。女子以血为本，寒、热、虚、实皆可引起经血不畅，阻滞子宫、胞络。《金匮要略 · 妇人杂病脉证并治》中妇人出血病，几乎全从化瘀着手。故治以《金匮要略》温经汤和寿胎丸加减。温经汤证见于《金匮要略》妇人杂病篇。方中以吴茱萸、生姜、桂枝温经暖宫，阿胶、当归、川芎、芍药、牡丹皮和营去瘀，麦冬、半夏润燥降逆，甘草、人参补益中气。此方为养正祛瘀之剂，功能："生新去瘀，暖子宫，补冲任也。"（《医宗金鉴》）方后说：亦主妇人少腹寒，久不受孕或月经不调等证，可知本方能够治疗多种妇科病。王老指出凡属虚寒夹瘀之痛经，月经病症见经行腹痛，喜温喜按，脉沉细者，治以温经汤养血温经、散寒祛瘀。寿胎丸出自张锡纯《医学衷中参西录》，药物组成：桑寄生、炒续断、菟丝子、阿胶，主治肾气虚弱、冲任失固、胎动不安、滑胎等证。王老用此方补益脾肾，调冲任而固本。王老认为本病病因不祛，病必不易痊愈，即使暂时好转，日后必会反复。脾虚者健脾，气虚者补气，有炎症者，清热解毒、凉血固冲，多能使患病者获愈。

三、治疗痛经临床经验

王老治疗痛经，特别强调审证求因，辨证施治。他认为诱发痛经的原因有很多，举凡寒客胞中、气滞血瘀、肝肾虚损、气血不足等均可导致痛经的发生。王老在治疗痛经时，依据"通则不痛，痛则不通"的理论，强调着眼于"不通"这一主要矛盾。痛经因于气滞血瘀者，临床多表现为：经前经期腹痛，或胀痛连及胸胁，经量少或行而不畅，经色紫黯有块，血块排出后痛减，伴情绪激动或抑郁不舒，舌质紫黯或有瘀点，脉沉弦细涩。其证属实，治当行而通之。王老认为"行"包括行气导滞与活血化瘀两个方面，治宜疏肝理气，化瘀止痛，多用《普济本事方》琥珀散加减。本方见于宋代许叔微《普济本事方》。琥珀散由三棱、莪术、赤芍、当归、刘寄奴、牡丹皮、熟地黄、官桂、乌药、延胡索组成。方中官桂、乌药温里散寒，行气止痛；三棱、莪术破血散结；赤芍、当归、刘寄奴、熟地黄、牡丹皮、延胡索养血活血，通经止痛。痛经因于寒凝血瘀者，表现为经前或经期小腹绞痛、冷痛，且痛处不移，不喜按揉，得热则舒，遇寒加剧，经行量少，色黯有块，且伴有肢冷面白，或兼胃脘冷痛，或伴吐泻清稀，舌淡苔白，脉沉紧。寒凝痛经的辨证要点为“寒”“痛”。在治疗方面，王老根据《黄帝内经》“寒者温之”的治疗法则，投以温热之品，使气血得温，血行自畅，通则不痛，达到当月痛止、下月期准、症状消失的目的。临床常用少腹逐瘀汤、温经汤等方加减，每于经前投此方，应手而效。

（任存霞）

王庆国教授活用当归经验

当归为文无之根，味甘、辛，性温，归肝、心、脾经，有补血、活血调经、活血止痛、润肠通便的功效。传统记载其头补血、身养血、尾活血，因含“血有所归”作用，故名当归，为“补血之圣药”。临床常用于治疗心肝血虚，面色萎黄，眩晕心悸等。当归既能补血活血，又能调经，相传妇产科医家处方“十人九归”，为坤门要品。因其补血活血，又兼能散寒止痛，可随症配伍，常应用于血虚、血滞而兼有寒凝以及跌打损伤、风湿痹阻的疼痛证。当归既活血消肿止痛，又能补血生肌，用于治疗痈疽疮疡等，也为外科常用药。又因其养血润肠通便，可用治血虚肠燥便秘，施治广泛，称为“岐黄圣药”。

王庆国教授从事中医临床、教学、科研工作40余年，师承于“伤寒泰斗”刘渡舟先生，为“燕京刘氏伤寒学派”第三代传人，一直致力于仲景学说研究，临床善用经方，不薄时方，重视单味药物的灵活应用。知守善变不落窠臼，多方采撷各取其长，对多种内、妇、儿科疾病有丰富的治疗经验。笔者对王教授活用当归用药特色进行总结探讨，以期对临床辨治疾病有所借鉴。

一、止咳平喘疗肺疾

现在的中药书中，多不载当归治咳喘之功效，而治“咳逆上气”乃是《神农本草经》所载当归的第一个功效。古人制方中，虽不常用当归下气止咳平喘，但著名的治疗下虚上盛喘嗽的苏子降气汤，就用了当归。

而《景岳全书》金水六君煎治咳嗽多痰气急，其中当归即取其止咳下气之效，有医者质疑这类方中当归、熟地黄滋补之品会阻碍痰湿的祛除，久病多瘀，久患咳喘者可有血瘀，且有当归“主咳逆上气”之说，当归可活血化瘀，为血中气药，可使气血疏通，恢复肺之宣肃；又血为气之母，当归令阴血充足则气有所归，达到降气平喘的作用。此外，百合固金汤，也应用了当归。另有一治顽咳古方，即以当归与黄精、百部、紫菀、杏仁、贝母、全蝎相伍。王教授在临床上，对于久咳或哮喘患者，常常有意识地伍用当归，往往取效较捷。本人有一平喘效方，即是在麻杏石甘汤的基础上，加用当归、半夏、紫苏子、川朴等，疗效肯定。

二、散风邪以治皮肤病

著名方剂消风散（《医宗金鉴》）中就有当归一味以散风和血，使风邪由表而出，血行畅通而病证自解。然此方药味较多，当归在其中的散风祛邪作用似不可信服。现据报道，以四物汤治疗麻疹等有较好的疗效。四物汤中当归、白芍皆为辛温之品，散风、活血而发挥作用。也有以当归流浸膏治疗带状疱疹的报告，足证当归散风活血治疗皮肤病的有效性。对于大部分慢性皮肤病，王教授则特别重视养血活血药的应用，盖“治风先治血，血行风自灭”，血虚血燥则痒，故养血润肤能疏风止痒，常选四物消风散、当归饮子、桃红四物汤化裁，或在辨证的基础上常加当归、白芍、火麻仁、墨旱莲滋阴润燥，养血活血。

三、理血分疗诸病夜甚

《本草汇言》曰：“诸病夜甚者，血病也，宜用之（当归）！”《医学起源》载：“《主治秘诀》云：‘当归，其用有三，心经本药一也；和血二也；治诸病夜甚，三也’”，明确指出治“诸病夜甚”为当归的主要功效之一。诸病夜甚，即病痛到夜晚加重，如肺心病夜间喘息发作，小便夜间频数，入暮潮热、盗汗，冠心病疼痛夜间为甚等皆是。诸病夜甚为阴血不足之病，由于入夜阳入于阴，阴虚不能涵阳，故夜甚，而当归有补血养血、和血行血诸多功效，故可以治此“诸病夜甚”。王教授受古人启发，对于入夜加重之病，诸如腹痛、头痛、汗出、不眠、肢体酸困、夜梦纷纭等，均有意识地加入当归，且重用之，每每获效，从而为治疗此病开拓了一条途径。他曾治一例 7 岁患儿，每到夜间发作性脐周隐痛，白天无任何表现，入夜睡眠之中常被疼醒，家长深以为忧。西医检查除肠系膜淋巴结略大外，无异常发现。其辨证为脾阳虚，血络不和，用桂枝加芍药汤，考虑到诸病夜甚为当归所主症之一，乃加当归 15 g，服药 3 剂而疼止，7 剂药后其痛若失。

四、和血解毒疗血滞痢下

痢疾古为大病，痢疾病名首见于宋代严用和《济生方·痢疾论治》："今之所谓痢疾者，古所谓滞下是也。"痢疾多因湿热、疫毒、寒湿之邪壅塞肠中，气血为之搏结，肠道传导失司，气血凝滞，化为脓血而下痢赤白。气机阻滞，腑气不通，则腹痛，里急后重。刘河间指出："调气则后重自除，行血则便脓自愈。"故临床治疗痢疾，当归为常用之药，如芍药汤即为代表方。而陈士铎的援绝神丹，其方重用当归、白芍达二两之多，配伍莱菔子一钱，枳壳二钱，槟榔二钱，滑石末三钱，广木香一钱，甘草二钱，疗效称奇。现今重症痢疾虽已少见，但溃疡性结肠炎、克罗恩病等，便下脓血，日达十余行，里急后重等与痢疾表现相类，故此方亦很有参考价值。溃疡性结肠炎是一种病因尚不清楚的结肠和直肠慢性非特异性炎性疾病，属于中医学"腹痛""泄泻""痢疾""肠风""脏毒"等病证范畴，以反复发作的腹泻、黏液脓血便及腹痛为主要临床表现。王庆国教授认为：脾肾阳虚、湿热内盛兼瘀血内阻是其主要病机，治疗溃疡性结肠炎，重用当归、白芍，是借鉴陈士铎的援绝神丹之意，柔肝以护脾。援绝神丹在《石室秘录》用治痢疾，以当归和白芍为君，言"此方妙在用白芍、当归至二两之多，则肝血有余，不去制克脾土，则脾气有生发之机，自然大肠有传导之化"。每用当归 30 g，白芍 30 g，养血和血，再配柴胡桂枝干姜汤与薏苡附子败酱散，共同组方，对于大多数病人疗效称善。

此外，王教授在妇科疾病仿傅青主亦活用当归，亦可以用作便秘的常用加减用药；各种疼痛类疾病也用当归止痛，认为与其养血、活血、行血、暖血有关，故凡血虚、血滞、血瘀、血寒所引起的疼痛，均可用当归配伍其他药物治疗。

（任存霞）

王乐平教授运用清透法治疗脾胃病体会

王乐平教授，内蒙古医科大学中医学院教授，主任医师，内蒙古中医药学会理事。

清透法即清热透邪法，清即清热之意，为中医八法之一；透即透达、透出，引邪外出之意。其理论源于《黄帝内经》中如“热者寒之”（《素问·至真要大论》）、“火郁发之”（《素问·六元正纪大论》）等论述。其用药特点为性寒凉、味苦辛、质地轻、气芳香，因为寒凉尤其是苦寒药物可以清热，但易于郁遏气机；而辛味药能散能行，有发散、行气、行血等作用，有助于邪热外达。清透法是温病治疗学的方法之一，原来是针对外感温邪引起的温病，而王乐平教授在研究过程中，创新运用清透法治疗脾胃病。

王乐平教授在运用清透法治疗脾胃病时主要用“清”法，加上疏利、宣透药物，使中焦的湿热邪气由里向外而出，此法适用于湿热中阻型脾胃疾病。脾胃湿热中阻多数是饮食不节、嗜吃辛辣而致湿热内蕴、中焦气机升降失常、脾胃湿热胶着导致的疾病。这类疾病的表现为脘腹痞胀，呕恶纳呆，身重倦怠，大便稀溏，小便短赤，或面目发黄，或身热不扬，汗出热不解，口干口苦，渴不多饮，舌红苔黄腻，脉滑数等。湿热中阻型脾胃疾病因其缠绵难愈，所以治疗起来相当棘手，而运用清透法治疗是一种新的尝试，病例阐述如下。

【验案一】

秦某，男，47 岁，2018 年 8 月初诊。

主诉：胃脘痞闷 1 周。

现病史：1 周前无明显诱因出现胃脘痞闷，伴恶心、烧心，自服摩罗丹、藿香正气胶囊等药后症状未见缓解，遂来就医。现症见：胃脘胸膈满闷，嗳气不适，反酸，烧心，微烦，恶心，纳呆，干呕，小便量少色黄，大便溏，舌质红，苔白厚腻，脉滑数。

中医诊断：痞满，证属湿热中阻。

治法：清透湿热。

处方：蒿芩清胆汤加减。青蒿、半夏、黄芩、枳壳、陈皮、豆蔻（后下）、藿香、黄连、紫苏叶各 6 g，碧玉散（滑石、甘草、青黛各 6 g），竹茹 9 g。4 剂，每日 1 剂，水煎服。

二诊：患者服用上药后，恶心呕吐症状消失，痞满改善，仍有舌苔白厚腻，上方加茯苓 12 g，薏苡仁 12 g，继服 7 剂，诸症消失。

【按语】

本案患者胃脘胸膈满闷，反酸，烧心，微烦，恶心纳呆，小便量少色黄，大便溏。舌质红，苔白厚腻，脉滑数，辨证为湿热中阻证。青蒿、黄芩、竹茹作君药，药用苦寒以清湿热之邪，药用芳香、质轻以轻扬疏散而透邪；胆火旺犯胃炼液为痰，臣以枳壳、二陈和胃化痰；佐以碧玉散清透湿热，导邪下行；使以茯苓，使湿热下出，均从膀胱而去；加用豆蔻、薏苡仁行气化湿，藿香芳香化湿。诸药合用，清利湿热，消痞除满。

【验案二】

患者，王某，男，43 岁，2013 年 7 月 20 日初诊。

主诉：腹泻腹痛 2 个月余。

现病史：患者腹泻腹痛 2 个月余，食不慎则犯，大便每日 4 ~ 6 次，泻下急迫，或泄而不爽，大便色黄而臭、不成形，肛门灼热，无里急后重、脓血便，小便短赤，易汗恶热，口干口苦，纳差，舌红，苔黄腻，脉濡略数。

既往史：既往有“丙肝史”。

中医诊断：泄泻，证属湿热伤中，脾胃虚弱。

治法：清热利湿，健脾燥湿止泻。

处方：葛根芩连汤加减。葛根 20 g，黄芩、黄连、木香、苍术、白术、山药、紫苏梗、陈皮、厚朴各 10 g，茵陈、神曲、生山楂各 12 g，柴胡 7 g，砂仁 6 g，甘草 4 g。4 剂，每日 1 剂，水煎服。

二诊：患者服用上药后，腹泻明显好转，大便略成形，每日便次减至 2 ~ 3 次，肛门灼热感减轻，口干口苦略减，舌淡红苔根白，脉细滑。考虑患者脾虚湿盛，故加薏苡仁 15 g，并加大神曲、山药的用量各至 15 g。6 剂，水煎服，每日 1 剂，继续服用，经上方治疗 10 天后，患者基本恢复健康。

【按语】

依据本案患者腹泻及其伴随症状，辨证湿热伤中、脾胃虚弱之证。方用葛根芩连汤加减，方中重用葛根甘辛而平，辛味药能散能行，有助于邪热外达，既能解表透热，使湿热之邪向上向外透出，又能升发脾胃清阳之气而止下利，故为君药；臣药以黄芩、黄连清热燥湿，固肠止泻；使以甘草甘缓和中，协调诸药，共成清透湿热止泻之功；柴胡、黄芩利胆和胃，减轻患者口苦症状；神曲、生山楂消食和胃，木香利气化湿，患者腹泻 2 个月余，易汗出，脉濡，考虑本案为脾虚湿盛所致泄泻，故以山药、苍术、白术、砂仁、薏苡仁、厚朴等健脾燥湿止泻。本病表面是湿热伤中，肠腑传化失常，但本质是脾胃虚弱。泄泻较为急迫，故先通过清透法祛邪气，然后调理脾胃，先后次序分明，效果明显。

总而言之，王乐平教授灵活运用“清”法治疗湿热中阻型脾胃病，取得很好的效果，为临床治疗湿热中阻型脾胃病提供了新的方向，但是脾胃疾病寒热虚实病机复杂，所以应用时不可一成不变，须灵活化裁才能收获更好的效果。

（张亚军）

李赛美教授学术思想探讨

李赛美（1960— ），女，广东省名中医，广州中医药大学二级教授，主任医师，博士研究生导师，第六批全国老中医药专家学术经验继承工作指导老师，国家重点学科中医临床基础学科学术带头人，国家中医药管理局重点学科伤寒论学科带头人。从事中医临床经典理论教学与临床研究30余年，擅长运用经方辨治糖尿病、肝病、甲状腺功能亢进症、抑郁症及疑难病症等。

一、用经方辨治2型糖尿病撷英

糖尿病是一种以血糖增高为主要特征的内分泌代谢性疾病，伴烦渴、多饮、多尿、多食易饥、体重下降等“三多一少”典型症状。随着生活方式的改变和老龄化进程的加速，目前其患者可达1.5亿，糖尿病及其并发症已严重危害人类的健康和生存质量。其中2型糖尿病属中医学“消渴”范畴。李教授认为临床诊治糖尿病应遵循仲景学术思想，以六经辨证为基础临证察机，治疗上当从《伤寒论》方证入手，活用经方。多年临证中，李赛美教授通过辨证论治，配合降糖三黄片、黄连素片（盐酸小檗碱片）两种药物的使用，形成了一套中药治疗2型糖尿病的体系，取得了较好的临床疗效。这为我们提供了一种治疗糖尿病的思路，中药治疗糖尿病在某些情况下可替代降糖西药的作用，发挥强大的降糖效果。

李赛美教授认为六经辨证是所有辨证体系的基础，“六经诠杂病”，糖尿病等疑难杂症均可依六经辨证进行诊治，糖尿病及其并发症可涉及人体全方位、多脏器，实属疑难杂症。她提出辨证由博而约，论治由约而博，预测由近而远，调护由远及近的具体临床思路。李教授认为《伤寒论》六经病的传变与糖尿病的发展过程非常一致。初期多在胃、肠、胆、膀胱之腑，多实证，中期由腑传脏，曾现虚实夹杂，后期以虚为主，或虚中夹实，集中在肝、肾、心、脾、肺之脏。病在表、在皮毛者，与太阳病相关；病在肌肉、在胃肠者，与阳明病相关；病在经脉、在肝胆者，与少阳病、厥阴病相关；心肾损伤者与少阴病相关。

李赛美教授认为糖尿病病程有脾肾亏损、阳郁不达、热毒积聚三个疾病阶段。在发病过程中可顺传逆传，常错杂为患，临床上多呈现表里同病、虚实相兼、寒热错杂，甚至阴阳逆乱的状态。李教授提出“降糖不远寒，扶正重脾肾，气血贵流通”的理论框架，并提炼出“清火、开郁、温补、通脉、化浊”的糖尿病治法。用黄连类方清火，柴胡类方开郁，四逆类方温补，四物类方通脉，温胆汤及利湿剂化浊，其立方之本为降糖扶正、降糖不损正。例如患者表现为以湿热或热毒亢盛等标实证为主要临床症状，如口干口苦多饮、大便干结、舌苔黄腻、怕热等表现，而阳虚症状轻微者，则常用黄连阿胶汤、葛根芩连汤、大黄黄连泻心汤、温胆汤、三仁汤、茵陈蒿汤、甘露消毒丹等方加减或合方以治其湿热证。因口干口苦属胆火郁热，故采取火郁散之的治法，加用开郁散火之品，如大柴胡汤、小柴胡汤、四逆散、柴胡桂枝干姜汤、柴胡加龙骨牡蛎汤、柴胡桂枝汤等方。湿热之邪易阻碍气血运行，故加活血方如桃核承气汤、桂枝加芍药汤、当归芍药散等以活血通络。通过祛湿降火、开郁活血的方法以平阳亢，并兼顾补益肝、脾、肾之阳气，以引火归元。如患者多表现为既怕冷又怕热，既有口干多饮，又出现多食腹胀、肢冷酸痛等表现。李老师多用乌梅丸加减。如患者以畏寒肢冷、渴欲饮暖、疲乏、尿多便溏等阳虚症状为主要临床表现，口干多食等阳亢症状轻微，临证“扶正重脾肾”，常用金匮肾气丸、肾四味、真武汤、附子理中丸、附子汤加减，并根据“气血贵流通”的原则，常加黄芪桂枝五物汤、当归四逆汤以补气活血。

此外，李赛美教授认为，患者最关注的指征是血糖值的高低，因而降低血糖是糖尿病治疗的基础。制剂黄连素片被广泛用于降糖治疗中。在中医辨证论治的同时，当汇通中西，如血糖不稳，加苍术、黄连、石斛、玉米须；血脂偏高，加山楂、何首乌、决明子、荷叶；尿酸高，加萆薢、蚕砂、秦艽、薏苡仁；血压偏高，加怀牛膝、山茱萸、天麻、钩藤、石决明；合并肾功能损害者，加黄芪、玉米须、三七，或加祛风之品，调节免疫功能，减轻不利因素对肾脏的损害；合并冠心病者，加丹参、三七、瓜蒌、薤白；合并脑梗死者，加桃仁、红花、赤芍、川芎。

二、辨治甲状腺功能亢进症临证撮要

甲状腺功能亢进症，是指甲状腺呈现高功能状态的一组疾病，其共同特征为甲状腺激素分泌增加而导致的高代谢、基础代谢增加和交感神经兴奋性增加。目前西医治疗甲状腺功能亢进症应用最广，但治愈率仅约 50%，且可发生粒细胞减少、药疹、肝损害等不良反应。李教授认为，根据中医传统理论辨证论治，结合现代医学对该病的认识，以中药配合小剂量西药治疗，可缩短疗程，提高疗效，减少用药用量和不良反应，且中药在改善症状、治疗并发症、降低复发率方面有独特优势。李教授认为本病病机不外是正虚与邪实，正虚以阳虚、阴虚、气虚为主，邪实以气、血、痰、火郁结为主；临床上注重肝脾胃肾，分期而治。

李教授认为甲状腺功能亢进症与肝脾（胃）肾关系密切。甲状腺功能亢进症是一个动态变化的过程，随着病机的转化，在不同的病变阶段具有不同的病机特点，临床上宜分期而治。初期，肝郁气滞，胃热炽盛，治以疏肝解郁，清热泻火。传统上认为瘿病的火是“肝火亢盛”，而李教授则认为是“胃火炽盛”。方用白虎汤、白虎加人参汤合四逆散加减，常选用石膏、知母、怀山药、太子参、柴胡、枳壳、白芍、生牡蛎。中期，肝郁气滞，痰瘀互结，治以疏肝理气，化痰散结，活血化瘀。李教授认为此期病人“阳明热盛”已不明显，肝郁气滞、肝失疏泄是主因。方用小柴胡汤、柴胡加龙骨牡蛎汤加减，药常选用柴胡、黄芩、法半夏、浙贝母、瓜蒌皮、皂角刺、大黄、茯苓、生薏苡仁、薄荷、龙骨、牡蛎、太子参、桂枝、三棱、莪术。后期，脾肾两虚，治以健脾益气，补肾养阴。传统医学认为：瘿病日久，由实转虚，表现为心肝阴虚。李赛美教授则认为病变后期病人虽有阴虚之证，但非心肝阴虚，而是肾阴虚。方用四君子汤合六味地黄丸加减，常选用党参、白术、茯苓、生薏苡仁、陈皮、法半夏、浙贝母、瓜蒌皮、生地黄、山茱萸、怀山药、黄芪、牡丹皮、泽泻。此外，痰瘀并治，灵活处理并发症。李教授认为甲状腺肿大与痰、瘀有关，故多从化痰散结、活血化瘀论治。甲状腺肿大质柔软者，侧重化痰散结，选用山慈菇、猫爪草、法半夏、茯苓、浙贝母、瓜蒌皮；质较硬者，侧重活血化瘀，选用皂角刺、三棱、莪术、丹参、田七片、桃仁。突眼，李教授认为亦与痰瘀互结有关，但主因是脾虚，脾失健运，痰湿内生，痰气交阻，血行不畅，治疗上亦要从脾治。李教授治疗突眼时常用五苓散（茯苓 30 g，猪苓 30 g，泽泻 10 g，桂枝 10 g，白术 10 g），以达健脾利水之效，佐以化痰祛瘀药物，常可收到意想不到的效果。因眼睛、甲状腺居于头面部，李教授治疗甲状腺肿大、突眼，常喜加用防风、柴胡、葛根、白芷、桔梗、川芎、薄荷等祛风药，择其中两三味加入，增强疗效。李教授认为甲状腺功能亢进症病人经年久治，多出现脾气虚弱、肾气不足之象，扶正为要。桂附肾气丸、苓桂术甘汤、真武汤是李教授在甲状腺功能亢进症后期常用的经方。

（任存霞）

第四章
名老中医验案集锦

张炳厚验案

中医称失眠为“不寐”“少寐”“不眠”，古代文献亦称为“不得卧”或“不得暝”等，是以不能经常获得正常睡眠为特征的一类病证，主要表现为睡眠时间和睡眠深度的不足，轻者入睡困难，或寐而不酣、时寐时醒，或醒后不能再寐，重则彻夜不寐，严重影响人们日常工作生活。由于机体的气血、脏腑功能失调，可导致阳盛阴衰、阴阳失衡，张炳厚老师认为，心肾不交是失眠中最常见的证型。本案用张老的经验方滋肾清心安寐汤加减，以滋阴清火、养血宁心、镇静安神来改善患者睡眠，获得显著疗效。

【失眠（心肾不交，心神不宁）医案】

陈某某，男，54岁，2019年3月13日初诊。

现病史：患者5年前因工作紧张，渐致失眠，病情进行性加重。现入睡困难，多梦，易惊醒，夜半咽干，手足心热，盗汗，劳累后腰酸。日间精神疲乏，易急躁。大便成形，软便，日1行。小便黄，时有尿不净。舌苔薄黄，细滑数。

西医诊断：失眠。

中医诊断：不寐，证属心肾不交，心神不宁。

治法：补肾阴，交通心肾，安神定志。

处方：黄连9g，熟地黄10g，阿胶珠12g，白芍12g，麦冬30g，党参20 g，珍珠母10 g（先煎），茯神15 g，炙甘草10 g。每日1剂，水煎服，7剂。

【按语】

古籍记载中以张景岳概括失眠的认识最为确切全面。《景岳全书·不寐》中说："不寐证虽病有不一，然惟知邪正二字则尽之矣。盖寐本乎阴，神其主也，神安则寐，神不安则不寐，其所以不安者，一由邪气之扰，一由营气之不足耳。"其中无论是有邪之实证，还是无邪之虚证，主要是因机体内在的气血、脏腑功能失调，致阳盛阴衰、阴阳失交。张炳厚老师认为，心肾不交为最常见的证型。心火在上，肾水在下，心火下降，肾水上升，心肾交通，水火既济，阴阳为之平衡，才能睡眠正常。本案患者年老肾阴亏损，不能上济于心，心火独旺，故不寐，急躁，多梦；肾精不足，髓海失于滋养，则表现为腰酸，手足心热，盗汗，咽干，这些均为心肾不交、阴虚火旺的表现，故用张老师多年来治疗心肾不交型失眠的经验方滋肾清心安寐汤改善患者睡眠。方中以黄连泻心火厚脾，清而兼润，阿胶、熟地黄滋肾水，共为君药；麦冬养阴清热；芍药佐阿胶则益水力强；同时应用张炳厚老师自拟基础方二仁安寐汤：炒酸枣仁、柏子仁、珍珠母、紫贝齿。方中炒枣仁养心阴、补肝血而宁心安神，为治疗诸般失眠的要药；柏子仁用治血不养心引起的虚烦不得眠，与炒酸枣仁合用助其养心安神；珍珠母、紫贝齿平肝潜阳，镇静安神，诸药合用，共奏滋阴清火、养血宁心、镇静安神之功。全方旨在使肾水上奉于心，使心火下温于肾，水火相济，阴平阳秘，失眠自愈。

（张亚军、陆畅）

温启宗验案

心悸是指气血阴阳亏虚或痰饮瘀血阻滞，导致心失所养，心脉不畅，引起患者自觉心中急剧跳动、惊慌不安，甚则不能自主的一种病证，临床一般多呈发作性。现代医学各种原因引起的心律失常，如心动过速、心动过缓、早搏、心房颤动或扑动、房室传导阻滞、预激综合征、心功能不全以及一部分神经官能症等，若具有心悸临床表现的，均可参照本病证辨证论治。本案以桂枝加龙骨牡蛎汤加减调补阴阳、养心宁神，同时加强活血化瘀之功。

【心悸（心阳不振，血脉瘀阻）病案】

苏某，女，69岁，2016年12月3日初诊。

主诉：心悸、胸憋闷10余年。

现病史：患者诉10余年前无明显诱因出现心慌、胸憋闷痛，遇劳及精神刺激加重，休息后缓解，未进行系统检查及治疗，之后每遇劳累及情志刺激则诱发上述症状加重。近2个月来，上述症状明显加重，并伴有气短，故来就诊。现阵发性心慌，气短，汗出湿衣，胸憋闷痛，气喘息粗，偶有头痛，腰痛，胃脘怕凉不适，足底部感觉障碍，纳呆食少，大便稀溏。舌黯红，苔白，脉结代。

辅助检查：心电图示心肌缺血、心律不齐。

西医诊断：冠状动脉粥样硬化性心脏病。

中医诊断：心悸，证属心阳不振，血脉瘀阻。

治法：益气通阳，养心宁神，活血复脉。

处方：黄芪15 g，桂枝10 g，桃仁10 g，红花10 g，川芎15 g，丹参15 g，葛根20 g，地龙10 g，党参15 g，麦冬15 g，五味子6 g，补骨脂10 g，生龙骨15 g（先煎），生牡蛎15 g（先煎），甘草6 g。每日1剂，水煎服，7剂。

2016年12月10日二诊：服药后，患者心慌气短、息粗、头痛、胸憋闷痛等症均好转。近2日因外感风邪，咽痛，咳嗽流涕，咳痰色白，自觉乏力。舌黯红，苔白，脉结代。治以清热解表、利咽解毒，兼以益气通阳，调整方药为：生地黄10 g，玄参10 g，麦冬15 g，沙参10 g，五味子5 g，桔梗5 g，山豆根10 g，马勃10 g，诃子10 g，白僵蚕15 g，蝉蜕15 g，木蝴蝶10 g，石韦10 g，车前子10 g，珍珠母15 g，石决明

15 g，辛夷 10 g，苍耳子 10 g，露蜂房 10 g，甘草 6 g。每日 1 剂，水煎服，7 剂。

2016 年 12 月 17 日三诊：服药收效，咽痛咳嗽等症已除，诸症均好转，精神状态较前明显变好，面色微红，纳寐均可，小便正常。舌黯红，苔白，脉结代。以一诊益气通阳、养心安神为治则，考虑患者久病劳损，汤剂改为丸剂，缓则治本，要继续固本扶正，避免病情反复。

【按语】

心悸是临床常见疾病，病因十分复杂，此病发生时，患者心跳剧烈，不能自主，常兼见气短胸闷，神疲乏力。其病轻者称为“惊悸”，病重者称为“怔忡”，脉象表现或数或迟，或乍疏乍数，并以结代涩脉为常见。本案患者为老年女性，久病导致阳气衰弱，不能温养心脉，故心悸不安。心阳不足，心脉运行受阻，气不化水，水湿困脾，脾失健运，则纳呆食少，大便稀溏；水气上逆心肺，则气喘息粗胸闷；心阳虚衰不能温煦四肢，故形寒肢冷，足底部感觉障碍；心阳外脱，则大汗淋漓，汗出湿衣。温老根据自已数年的临床实践经验，以黄芪、桂枝、桃仁、红花为基础，使心气、心阳得复，瘀血得化。心气、心阳不得复，瘀血不化，则难以恢复。同时取“生脉饮”（人参、麦冬、五味子）之益气滋阴复脉，桂枝加龙骨牡蛎汤调补阴阳、养心宁神。为加强活血化瘀之功，加川芎、地龙、葛根、丹参等。诸药合用，则气血阴阳得养，心神得安，脉络畅通，心律得复。患者二诊时，由于久病正虚，感受外邪，温老认为临证遇此情形必须遵仲景“夫病痼疾加以卒疾，常先治其卒病，后乃治其痼疾”之说，以防止外邪入里，变生他病，故调整治法为清热解表、利咽解毒，兼以益气通阳，表里同治，标本兼顾。三诊诸证减轻，考虑患者久病劳损正气亏虚，缓则治本，故改换丸剂以继续固本扶正，避免病情反复。

（张亚军、陆畅）

米子良验案

痞满是由外邪内陷，饮食不化，情志失调，脾胃虚弱等因素导致脾失健运，胃失和降，气机升降失常而引起的以心下痞塞、胸膈满闷、触之无形、不痛，食欲不振为主要表现的病证。按部位可分为胸痞、心下痞等。属现代医学里，慢性胃炎（包括浅表性胃炎和萎缩性胃炎）、功能性消化不良、胃下垂等。病因有虚、实之分，且常虚实夹杂。治疗当以实者泻之、虚者补之为原则，虚实夹杂者补消并用。本案患者以养阴益胃为法，以调理脾胃升降，行气除痞消满。

【痞满（胃阴不足）医案】

郭某，男，62岁，2018年8月17日初诊。

主诉：胃脘胀2个月。

现病史：患者近2个月无明显诱因出现胃脘胀，餐后尤甚，伴有灼热感，时打嗝，于仁济医院就诊，查电子胃镜示“充血渗出性胃炎”，门诊予雷贝拉唑、枸橼酸莫沙必利片等治疗，经治疗1个月余，患者症状未改善。遂至米老门诊就诊，现体型偏瘦，胃脘胀闷不适，伴反酸、烧心，时打嗝，晚餐后症状加重，咽痛，有异物感，右侧耳鸣2年余，乏力，食凉后加重，寐安，大便略干硬，小便调。舌红多裂纹苔薄少，脉细弦。

辅助检查：胃镜示食管下段隆起、巴雷特（Barrett）食管、慢性萎缩性胃炎。

西医诊断：慢性萎缩性胃炎。

中医诊断：痞满，证属胃阴不足。

治法：养阴益胃，调中消痞。

处方：半夏8 g，陈皮10 g，连翘10 g，当归10 g，焦三仙各15 g，生地黄15 g，麦冬10 g，沙参10 g，太子参15 g，茯苓12 g，白术10 g，厚朴15 g，白花蛇舌草15 g，莪术10 g，旋覆花15 g（包煎），海螵蛸15 g，浙贝母10 g，响铃草15 g，冬凌草10 g。日1剂，水煎服，10剂。

二诊：胃胀稍缓解，上方去太子参，加党参 15 g，海螵蛸 20 g，茯苓 15 g，白术 15 g，日 1 剂，水煎服，14 剂。

三诊：少腹胀，反酸，偶耳鸣，上方改半夏 10 g，海螵蛸 30 g，党参 20 g。日 1 剂，水煎服，7 剂。

四诊：腹胀好转，上方加焦三仙各 20 g，海螵蛸 40 g，乌药 15 g，威灵仙 10，鸡内金 15 g。日 1 剂，水煎服，7 剂。

五诊：腹胀好转，咽干，上方加玄参 10 g，继服 7 剂。

【按语】

痞满在消化系统疾病证中较为常见，以胃脘部痞塞、满闷不舒为主要表现，常伴泛酸、嗳气、烧心、纳差等症状。临床发现，随着年龄增长，痞满发病率显著增高，有的患者表现为餐后饱胀感，特别是晚餐后胃脘部痞满不适，影响进食和睡眠；有的患者呈持续性胃痞，产生如抑郁或焦虑等情绪；有的患者痞满呈阶段性发作，常与情绪和工作压力有关。本例患者胃脘胀闷不适，但观腹部无膨满，正如《丹溪心法 · 痞》云："胀满内胀而外亦有形，痞则内觉痞闷，而外无胀急之形。"患者脾胃素虚，运化失常，久病正虚，故神疲乏力；阴虚津少，胃络失养，则络脉拘急，故隐隐作痛。结合舌红多裂纹，苔薄少，脉细弦，中医辨证当属胃阴不足证。故予生地黄、麦冬、沙参滋养胃阴；半夏、陈皮和胃降逆，行气消痞；茯苓健脾渗湿；连翘清热散结；厚朴理气燥湿；白术健脾益胃。诸药联合相互作用滋养胃阴，行气除痞。

（张亚军、陆畅）

朱宗元验案

紫癜性色素性苔藓样皮炎，归于"紫癜风""血风疮"之属。多因风邪入于血分化热，热迫血行，溢于孙络而见发斑，郁久血燥伤阴，肌肤失养则皮肤粗糙作痒。损害多对称分布在下肢及躯干下部，尤以小腿为多。初为圆形或多角形紫癜性丘疹，逐渐增多，融合成片，边界不清，轻度苔藓样变，起鳞屑，自觉瘙痒。本案以过敏煎合二至丸加减养阴凉血、活血化斑、祛风止痒。

【血风疮（阴虚血热，热伤血络）医案】

韦某，男，39 岁，2018 年 10 月 6 日初诊。

主诉：双下肢出现紫癜及丘疹，伴剧烈瘙痒 4 个月。

现病史：患者因双下肢出现紫癜及丘疹，伴剧烈瘙痒 4 个月，在某附院诊断为“色素性紫癜性苔藓样皮炎”，经服用维生素 C、路丁及中药凉血祛风之品治疗数月不效，特来就诊。来诊时见两下肢及上肢、胁肋部多处皮疹，皮损区直径约 1 ~ 3cm，边界清楚，皮损表面呈轻度苔藓样变，中央及周围可见多处针头大小的红色紫癜样丘疹及色素沉着，伴心烦易怒，苔薄白，舌质红，脉弦细。

西医诊断：紫癜性色素性苔藓样皮炎。

中医诊断：血风疮，证属阴虚血热，热伤血络而外溢。

治法：养阴凉血，活血化斑，祛风止痒。

处方：乌梅 4 g，防风 3 g，柴胡 5 g，五味子 4 g，生地黄 4 g，白芍 4 g，女贞子 4 g，墨旱莲 4 g，川楝子 3 g，青皮 3 g，地肤子 5 g，白鲜皮 5 g，蝉蜕 7 g，蛇蜕 7 g，蒲公英 10 g，紫花地丁 10 g，珍珠母 10 g（先煎），石决明 10 g（先煎），甘草 2 g。每日 1 剂，水煎服。14 剂。

2018 年 10 月 20 日二诊：瘙痒减轻，出血点减少。原方继服 14 剂。

2018 年 11 月 3 日三诊：瘙痒减轻，皮疹已退近半，未有新疹出现，精神佳，原方继服 14 剂。

2018 年 11 月 19 日四诊：胁肋部偶有瘙痒，皮损已基本退尽，仅留有部分色素沉着，舌偏红，原方继服 14 剂以巩固疗效。

【按语】

紫癜性色素性苔藓样皮炎，其主要临床表现是以色素性紫癜性苔藓样丘疹为主，且疹色呈含铁血黄色素样沉着。本病相当于中医学“血风疮”之属，多因风邪入于血分化热，热迫血行，溢于孙络而见发斑，郁久血燥伤阴，肌肤失养则皮肤粗糙作痒。一般多属实证。治以凉血散风、活血化斑；因日久灼阴耗血，佐以养阴补血为其总则。朱老认为本病为风热毒邪侵袭人体引起的疾病，人体出现皮疹、苔藓样变，是热毒内郁之证，故选用过敏煎合二至丸加清热解毒凉血之药治疗。过敏煎主要由银柴胡、防风、乌梅、五味子、甘草5味药组成，朱老将原方中银柴胡改为柴胡使用，因柴胡的主要成分柴胡皂苷的抗炎作用与泼尼松相近。朱老常用此方治疗各类过敏性疾病，达到扶正祛邪，调理开阖的功效。方中乌梅、柴胡、防风、五味子调理开阖，祛风止痒；生地黄、白芍、女贞子、墨旱莲滋阴养血；地肤子、白鲜皮为治疗皮肤病要药；蝉蜕、蛇蜕祛风止痒；紫花地丁清热凉血；蒲公英为消痈散疮的要药；痒甚之时，心烦易怒，加珍珠母、石决明重镇安神；患者胁肋部有皮损，川楝子、青皮入肝经疏肝解郁、凉肝驱邪。诸药合用共达养阴凉血、活血化斑、祛风止痒之效。

过敏性紫癜属于中医“血证”“紫癜”“肌衄”“葡萄疫”等范畴。多认为有虚实两类，实证责之于湿、热、瘀等，湿热毒邪蕴于肌肤血分，迫血妄行，外溢于肌肤孔窍；虚证责之于气虚、阴虚等，气血虚弱，脉络失固，血不归经。症见肌肤紫癜，或红，或紫，大小形状不一，此起彼伏，以下肢、臀部多见，常有腹痛、呕吐、腹泻、便血或关节疼痛肿胀。常治以清热止血或补气摄血。本案治以归脾汤合过敏煎加减补脾摄血而收效。

【过敏性紫癜（气虚不摄，脾不统血）医案】

刘某，男，28岁，2018年9月7日初诊。

主诉：双下肢紫癜1周。

现病史：患者自诉1周前进食海鲜后出现双下肢紫癜，有榆钱大小，主要分布在踝关节上下。现见双下肢紫癜，小腹抽痛，便溏，眠差，舌淡苔薄，脉缓。

辅助检查：尿常规（–）。

中医诊断：紫癜，证属脾气虚弱，外邪入侵，脾不统血。

处方：黄芪 10 g，党参 7 g，炒白术 5 g，龙眼肉 4 g，炒酸枣仁 4 g，五味子 4 g，煅龙牡各 7 g（先煎），仙鹤草 7 g，乌梅 4 g，防风 3 g，柴胡 5 g，黄连 4 g，木香 3 g，白芍 4 g，吴茱萸 4 g，荜茇 4 g，赤石脂 5 g，秦皮 5 g，甘草 2 g。14 剂，水煎服，日 1 剂。

2018 年 9 月 22 日二诊：睡眠佳，双下肢已无出血点，原方 14 剂。

2018 年 10 月 8 日三诊：劳累时偶有出血点，大便时溏，上方加肉豆蔻 4 g，14 剂。水煎服，日 1 剂。

【按语】

过敏性紫癜是一种常见的毛细血管变态反应性疾病，以皮肤紫癜、消化道黏膜出血、关节肿胀疼痛和肾脏损害等症状为主要临床表现，少数伴有血管神经性水肿，属于中医“血证”“紫癜”“肌衄”“葡萄疫”等范畴。朱老认为，中医学无过敏性紫癜之病名，当归属于“血证”的范畴。脏腑虚弱是导致本病发生的重要原因。长期饮食不节，伤及脾胃，胃气不足，固摄失调，外邪入侵，在过敏源刺激下导致血不循经，溢于脉外，故见皮下出血；若久病血瘀，血行不畅，经脉不通，不通则痛；郁而化热，迫血妄行，则见尿血等症。本案属脾气虚弱，气虚不摄，故选用补脾摄血之法，方选归脾汤合过敏煎加减。方中黄芪、党参、炒白术益气健脾摄血；龙眼肉、酸枣仁养血安神入血分；乌梅、防风、柴胡、五味子升降气机以抗过敏；仙鹤草、煅龙牡收敛止血；黄连、木香、白芍、秦皮、赤石脂、吴茱萸、荜茇、肉豆蔻、甘草温调脾胃，助脾胃运化恢复。全方配伍从多方面治疗引起出血的原因。

（任存霞）

王庆国验案

溃疡性结肠炎是一种目前病因尚不清楚的结肠和直肠慢性非特异性炎症性疾病，属于中医学“腹痛”“泄泻”“痢疾”“肠风”“脏毒”等范畴。本病以反复发作的腹泻、黏液脓血便及腹痛为主要临床表现。王庆国教授认为：脾肾阳虚、湿热内盛兼以瘀血内阻是其主要病机。本案以柴胡桂枝干姜汤合薏苡附子败酱散、援绝神丹、痛泻要方加减温阳健脾，调肝和血，清热祛湿，排脓止泻而收效。

【痢疾、肠风（脾肾阳虚，肝郁脾虚，湿热蕴结胃肠成脓）医案】

姜某，女，32 岁，2019 年 10 月 9 日初诊。

主诉：反复泄泻伴脓血便 4 年余。

现病史：患者 2015 年因腹泻、便脓血就诊于某医院，肠镜诊断为溃疡性结肠炎，服用西药控制良好。2018 年初溃疡性结肠炎复发，继服西药柳氮磺吡啶肠溶片无效，之后腹泻、便脓血时有发作，间断加重，他处治疗无效。现患者大便有脓血黏液，血色偏红，下利，日 5 ~ 6 次，腹痛，肛门下坠，舌淡暗，脉沉弱。

中医诊断：痢疾、肠风下血，证属脾肾阳虚，肝郁脾虚，湿热蕴结胃肠成脓。

处方：当归 20 g，白芍 20 g，柴胡 10 g，黄芩 10 g，桂枝 10 g，干姜 20 g，煅牡蛎 30 g，炙甘草 20 g，大枣 20 g，制附片 10 g（先煎），炒薏苡仁 30 g，败酱草 30 g，陈皮 20 g，防风 20 g，升麻 5 g，穿山龙 20 g，儿茶 10 g（包煎），白及 15 g，炒白术 15 g，藕节炭 10 g，醋艾炭 10 g（包煎）。14 剂，水煎服，日 2 次。

2019 年 10 月 23 日二诊：便稀，伴有黏液，已无血，日 4 ~ 5 次，无下坠感，舌淡嫩，脉沉弱。仍以前法去收敛止血药及痛泻要方，加强温补脾肾以治本，处方：当归 20 g，白芍 20 g，柴胡 10 g，炒黄芩 6 g，桂枝 15 g，干姜 30 g，煅牡蛎 20 g，炙甘草 30 g，天花粉 10 g，薤白 20 g，制附片 30 g（先煎），炒薏苡仁 20 g，灶心土 30 g，败酱草 30 g，升麻炭

10 g，炒赤石脂 15 g，仙鹤草 30 g，白及 6 g。14 剂，水煎服，日 2 次。

2019 年 11 月 6 日三诊：腹部不痛，肚脐周围偏凉，余症同前。前方加葫芦巴 15 g，白头翁 10 g。14 剂，水煎服，日 2 次。

2019 年 11 月 20 日四诊：诸症好转，大便日 2 ~ 3 次，有少量黏液，有时嗳气。继服上方，部分药物剂量调整，处方：当归 30 g，白芍 30 g，柴胡 10 g，炒黄芩 6 g，桂枝 15 g，干姜 45 g，煅牡蛎 30 g，炙甘草 30 g，天花粉 10 g，薤白 20 g，制附片 50 g（先煎），炒薏苡仁 20 g，灶心土 30 g，败酱草 30 g，升麻炭 10 g，炒赤石脂 15 g，仙鹤草 30 g，白及 6 g，葫芦巴 15 g，白头翁 20 g。14 剂，水煎服，日 2 次。

【按语】

溃疡性结肠炎在中医古籍中并没有具体病名，常根据临床表现将其归属于“痢疾”“泄泻”“下利”“肠风下血”范畴。痢疾病名首见于宋代严用和《济生方·痢疾论治》：“今之所谓痢疾者，古所谓滞下是也。”目前大多学者认为本病病位在大肠，以素体脾胃虚弱、感受外邪、饮食不洁、情志失调为主要病因。王庆国教授认为：脾肾阳虚、湿热内盛兼以瘀血内阻是其主要病机。盖腹泻、腹痛、喜温喜按，因脾阳不足所致；黏液脓血便是因湿热蕴肠、化腐成脓所致。脾肾阳虚为本，湿热瘀血为标，正虚邪恋，以致脾胃升降失常，大肠传导失司，湿邪壅滞，与气血相搏，损伤肠络，化腐成脓。本案以柴胡桂枝干姜汤合薏苡附子败酱散、援绝神丹、痛泻要方加减。柴胡桂枝干姜汤在《伤寒论》中用治“汗而复下”引起的少阳病兼水液代谢障碍。刘渡舟教授将本方的适用范围扩大到一类以肝热脾寒或肝郁脾虚为主要病机的病证，王老师用其治疗本病，取其柴胡配黄芩可和解少阳、桂枝配干姜可温脾散寒之意。痛泻要方中白术补脾益气，陈皮健脾理气，防风疏肝气，白芍柔肝阴。本方中重用当归、白芍，是借鉴陈士铎的援绝神丹之意，柔肝以护脾。援绝神丹在《石室秘录》用治痢疾，以当归和白芍为君，言“此方妙在用白芍、当归至二两之多，则肝血有余，不去制克脾土，则脾气有生发之机，自然大肠有传导之化”。三方相合，共奏补脾柔肝，调和气血之功，切合本病脾虚肝郁的病机。其中黄芩与白芍相配仿黄芩汤之意，在《伤寒论》中主治太阴少阴合病下利。败酱草入胃、大肠、肝经，味辛、苦，性凉，张仲景即以其与附子、薏苡仁相配治疗肠痈。上述均是张仲景善用的治疗腹泻、肠痈的药物。王老师善用其加白头翁治疗湿热证，祛邪而不伤正。在出血量较多或大便成形而便鲜血时，可酌情加入仙鹤草、藕节炭等。溃疡性结肠炎患者反复发作数年，伤及肾阳，阳虚寒凝，王老师采用近代名医陈鼎三先生的经验，对于脐中或下腹疼痛的患者，在三诊温补肾阳基础上加入葫芦巴，效果明显。

胃十二指肠溃疡、慢性结肠炎属中医学“腹痛”“胃痛”“下利”范畴。临床常见慢性反复性周期性腹部疼痛、厌食、嗳气、呕吐、腹胀、腹泻等，中医证型多为脾胃虚寒、胃虚湿热、寒凝胃脘、食滞胃脘等证。脾胃为仓廪之官，主受纳和运化水谷，本案脾气虚寒、寒热错杂引起脾胃受纳腐熟、升清降浊之功能失常，以致气机受阻，不通则痛，治以半夏泻心汤加减，辛开苦降，清热散寒止痛。

【腹痛（寒热错杂，气机受阻）医案】

张某，女，59岁，2019年9月24日初诊。

主诉：胃腹疼痛3日。

现病史：患者3日前因受凉复发，特来王教授门诊就诊。现胃腹疼痛，腹部特别是脐周冰凉。反酸、呃逆、嗳气，腹中肠鸣，便溏，舌体胖大、苔少，脉沉弱。

既往史：胃、十二指肠溃疡、息肉，慢性结肠炎8年余。

中医诊断：腹痛、胃痛，证属中焦气机紊乱，寒热错杂，脾胃阴阳之气不调。

治法：辛开苦降，清热散寒止痛。

处方：拟半夏泻心汤合方加减。百合30 g，乌药10 g，法半夏20 g，川连10 g，炒黄芩10 g，干姜20 g，生晒参10 g，炙甘草20 g，大枣20 g，益智仁10 g，煅牡蛎20 g，浙贝母10 g，乌贼骨10 g，延胡索10 g，吴茱萸 10 g，丁香 10 g，制附片 10 g，白及 15 g。每日 1 剂，水煎服，14 剂。

2019 年 11 月 5 日二诊：胃腹疼痛好转，仍反酸，便溏。前方去白及，加旋覆花 20 g，代赭石 25 g，莪术 10 g，川连加至 15 g。每日 1 剂，水煎服，14 剂。

2019 年 11 月 19 日三诊：胃腹疼痛除，反酸、脐周冰凉感均好转很多，但食用面食后，易复发嗳气、反酸。上方去丁香、延胡索，加荜茇 15 g，制附片加至 25 g，乌药加至 15 g，干姜加至 30 g。每日 1 剂，水煎服，14 剂。

【按语】

王教授常运用半夏泻心汤合百合乌药汤、益智仁、牡蛎，临床治疗消化系统疾病，包括反流性食管炎、慢性浅表性胃炎、慢性萎缩性胃炎、胆汁反流性胃炎、糜烂性胃炎、慢性肠炎、食道溃疡、胃十二指肠溃疡等，均具有显著疗效。王教授在临床中善于抓住“寒热错杂”的病机和“心下痞”甚则疼痛的主症，施用半夏泻心汤，加减化裁得当，效如桴鼓。王教授认为本方乃“脾胃病证通用方”。若症见胃脘冷痛伴有振水音、胃中嘈杂等症，常合用百合乌药汤行气止痛，以疏通胸腹之气滞；百合乌药汤出自《时方歌括》，其中记载：“心口痛诸药不效，亦属气痛者；治心胃诸痛，服热药而不效者。”《神农本草经》言百合“主治邪气腹胀，利大小便，补中益气”；《药性论》则载其“除心下急满痛”。因此百合甘平益气，可助半夏泻心汤散痞开结，王教授临床常用至 30 g 以上，佐以辛温之乌药，疏通胸腹气滞，二药相合，共奏行气止痛之功。若兼有嗳气、胃胀、呃逆、腹中肠鸣等脾胃气滞证者，常合丁香柿蒂散以温中益气，降逆止呃；若症见呃逆、嗳气、噎嗝、气上冲咽等胃气上逆证者，常合旋覆代赭汤以消痰涤饮，降逆和胃；若症见腹中冷痛胀满、下肢怕冷、泄泻等阳虚寒凝之证，常用干姜、制附片、吴茱萸祛寒以“三阳开泰”，并强调吴茱萸用于治疗胃寒之证，用量可依据寒凉程度用至 10 ~ 60 g，一则加强温阳之功，二则防止方中清热之药过于寒凉；若肾阳虚兼有脾阳虚，则加益智仁、煅牡蛎。《本草经疏》载“牡蛎味咸平，气微寒，入足少阴、厥阴、少阳经……主烦满、气结心痛、心胁下痞热等证”；益智仁辛、温，归肾、脾经，功效暖肾固精缩尿，温脾开胃摄唾。二药寒温相伍，温肾阳以健脾阳，散气结以止痛。诸药配伍精当，效果显著。

（任存霞）

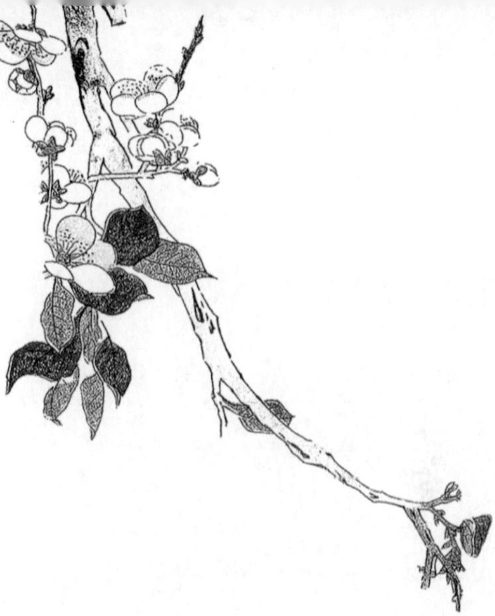

下篇

杏林求索——勤临床

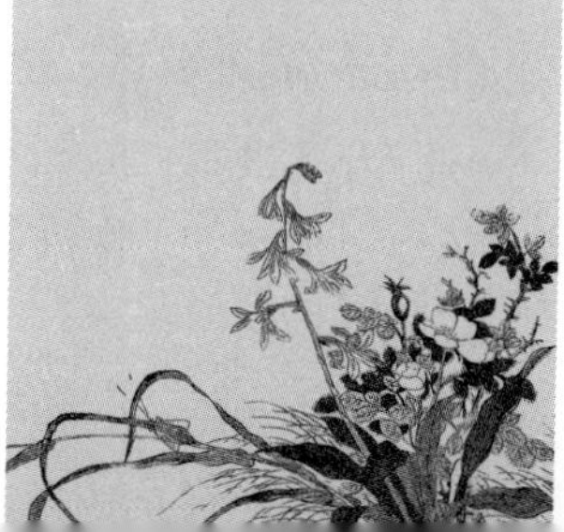

第五章

内科临证医案

感　冒

感冒是感受六淫，或时行疫毒引起肺卫功能失常所导致的常见外感疾病。首辨常人感冒与虚体感冒。常人感冒辨明风寒、风热及不同兼邪；虚体感冒需辨清气虚、阳虚、血虚、阴虚；其次，分清普通感冒与时行感冒。在治疗过程中，根据辨证，侧重有所不同，本案患者以风热犯表、热郁肌腠、卫表失和、肺失清肃为病机，治以银翘散加减而收效。

【感冒（风热犯肺）医案】

章某某，男，24 岁，2018 年 5 月 2 日初诊。

主诉：恶寒、发热 4 天。

现病史：患者 4 天前跑步后自感恶寒，周身疼痛不适，次日体温升到 39℃以上，汗出，微恶风，鼻塞多嚏，咽痛，微咳，无痰，头痛发胀，舌尖红，苔薄白，脉浮数。

体格检查：咽部轻度充血，无扁桃体肿大。

西医诊断：上呼吸道感染。

中医诊断：感冒，证属风热犯肺。

治法：疏风散热，辛凉解表。

处方：银翘散加减。金银花 15 g，连翘 10 g，栀子 10 g，淡豆豉 12 g，薄荷 8 g（后下），荆芥 10 g，竹叶 10 g，芦根 12 g，牛蒡子 12 g，桔梗

12 g，甘草 10 g。4 剂，水煎服，日 1 剂。

服 4 剂后随访，患者症状好转，无恶寒风热，周身疼痛好转，其他诸症好转。

【按语】

银翘散出自《温病条辨·上焦》篇风温第 4 条："太阴风温、温热、温疫、冬温……但热不恶寒而渴者，辛凉平剂银翘散主之。"此外，银翘散方证还见于《上焦》篇第 5 条："太阴温病，恶风寒，服桂枝汤已，恶寒解，余病不解者，银翘散主之；余证悉减者，减其制。"

本案患者初感寒邪，卫郁而热，营卫失和，肺失宣降，加之素体热盛，故日久渐化热，表现风热之邪在表之象，治以银翘散加减。方中重用金银花、连翘为君，辛凉解表，清热解毒，透解卫分；薄荷、牛蒡子味辛而性凉，疏散风热，清利头目，且可解毒利咽；荆芥、豆豉辛而微温，助君药发散表邪，透热外出，此两者虽属辛温，但辛而不烈，温而不燥，与辛凉药配伍，可增辛散透表之力，均为臣药；芦根、竹叶清热生津，桔梗宣肺化痰止咳，甘草既可调和诸药，护胃安中，又可合桔梗清利咽喉，同为佐药。全方共奏疏风散热，辛凉解表之效。

使用注意：肺为娇脏，故本方用药多为轻清之品，不宜久煎，且用量不宜过大。

（张亚军医案、孙铭涓整理）

咳　嗽

咳嗽本属小恙，但由于失治、误治，或抗生素不合理应用，常迁延不愈。咳嗽多由外感风寒之邪所致，邪从外来，当从外走，故宣肺法是治疗咳嗽的首要法则。肺为娇脏，清虚之体，肺阴亏虚，痰热蕴结是久咳不已的重要病机之一。本案以三拗汤合参麦饮、旋覆代赭汤、小陷胸汤养阴清肺，宣肺化痰而止咳收效。

【咳嗽（阴亏肺燥，痰热互结）案】

张某，男，49岁，2013年12月4日初诊。

主诉：咳嗽不止3个月。

现病史：患者自述3个月以来经西医静滴、中医药治疗，仍咳嗽不止。西医检查诊断为慢性支气管炎。现咳嗽夜晚加重，痰少，咽痒，胸闷，气短，大便不畅，脉沉，舌偏红。

中医诊断：咳嗽，证属阴亏肺燥，痰热互结。

治法：养阴清肺，宣肺化痰止咳。

处方：生麻黄6 g，生甘草12 g，苦杏仁12 g，旋覆花9 g，代赭石30 g，沙参12 g，麦冬12 g，五味子9 g，桔梗15 g，全瓜蒌20 g，黄连5 g。5剂，水煎服，日1剂。

2013年12月11日电话告知，服3剂咳嗽已止。

【按语】

慢性咳嗽是指以咳嗽为主，或唯一症状，咳嗽时间持续超过8周，且X线胸片无明显异常，是呼吸系统常见病、多发病，临床以咳嗽、痰少为主要症状，相当于中医学“咳嗽”中“久咳”“顽咳”“难治性咳嗽”等范畴。对于咳嗽的分类，现代多遵张景岳之内伤、外感两类论。咳嗽虽属小恙，但由于失治、误治，或抗生素不合理应用，常迁延不愈。故咳嗽患者转中医药治疗者不少。《素问·咳论》云：“皮毛者，肺之合也，皮毛先受邪气，邪气以从其合也。”咳嗽多由外感风寒之邪所致，邪从外来，当从外走，故宣肺法是治疗咳嗽的首要法则。用三拗汤，重在一个“宣”字，使风寒之邪从外而解，则咳嗽亦愈；有化热之象者加桔梗清肺利咽。肺的任何生理功能都是通过肺气的宣发和肃降相互为用完成的。治疗咳喘病，应处处围绕恢复肺的宣降功能这一核心病机。肺为娇脏，清虚之体，久咳肺阴亏虚，伤阴而生痰火，故肺病多采用润降法，以养阴润燥，化痰降肺为宜。旋覆代赭汤在《伤寒论》中主证虽为“心下痞硬，噫气不除”，但观本证病机，乃脾胃失和，土不生金，痰贮于肺，肺气上逆，与《黄帝内经》记载相符。病理过程中痰气上逆为其主要矛盾，根据痰气上逆部位的不同可有不同的病理表现，如上逆于头，清窍阻塞则见眩晕，上逆于肺，肺失宣降则见咳喘；上逆于胸，胸中清阳受遏则见胸闷等。本方以旋覆花苦辛咸温，代赭石与之相配伍，降逆下气化痰；瓜蒌、黄连小陷胸汤宽胸理气，清热化痰为臣；生脉饮人参改为沙参生津润肺止咳，全方共奏滋阴清肺、降逆化痰、止咳利咽之功效，使咳嗽速愈。

（任存霞医案）

咳　喘

老年性咳喘症是呼吸系统疾病的常见症状，以咳嗽、呼吸急促，甚至张口抬肩，鼻翼扇动为特征。其病因涉及两个方面，外因责之于六淫侵袭，内因为脏腑功能失调；病机以气滞、痰凝、血瘀为主；辨证以虚实为要，分清标本缓急；治疗上则强调急则宣肺化痰，止咳平喘，缓则以补肺健脾、温肾平喘为主。本案以麻杏石甘汤合旋覆代赭汤加减宣肺化痰，降气平喘。

【老年性咳喘（肺热壅盛，痰气交阻）医案】

高某某，男，78岁，2018年12月2日初诊。

主诉：咳喘1个月余。

现病史：患者素有慢性支气管炎病史10余年，每咳喘发作，便来我门诊处就医服中药治疗，病情近年来稳定，咳喘已1年未发。1个月前因回老家劳累致感冒诱发咳喘发作，近几日加重，特来就诊。现咳嗽伴喘、胸闷、夜晚加重，痰少，不易咯出，伴头晕、手足烦热、纳呆、口苦、咽干、大便不畅，舌偏红，前尖少苔，舌根腻，脉弦滑。

中医诊断：咳喘，证属肺热壅盛，痰气交阻。

治法：宣肺化痰，降气平喘。

处方：旋覆花 6 g，代赭石 15 g，黄芩 20 g，生地黄 15 g，苦参 9 g，当归 30 g，麻黄 3 g，苦杏仁 12 g，生石膏 40 g（先煎），生甘草 15 g，柴胡 12 g，姜半夏 9 g，牛蒡子 9 g，竹茹 12 g，胆南星 6 g，陈皮 9 g，沙参 12 g，麦冬 9 g，五味子 6 g。5 剂，水煎服，日 1 剂。

服 5 剂后，电话告知咳喘已止，诸症减轻。

【按语】

咳喘是临床上的常见病、多发病，是肺系疾病的主要症状之一，可由部分慢性咳嗽经久反复发展而成。老年性咳喘症可归于现代医学的慢性支气管炎，或老年性哮喘。其特点为反复发作，病程长久。老年性咳喘症固然属肺之证候，但“五脏六腑皆令人咳，非独肺也”，其中以肺脾肾三脏关系最为密切。老年性咳喘症首当辨清虚实。实喘在肺，为邪壅肺气而宣降不利。虚喘当责之于肺脾肾三脏。然而，老年性咳喘症病情相当复杂，每可上实下虚并见，或正虚邪实、虚实夹杂。本案患者素有咳喘病史，本次外感风寒，外邪入里，化热壅肺，痰热气阻，肺失宣降，导致咳喘。麻杏石甘汤功用辛凉宣泄、清肺平喘，《伤寒论》原用本方治疗太阳病，发汗未愈，风寒入里化热，“汗出而喘”者，后世用于治疗风寒化热，或风热犯肺，以及内热外寒，但见邪热壅肺之身热喘咳、口渴脉数者，无论有汗、无汗，皆可以本方加减。临床可用于肺炎、支气管炎、支气管哮喘等属邪热闭肺者，效果极佳。“宣肺”可使邪气及痰液外达而不收闭于内，用麻杏石甘汤清宣肺气，治其主证，又视其兼证不同，酌情配合其他方药，化裁运用。麻杏石甘汤方中麻黄宣肺开郁，佐杏仁利肺平喘，重用生石膏以清肺热，甘草和中益气，配石膏又可甘寒以化生津液。肺的任何生理功能都是通过肺气的宣发和肃降相互为用完成的。治疗咳喘病，应处处围绕恢复肺的宣降功能这一核心病机。宣肃同用，宣发在肺在表之邪，清肃上逆之肺气，使肺气畅达，升降有序，咳逆遂止。本病案患者兼有气逆痰阻之候，合用旋覆代赭汤治疗可助清肃上逆之肺气。本方载于《伤寒论》第 161 条：“伤寒发汗、若吐、若下，解后，心下痞硬，噫气不除者，旋复代赭汤主之。”本方用于治疗伤寒发汗后，又误用吐、下，而导致的痰气痞证。方中旋覆花消痰下气散结，能疏肝利肺；代赭石重镇降逆；半夏、生姜辛温而散，涤痰散饮，开心下之痞结；人参、甘草、大枣甘温，以补脾胃之虚。诸药配合，标本兼顾，共奏降逆化痰、益气和胃之功。《古今名医方论》称旋覆代赭汤为“承领上下之圣方也”。患者手足烦热，合用黄芩汤（《金匮要略》）清热泻火，燥湿凉血；口苦、咽干加柴胡、半夏，取小柴胡汤之意，肺为娇脏，久咳易伤肺之气阴，沙参、麦冬、五味子，取生脉饮之意。牛蒡子、竹茹、胆南星、陈皮助上方化痰清热利咽。据此全方共达宣肺化痰、降气平喘之功。

（任存霞医案）

哮　病

哮病是一种发作性的由于宿痰内伏，遇感触发而呈痰鸣气喘的疾患，发作时喉中哮鸣有声，呼吸气促困难，甚至不能平卧。本病属邪实正虚之证，一般发作时以邪实为主，未发时以正虚为主，故在辨证时应依其虚实之异，首当分辨已发和未发，发则治标，缓则治本。本案病机为痰浊伏肺，风邪引触，肺气郁闭，升降失司，治以祛风涤痰，降气平喘。

【哮病（风痰哮）医案】

武某某，女，64岁，2018年8月25日就诊。

主诉：喉间哮鸣有音，喘憋反复发作8年，加重3天。

现病史：患者8年前感冒后出现哮喘，发作时胸闷气紧，喉间哮鸣有声，变天时明显，咽肿，口干口苦，眼肿，晨起痰多，痰色黑黏。近3天无明显诱因加重，舌质暗红，舌苔厚腻，脉沉滑实。

西医诊断：过敏性哮喘。

中医诊断：哮病，证属风痰哮。

治法：祛风涤痰，降气平喘。

处方：三子养亲汤合二陈汤加减。白芥子 10 g，莱菔子 20 g，紫苏子 10 g，制半夏 10 g，陈皮 10 g，茯苓 20 g，浙贝母 10 g，桔梗 10 g，瓜蒌皮 10 g，炙甘草 6 g，地龙 10 g，丹参 10 g。日 1 剂，水煎服，7 剂。

二诊：服上方后诸症均有所减轻，手脚心发热，口干，舌质暗红，中有裂纹，舌苔薄腻。于首诊方加入麦冬 10 g，五味子 5 g，玄参 10 g。日 1 剂，水煎服，7 剂。

三诊：服上方诸症均明显减轻。舌质暗红，脉沉。上方加丹参 15 g，桃仁 10 g，红花 10 g。

四诊：诸症均改善。以香砂六君子颗粒善后。

【按语】

哮喘多发于冬春之季，多由痰浊伏肺，外邪引触，肺气郁闭，升降失司所致。方中白芥子温肺豁痰，利气散结；苏子降气化痰，止咳平喘；莱菔子消食导滞，下气祛痰；半夏、陈皮、茯苓理气化痰，健脾利湿；浙贝母清热化痰止咳；地龙清肺平喘通络；丹参活血祛瘀；桔梗宣肺祛痰；瓜蒌皮清热化痰；炙甘草健脾和中，缓和诸药。全方起到祛风涤痰，降气平喘之功，使肺中伏痰得化，气机得畅，气喘可平，兼以活血通络，促进气血运行，有利于病情迅速好转。二诊患者肺气虚弱，津液耗伤，加麦冬、玄参、五味子，达生津润肺、滋阴降火、益气敛肺之功；三诊患者久病入络，内有瘀血，加丹参、桃仁、红花活血化瘀；四诊患者症状均改善，服用香砂六君子颗粒善后，培土生金。

（张亚军医案、孙铭涓整理）

哮病，是以喉中哮鸣有声，呼吸困难，甚则喘息不能平卧为主症的反复发作性肺系疾病。哮病的发生为痰伏于肺，气血失调、痰瘀内阻为哮病发生的病理基础。哮病发生的关键病机在于内外之邪相合。哮病的直接病因较为复杂，寒、热、痰、瘀血往往相互纠缠，相兼致病，致痰阻气道，肺气上逆，气道挛急。一般从寒热的角度论治哮喘发作期，清热宣肺、化痰定喘为治疗热哮的基本原则。本案患者证属痰热瘀交阻气道，以麻杏石甘汤合旋覆代赭汤、小陷胸汤、桂枝茯苓丸加减而获效。

【哮病（痰热瘀交阻气道，肺失宣降）医案】

时某某，女，63岁，2016年8月23日初诊。

主诉：哮喘发作10余日，近几日加重。

现病史：患者自述近几年每年8月发作哮喘，西医静滴、中医药治疗，效果不显。西医诊断为过敏性哮喘。现咳喘，晨起喘重，声高气粗，咳痰不利，色白，咽痒，胸烦闷，气短，汗出，面红，体壮，唇紫，脉数，舌红苔黄腻。

西医诊断：过敏性哮喘。

中医诊断：热哮，证属痰热瘀交阻气道，肺失宣降。

治法：清热宣肺。

处方：生麻黄9 g，生甘草15 g，苦杏仁12 g，生石膏60 g（先煎），旋覆花12 g，代赭石30 g，桔梗15 g，川牛膝20 g，全瓜蒌30 g，黄连5 g，半夏15 g，柴胡12 g，黄芩15 g，桂枝15 g，赤芍15 g，牡丹皮12 g，茯苓20 g，桃仁12 g，鱼腥草30 g，野荞麦根20 g，枳实6 g。日1剂，水煎服，7剂。

2016年8月30日复诊，服上方咳喘见效，继服10余剂症平。

【按语】

因其症状主要为喉中痰鸣，故其关键在痰。陈修园认为“哮喘之病……痰窠结于肺膜”。《证治汇补 · 哮病》说：“因内有壅塞之气，外有非时之感，膈有胶固之痰，三者相合，闭拒气道，搏击有声，发为哮病”。从古人论述可见，哮病的关键是痰，故治哮必治痰。哮病的治疗分为发作期和缓解期两期。《丹溪治法心要 · 喘》云：“未发，以扶正气为要；已发，以攻邪为主。”此为治疗哮病的基本原则。故发作期以祛邪为主，但需分清痰之寒热。

哮病感冷而发者谓之冷哮，感热而发者谓之热哮。临床验之，冷哮居多。无论热哮、冷哮，究其内因，皆因宿痰久伏所致，所以朱丹溪有“专主于痰”之说。由于肺窍中积有顽痰，平时潜伏不动，则无异于常人。若感触风寒暑湿，过食油腻生冷，或酸咸失调，触动宿痰，则突然发作，哮喘如水鸡鸣，胸中满塞，不能仰卧。麻杏石甘汤治暴喘发热有很好的疗效，张仲景曰：“汗出而喘，无大热者，可与麻黄杏仁甘草石膏汤。”外邪伤肺，壅遏肺气，气从热化而成暴喘发热，而肺主皮毛，主宣发，故治须顺其宣发之性，使邪有出路，向外透发。麻黄宣散肺气，石膏清泄肺热，二者相配，此时麻黄的作用就不是宣散表寒了，而是借助其宣发之力宣散肺热。此重点在热，因此石膏用量要大。《伤寒论》第161条曰：“伤寒发汗，若吐，若下，解后，心下痞硬，噫气不除者，旋覆代赭汤主之。”《古今名医方论》称旋覆代赭汤为“承领上下之圣方也”，主治汗、吐、下后表已解而中气受伤，痰湿内生，胃气因虚上逆，以心下痞硬、噫气不除为主症之名方。旋覆代赭汤所涉原文虽只一条，但内涵丰富，它既为伤寒病而设，又为杂病而立。运用旋覆代赭汤配伍治疗风寒咳嗽甚则久咳、肺痈，或支气管哮喘、肺气肿，甚则肺癌等有咳嗽剧烈、喘息伴胸痛等肝肺气上逆证者效果颇佳。在临床中，小陷胸汤主要用于痰热咳嗽。肺主宣降，当邪气犯肺，肺失宣降，肺气上逆而导致咳嗽。症见咳嗽，白稠痰或黄绿痰，胸闷或胸痛，或气喘等，治宜本方加味，以清热化痰，宣肺开结。本案根据病性病机合方麻杏石甘汤合旋覆代赭汤。久病入络者可加桂枝、桃仁、牡丹皮、赤芍等取桂枝茯苓丸之意。

（任存霞医案）

肺　　胀

肺胀是多种慢性肺系疾患反复发作，迁延不愈，肺气胀满不能敛降的一种疾病，与西医学中慢性阻塞性肺疾病（chronic obstructive pulmonary disease，COPD）类似。因肺主气，有调节全身气机的功能，肺气亏虚，肃降无权；或外邪干肺，肺气失宣，均导致气机失常，无论外感或内伤，新病或痼疾，均可表现肺失宣降致咳嗽、气喘、咳痰等症状。本案治疗需顾护正气为先，以改善症状，恢复肺脏功能，同时利于邪气的祛除，可谓“正气存内，邪不可干”。

【肺胀（肺肾气虚，痰瘀内阻）医案】

王某某，男，67岁，2019年4月6日初诊。

主诉：咳嗽、喘憋5年，近半个月加重。

现病史：患者5年前出现咳嗽、咳痰，时有喘憋，服药治疗后可缓解，其后每于冬季出现咳痰、喘憋，发作时不能平卧。喘憋严重，常需住院进行抗炎平喘治疗，且逐年加重。半个月前再次出现喘憋，动则加重，胸满咳嗽，咯吐白痰，量不多，不易咯出，纳差，眠差，便溏，足肿。舌质暗红，舌苔中后部白厚腻，舌下脉络迂曲，脉弦。

个人史：嗜烟酒20年。

辅助检查：X线示肺纹理增粗紊乱，出现肺气肿。肺功能检查：吸入支气管扩张剂后，FEV1/FCV ＜ 70%，肺总量（TLC）、功能残气量（FRC）和残气量（RV）增高，肺活量（VC）减低。血常规检查：红细胞明显增加，血红蛋白降低。

西医诊断：慢性阻塞性肺疾病。

中医诊断：肺胀，证属肺肾气虚，痰瘀内阻。

治法：调理肺肾，降气平喘，豁痰化瘀。

处方：补肺汤合真武汤加减。人参10 g，黄芪30 g，熟地黄20 g，五味子10 g，紫菀10 g，桑白皮10 g，熟附子10 g，茯苓15 g，白术10 g，生姜10 g，地龙10 g，桃仁10 g，牡丹皮10 g，炙麻黄10 g，苦杏仁10 g。7剂，水煎服，日1剂。

复诊：服药7剂后喘憋明显减轻，自觉乏力好转，气道不畅感减轻，痰易咯出，但时有皮紧毛悚感。究其原因由肺卫不和所致，乃以桂枝、白芍配伍以调和营卫。方药在上药基础上略有增减。连服15剂，喘憋大减，痰量减少，服用金匮肾气丸善后。

【按语】

肺胀，是指气壅肺间，肺气胀满，不能敛降的一种病证。肺胀乃虚实相兼之复杂证候。本病的发生发展是因先天不足、七情所伤及六淫之邪侵袭等内、外因共同作用导致肺、脾、肾功能失调。本案患者肺病日久，根据五行理论，脾肺为母子关系，故肺虚必累及脾，子盗母气，故脾虚失于健运，津液不化而成痰浊，痰阻肺气，气机不畅而致瘀阻脉络，肺与肾亦为母子，肺之金不能生肾之水，金水不能相生。肺虚及肾，肾不纳气，可见气喘日益加重，吸入困难，动则更甚。

本病治宜调理肺肾，降气平喘，豁痰化瘀，补肺汤诸药配伍达补肺益气、止咳平喘之功。方中人参、黄芪益气补肺，五味子收敛肺气，熟地黄滋肾填精，紫菀、桑白皮化痰止咳，降气平喘。再与真武汤相配合，达温肾助阳、金水相生之功。方中附子温补脾肾；茯苓、白术健脾利湿，培土生金；佐以生姜之温散，既助附子以温阳祛寒，又伍茯苓、白术以化痰湿；兼用牡丹皮、桃仁、地龙活血化瘀，通络平喘。全方调理肺肾，降气平喘，豁痰化瘀，使病情得到缓解。

（张亚军医案、孙铭涓整理）

慢性阻塞性肺疾病，简称慢阻肺，为内科常见病与疑难病，相当于中医的咳嗽、喘证、哮病等多种肺系疾病发展成的肺胀。中医认为肺胀的发生多因久病肺虚，痰瘀潴留，肺不敛降，气还肺间，肺气胀满，复感外邪诱使病情发作或加剧。肺病日久，肺脾肾脏气化功能失调则致痰浊水湿内停，渐而成瘀，终至痰浊、血瘀、水饮错杂为患。本案患者证属痰热瘀交阻，肺失宣降，治以麻杏石甘汤、小陷胸汤、血府逐瘀汤、三子养亲汤、旋覆代赭汤合方加减，疗效较好。

【肺胀（痰热瘀交阻，肺失宣降）医案】

刘某，男，71岁，2016年10月23日初诊。

主诉：反复咳喘20余年。

现病史：素有慢阻肺病史20余年，近几日，感冒后诱发咳喘加重。现咳喘，晨起加重，咳痰不利，痰多，色白，胸闷，气短，口干，大便干，舌质偏红暗，脉滑。

西医诊断：慢性阻塞性肺疾病。

中医诊断：肺胀，证属痰热瘀交阻，肺失宣降。

治法：以清肺化痰，活血降气，止咳平喘。

处方：生麻黄9 g，生甘草12 g，苦杏仁15 g，生石膏60 g（先煎），旋覆花12 g，代赭石30 g，当归12 g，川芎12 g，赤、白芍各9 g，桔梗15 g，川牛膝20 g，全瓜蒌40 g，黄连12 g，半夏12 g，紫苏子12 g，莱菔子12 g，白芥子12 g，牛蒡子12 g，枳壳12 g，熟地黄15 g。5剂，水煎服，日1剂。

2016年10月28日复诊：服上方效果明显，诸症大减，仍便偏干，上方当归加至20 g，熟地黄加至20 g，继服7剂。后续服10余剂病情基本稳定，咳喘轻微。

【按语】

慢性阻塞性肺疾病是一种以气流受限为特征的常见慢性疾病，其气流受限的症状不完全可逆，一般呈进行性发展，发病机制复杂，疗效不佳，本病复发率、病死率至今仍然较高。我国古代无慢阻肺病名记载，但根据其慢性咳嗽、咳痰，喘息，胸闷，唇甲紫绀，甚则胸部膨满，肢体浮胖等临床特点，现代学者多认为本病可归属于中医学“咳嗽”“喘证”“肺胀”“痰饮”等范畴。中医学具有整体观念和辨证论治的传统优势，在慢阻肺的治疗方面具有较好的疗效。“肺为贮痰之器”，肺气宣降不利，常易致水津不布，痰饮内生。慢阻肺患者多有痰浊伏藏于肺，成为夙根，外内相引，痰气交阻于肺而发病。痰气交阻证症见：胸部憋闷，咳喘较频，痰少难咯，嗳气、胃脘痞满，情绪不佳时，症状可加重，舌质淡，苔薄白腻，脉弦。方选旋覆代赭汤加减，具有降肺气、平肝逆之效。《伤寒论》曰：“伤寒发汗，若吐，若下，解后，心下痞硬，噫气不除者，旋覆代赭汤主之。”现代临床广泛用于消化系统、呼吸系统和其他系统的疾病。黄先菊等通过实验发现，旋覆代赭汤具有一定程度的镇咳平喘作用。此外，慢阻肺患者常出现胃脘痞满、嗳气等胃气上逆的症状，究其原因：有平素即有胃病，肺病发作时，肺气不降，胃失和降而加重；或常服用氨茶碱、激素类药物，而此类药物对胃均有不同程度的刺激性，导致胃气上逆；或肺病日久，耗伤肺气，子病及母，肺脾两虚，脾失健运，生痰生湿，胃失和降而致胃气上逆。临证时，均选用旋覆代赭汤加减温化痰饮、降逆止呕、降气平喘治疗，收效较好。感受外邪（风寒）是肺胀标实证候加重的重要诱因。因六气皆从火化，故肺胀临床标实见症中热证多于寒证，且寒证只是暂时的，久之多从热化。痰（饮）既是肺胀形成过程中脏腑功能失调的病理产物，又是肺胀证候加重的致病因素。此症多见喘息、急促，咳嗽咳痰，痰黄质黏，难以咳出，口干喜饮，小便黄，便秘，舌淡红或暗红，苔黄或黄腻，脉弦滑或滑数。因痰为火之标，火为痰之本，故对痰热证或饮从热化为痰，多从清化治之。治宜清肺化痰，降气平喘。方选麻杏石甘汤合小陷胸汤加减。麻杏石甘汤在《伤寒论》共两条，主症均为：喘，汗出，无大热。外感风寒，寒邪入里化热，或风热之邪由手太阴卫表传入手太阴之脏，肺气壅遏，上逆作喘，肺热蒸迫，津液外泄而汗出，无大热者为表无大热。麻黄，李时珍说“乃发散火郁之药”，石膏辛甘大寒，清热透邪，二药合用能宣透肺经壅遏之热邪；苦杏仁降肺，与麻黄相配，一宣一降，共复肺气之宣降。此治肺热气逆所致病证之因。小陷胸汤出自《伤寒论》第138条，由黄连、半夏、瓜蒌组成，具有清热化痰、宣肺止咳、宽胸散结的功能。教材中指出凡咳嗽面赤，胸腹胁常热，唯手足有凉时，其脉洪者，热痰在胸下也。痰热结于胸中，宗气循咽喉司呼吸，肺功能受限则气喘而闷，此时服用小陷胸汤可清上攘下。又如《医方考》：“黄连能泻胸中之热，半夏能散胸中之结，瓜蒌能下胸中之气。”麻杏石甘汤与小陷胸汤联合应用可发挥小陷胸汤的化痰宽胸之效及麻杏石甘汤的清肺平喘之效。肺病多夹瘀，治肺当活血。肺主气，司呼吸，调节全身气机。气行则血行，故肺气通利，自然血无瘀滞；相反，则易出现瘀血的情况。同时，从现代医学角度看，全身静脉血均汇聚于肺进行气体交换，而静脉系统又聚集着全身的代谢产物，机体任何一点瘀浊皆可停聚于肺，导致肺血瘀滞。慢阻肺患者除咳喘、胸闷外，常见唇甲青紫，面色黧黑，肌肤甲错，舌质暗，或有瘀斑，脉涩。方选血府逐瘀汤加减。血府逐瘀汤是清代王清任用以治疗“胸中血府血瘀”所致诸症的经验方，具有活血而不伤血，理气而不耗气的特点，广泛用于由瘀血阻滞所致的各种病证。现代研究发现：许多慢性呼吸系统疾病（如慢性阻塞性肺疾病、肺动脉高压等）的病程后期均会出现肺血管重构的病理改变，主要表现为内皮损伤、肺动脉壁变厚、管腔狭窄甚至最终血管腔消失等，血府逐瘀汤能有效减轻肺血管重构，病理上表现为减轻管壁增厚及管腔狭窄。

该案患者病程较长，因外邪入侵诱发病情加重，临床表现以急性加重的咳、喘、痰为主要症状。痰热瘀交阻，肺失宣降，病证纷繁，病情复杂多变，用单一复方已经不能切中复合的病机时，故要使用合方，以使方证相符。方证相合、病机相合、病证相合、体质相合是合方的使用原则。此阶段患者多病情危急，急性加重期患者以标实为主，因此采用麻杏石甘汤、小陷胸汤、血府逐瘀汤、三子养亲汤、旋覆代赭汤合方治疗，可达到较好效果。

（任存霞医案）

头　痛

颈椎病多为肝肾亏虚、瘀血停滞，外受风邪，兼夹痰浊所致，头痛、头晕、上肢麻木等症多见。祛风活血则经络通，补肾壮骨则筋骨强。故本案以葛根汤加减，祛风活血、化痰通络、补肾壮骨而收效。

【头痛（外感风邪，经络瘀阻）医案】

王某某，男，17岁，学生，2017年12月16日初诊。

主诉：头痛、颈项疼痛不适2个月余。

现病史：患者由于学习紧张劳累，2个月前开始出现头痛、颈项疼痛，在内蒙古中医院检查诊断为颈椎病，经推拿、针灸等康复治疗后，未见明显好转，遂来就诊。现颈项痛如锥刺，痛势缠绵不休，按之尤甚，痛有定处，连及头部，左侧尤为明显，夜间加重，伴头晕、咽痛。无肢体麻木，未见恶心等症。舌尖稍红淡胖有齿痕，苔薄白，脉弦。

西医诊断：颈椎病。

中医诊断：头痛，痹证。

治法：补肾壮骨，活血祛风，缓解拘挛。

处方：葛根 30 g，白芍 30 g，威灵仙 30 g，生甘草 12 g，桂枝 12 g，川芎 20 g，骨碎补 30 g，赤芍 12 g，丹参 12 g，防风 10 g，羌活 10 g。4 剂，水煎服，日 1 剂。

2017 年 12 月 21 日复诊：患者服上方 4 剂，头痛、颈项痛大减，咽已不痛，舌淡胖有齿痕，苔薄白，脉已缓。上方生甘草改为炙甘草 12 g，继服 6 剂而愈。

【按语】

颈椎病又称颈椎关节综合征，是由颈椎骨质增生、颈项韧带钙化、颈椎间盘萎缩退化等改变，刺激或压迫颈部神经、血管、脊髓而产生的一系列症状和体征的综合征，已成为临床常见病、多发病，而且发病呈年轻化趋势。其病因是颈椎长期劳损，椎间盘组织或关节发生退行性改变，影响邻近的神经根、椎动脉、脊髓以及颈部交感神经等，进而出现头昏，眩晕，颈肩、上肢及背部出现僵直、疼痛、麻木、功能活动受限等症状。颈椎病属中医学“痹证”“头痛”“眩晕”范畴。中医认为本病系外感风寒湿邪，阻滞经络，以致气血痰浊阻滞不通，不通则痛，局部经脉痹阻不通是病机关键。气血阻滞，则经脉失养，肝肾亏虚，而发生头晕、头痛、上肢麻木等。葛根汤出自《伤寒论》：“太阳病，项背强几几，无汗恶风者，葛根汤主之。”葛根善解肌肉之邪以舒经脉拘挛、项背强痛，桂枝温通经脉，威灵仙、白芍、甘草为臣药助之，骨碎补补肾壮骨，赤芍、丹参、川芎活血止痛，防风、羌活祛风为佐药，而达祛邪补虚，活血通络之效。

（任存霞医案）

眩 晕

眩晕是以目眩与头晕为主要表现的病证，其发病主要与情志不遂、年老体弱、饮食不节、久病劳倦、跌扑坠损以及感受外邪等因素有关，内生风、痰、瘀、虚，导致风眩内动、清窍不宁或清阳不升，脑窍失养而突发。本案是因中气虚弱、经脉阻滞、清阳不升所致，治以桂枝加葛根汤、斑龙汤合补中益气汤加减，补气升阳，活血通络而获效。

【眩晕（气虚经阻）医案】

吕某某，女，59岁，2018年3月15日初诊。

主诉：头晕、目眩伴颈项疼痛1个月余。

现病史：患者近1个月来、头晕、目眩，偶有恶心，上午加重，血压正常，伴颈项疼痛，头闷，自觉记忆力减退，时有耳鸣，乏力，自汗，舌偏暗苔少，脉弱。

既往史：类风湿关节炎病史10余年。

中医诊断：眩晕，证属中气虚弱，经脉阻滞，清窍失养。

治法：补气升阳，活血通络。

处方：葛根30 g，桂枝12 g，鹿角霜12 g，白芍12 g，黄芪20 g，党参15 g，茯苓12 g，白术12 g，陈皮9 g，当归12 g，蔓荆子12 g，升麻5 g，桃仁9 g，红花5 g，炙甘草9 g，生姜9 g，大枣5枚。5剂，水煎服，日1剂。

2018年3月22日二诊：服上方眩晕好转，乏力好转，上方黄芪加至30 g，继服7剂症平。

【按语】

眩晕是以目眩与头晕为主要表现的病证。眩晕多以虚实并见，迁延反复，时作时止。眩晕发作时，应积极治疗，以防迁延日久发生中风。

《灵枢》曰："脑为髓之海，其腧上在于其盖，下在风府……髓海有余，则轻劲多力，自过其度；髓海不足，则脑转耳鸣，胫酸眩冒，目无所见，懈怠安卧。"髓海空虚，则发为眩晕。《临证指南医案·眩晕》曰："头为六阳之首，耳目口鼻皆系清空之窍，所患眩晕者，非外来之邪，乃肝阳之风阳上冒耳，甚则有昏厥跌扑之虞。其症有夹痰、夹火、中虚、下虚、治胆、治胃、治肝之分。"李东垣认为："内伤不足之病，苟误认作外感有余之病，而反泻之，则虚其虚也……唯当以辛甘温之剂，补其中而升其阳，甘寒以泻其火则愈矣。"只有胃气上升，脾气升发，元气才能充沛，阴火才得以潜降。补中益气汤自李东垣创立以来，以其适应证广，疗效确切，一直受到历代医家的推崇，被誉为"中医八大名方"之一。补中益气汤是李东垣根据《黄帝内经》"劳者温之，损者益之"的原则创制，以甘温为主的培中举陷之方。组成方义是参芪为君，术草为臣，佐以当归补血，陈皮理气，微妙还在于参、芪、术、草得升、柴升举，补而不壅；升、柴得参、芪驾驭，则升提有制。既补脾胃之不足，又可益元气之健行。正如柯韵伯曰："胃中清气下陷，用升麻柴胡之清而味之薄者，引胃气以上腾，复其本位，使能升浮以行生长之令矣。"又曰："求东垣治脾胃之法，莫过于升降，而升降的关键又在于升清，升清降浊非升、柴莫属。"所以，王士雄主张改名"补中升气汤"。本方功用：补中升阳。

颈椎病是颈椎间盘退行性改变及其继发性病变后累及颈部神经根、脊髓、椎动脉或交感神经，并出现相应临床表现的疾病。50岁以上人群中有97%有不同程度的椎间盘退行性病理变化。其症状呈多元化，不仅影响颈部神经根、血管、脊髓，出现头晕、头痛、颈肩背酸痛、上肢放射痛、下肢无力等症状，而且常波及脑血管及心血管、胃肠道等自主神经系统所支配的组织器官，从而可以诱导脑血管意外、老年性痴呆、血压异常、冠心病、胃肠功能紊乱等疾病的产生，出现所谓颈脑、颈胃综合征等。颈椎病属于中医学"项强""眩晕""痹证"范畴。在颈部走行的诸多经脉，以督脉受影响为重，其次往往是足太阳膀胱经受影响较大。主方以《青囊方》斑龙丸中鹿角霜，取温通督脉、大补精髓之效；《伤寒论》桂枝加葛根汤祛邪解肌，舒筋缓急。本案患者患类风湿多年，现症见眩晕上午加重，乏力，汗出，脉弱，颈项痛，为颈椎病经脉阻滞，又中气虚弱，清阳不升，治以桂枝加葛根汤、斑龙丸合补中益气汤加减以补气升阳，活血通络。

（任存霞医案）

心　悸

心悸是临床常见疾病，病因复杂，此病发生时，患者心跳剧烈，不能自主，常兼见气短胸闷，神疲乏力。其病轻者称为“惊悸”，病重者称为“怔忡”，脉象表现或数或迟，或乍疏乍数，并以结、代、涩脉为常见。本案患者以炙甘草汤加减以益气养阴，养心安神。

【心悸（气阴两虚）医案】

赵某，男，26岁，2018年7月6日初诊。

主诉：心悸不宁3年，近3日加重。

患者自幼体弱多病，3年前遇劳出现心悸不宁，休息后可缓解，近3日病情加重，自感心悸头晕，倦怠乏力，心烦失眠，五心烦热，自汗盗汗。舌淡红少津，苔少或无，脉结代。

辅助检查：心电图示偶发室早。

西医诊断：室性早搏。

中医诊断：心悸，证属气阴两虚。

治法：益气养阴，养心安神。

处方：炙甘草汤加减。炙甘草20 g，生地黄30 g，党参15 g，桂枝8 g，麦冬10 g，阿胶10 g（烊化），火麻仁10 g，大枣3枚。日1剂，水煎服，6剂。

复诊：服用前方后心慌心悸明显好转，自诉眼睛浮肿，减炙甘草至10 g，加仙鹤草30 g，连服18剂，自觉无不适。

【按语】

患者自幼体弱多病，气血阴阳亏虚，劳则耗气，心失所养，故见心悸不宁；气血亏虚不能上荣、营养全身，故见头晕、面色不华、倦怠乏力；患者阴液亏虚，阴虚内热，故见五心烦热，自汗、盗汗；阴虚火旺，扰动心神，故见心烦失眠；舌为心之苗，心气阴亏虚，不得奉养，故见舌淡红少津，苔少或无；血运无力，故见脉结代。方中炙甘草补气生血益脾，生地黄滋阴补血充脉养心，二药共重用，益气养心以复脉为主药；党参、大枣补益心脾，合炙甘草则养心复脉，补脾化血；阿胶、麦冬、火麻仁甘润养血配生地黄则滋心阴、养心血、充血脉；桂枝温心阳，通血脉，使气血流畅以助脉气接续，同为辅药；远志，石菖蒲宁心安神。诸药合用使气足血充畅行于脉，脉气接续诸症自愈。炙甘草长期大量服用易水钠潴留，故见眼睛浮肿，减炙甘草至10 g。

（张亚军医案、孙铭涓整理）

心悸是指病人自觉心中悸动，惊惕不安，甚则不能自主的一种病证，临床多呈发作性，每因情志波动或劳累过度而发作，且常伴胸闷、气短、失眠、健忘、眩晕、耳鸣等症。心悸应分虚实论治。虚证分别予以补气、养血、滋阴、温阳；实证则应祛痰、化饮、清火、行瘀。本案患者阴阳气血两亏，治以炙甘草汤合桂枝甘草龙骨牡蛎汤加减以滋阴通阳，安神定悸。

【心悸（阴阳亏虚，心失所养）医案】

娄某某，女，65岁，2018年11月6日初诊。

主诉：心悸伴胃痛、腹痛加重1个月。

现病史：患者近1个月心悸加重，坐卧不宁，伴失眠。现胃痛，纳呆，腹痛，大便溏，每日2～3次，乏力，胸闷，情绪不畅，体质偏瘦。舌红少苔，脉结。

既往史：患风湿性心脏病40余年。

中医诊断：心悸，证属阴阳亏虚，心失所养。

治法：滋阴养血，通阳复脉，安神定悸。

处方：炙甘草 20 g，桂枝 30 g，肉桂 9 g，生地黄 20 g，火麻仁 15 g，麦冬 15 g，苍术 12 g，百合 20 g，石斛 20 g，焦山楂 15 g，神曲 9 g，生麦芽 30 g，生龙牡各 15 g（打碎，先煎），茯苓 15 g，党参 15 g，太子参 12 g，白芍 20 g，生姜 9 g，大枣 5 枚。7 剂，水煎服，日 1 剂。

2018 年 11 月 14 日二诊：服上方后心悸、胃痛、腹痛好转，仍眠差，上方加酸枣仁 30 g，茯苓改为茯神 15 g，五味子 12 g，继服 7 剂。

2018 年 11 月 22 日三诊：诉诸症好转，劳累后偶有胸闷，心悸，继服上方治疗 2 个月余，诸症平。

【按语】

心悸又称心悸病，属内科疾病的心系疾病。发生时，患者自觉心跳快而强，惊慌不安，不能自主并伴有心前区不适感。临床中心悸病患者的症状轻重不一，但扰心乱志，使患者十分痛苦。现代研究显示本病的病机以虚证较为多见，包括气血亏虚、阴虚火旺、心阳不振、心胆气虚、气阴两虚等。实证包括痰瘀、痰浊、血瘀、寒凝等。临床中本病往往为本虚标实，虚实夹杂。炙甘草汤出自《伤寒论》第 177 条，曰“伤寒，脉结代，心动悸，炙甘草汤主之”，是治疗心动悸、脉结代的代表方。方中麦冬、生地黄、火麻仁、阿胶甘寒，养血滋阴；人参、桂枝、生姜、大枣辛温，振奋心阳，温通血脉；并以温性之清酒煮之，和气血，通经脉。《医方考》记载：“心动悸者，动而不自安也，亦由真气内虚所致。补虚可以去弱，故用人参、甘草、大枣；温可以生阳，故用生姜、桂枝；润可以滋阴，故用阿胶、麻仁；而生地、麦冬者，又所以清心而宁悸也。”本方阴中求阳，阳中求阴，“阴平阳秘，精神乃治”，此为寒温同用、阴阳气血兼补之法，主治心阴阳气血俱虚证，临床多用于治疗胸痹心痛、心悸、肺痿咳嗽等病。而炙甘草汤应用于变证时亦有诸多如胃脘痛、失眠、脏躁、崩漏等病证，而变证虽病证繁杂，但不外乎脏腑或全身气血阴阳的失衡所致。桂枝甘草龙骨牡蛎汤出自《伤寒论》第 118 条，原文："火逆下之，因烧针烦躁者，桂枝甘草龙骨牡蛎汤主之。"原方由桂枝、甘草、龙骨、牡蛎四味中药组成，以温补心阳，安神定悸为主要功效。本案患者，患风心病多年，体质偏瘦，心阴阳气血俱亏虚，舌红苔少，胃腹痛，提示胃阴亦不足，故炙甘草汤合桂枝甘草龙骨牡蛎汤加百合、石斛、白芍、山楂、神曲、麦芽滋养心神，兼以调治胃阴恢复运化，同时通阳复脉，安神定悸而收效。

（任存霞医案）

胸　　痹

胸痹，是指以胸闷、心悸、气短为主症的一种心系疾病。轻者仅感胸闷如窒，呼吸欠畅，重者则胸痛、心痛彻背、喘息不得卧等症多见。主要病机为心脉痹阻，多属本虚标实，标实需区别气滞、痰浊、血瘀、寒凝的不同。本案心阳虚为根本，久及心阴，水痰瘀互结为标，合方治疑难，以茯苓四逆汤、瓜蒌薤白半夏汤、血府逐瘀汤合当归芍药散加减，标本兼治，疗效满意。

【胸痹、水肿（阳虚及阴，水瘀互阻）医案】

刘某某，男，65岁，2018年7月17日初诊。

主诉：胸闷痛3年，加重伴腹部及下肢水肿半个月。

现病史：患者于3年前因心肌梗死在附院入院，植入3个支架，2年前曾因胃出血入院治疗。3年来病情逐渐加重。现烦躁，失眠，头晕，眼花，乏力，纳呆，四肢发凉，胸闷痛，手足青紫，口唇紫绀，腹部及下肢水肿，动则气喘，胃脘胀满，小便不利，大便2日一行。舌淡暗，脉沉细。

西医诊断：心力衰竭。

中医诊断：胸痹、水肿，证属阳虚及阴，水痰瘀互阻。

治法：温阳活血利水。

处方：茯苓四逆汤、瓜蒌薤白半夏汤、血府逐瘀汤合当归芍药散加减。茯苓 40 g，人参 12 g，制附子 12 g（先煎），炒干姜 12 g，白术 15 g，炙甘草 12 g，当归 15 g，川芎 15 g，赤芍 12 g，生地黄 15 g，熟地黄 12 g，柴胡 12 g，枳壳 12 g，桔梗 12 g，怀牛膝 20 g，桂枝 30 g，全瓜蒌 30 g，薤白 12 g，姜半夏 15 g，泽泻 15 g，生黄芪 40 g。5 剂，水煎服，日 1 剂。

7 月 22 日二诊：服上方后，已不烦躁，夜晚能入眠，胸痛、头晕、胃脘胀满、水肿均见好转，手足仍青紫，上方加益母草 30 g，继服 10 余剂，后辨证论治调理 2 个月余，症减。

【按语】

心肌梗死，相当于中医学“胸痹”范畴。本病的发生多与寒邪内侵、饮食失调、劳倦内伤、年迈体虚等因素有关，其病机有虚实两方面，实为寒凝、血瘀、气滞、痰浊痹阻胸阳，阻滞心脉；虚为气虚、阴伤、阳衰、肺脾肝肾亏虚、心脉失养。本病多发生于中老年，多因脏腑亏虚，心脉失养，病久则生痰、生饮、生瘀，形成本虚标实之证。

《伤寒论》第 69 条曰：“发汗，若下之，病仍不解，烦躁者，茯苓四逆汤主之。”茯苓四逆汤用于治疗汗下后阴阳俱虚的烦躁之证。方中生附子、干姜回阳救逆；人参益气生津，安精神，定魂魄；茯苓健脾宁心，以安心神；甘草益气和中，且能调和诸药。现代多用本方加减治疗风心病、肺心病引起的心力衰竭，急慢性胃炎，对于震颤性麻痹也有一定疗效。

茯苓四逆汤用药精要，重点突出，配伍得当。从方义分析推测，原文的证候叙述过于简略，本方的适应证当有：无热恶寒，手足逆冷，精神疲惫，心悸怵惕，烦躁自汗；或干呕纳呆，腹痛下利；或腹满拘急，尿少，四肢浮肿，口不渴或渴而不欲饮；或素有寒饮，咳喘频作，舌淡，苔薄白而润，脉微细或沉弱。以本方为主酌情加减，治疗因元阳不足、阴寒内盛、心肾阳虚、水气凌心、中焦失运等引起的多种疾病，能取得较好疗效。现代医家对胸痹论治仍多宗张仲景治疗胸痹的方药，以桂枝、干姜、附子、薤白、半夏、橘皮等辛温之药为多，具有散寒宣痹、通阳化痰的效果。此外，笔者认为心病以血病为多，同时兼有外感、水饮、瘀血等外邪，治疗应以补气益血通经为主，兼顾活血化瘀、利水消肿等方法。本例患者兼有紫绀、胸痛，故茯苓四逆汤合方瓜蒌薤白半夏汤、血府逐瘀汤、当归芍药散，重用黄芪活血利水，化痰逐瘀通痹，治疗得当，故病情缓解。

（任存霞医案）

自　　汗

郁证性自汗属郁证范畴的自汗。自汗病机除表卫不固、肺脾气虚外，亦可由郁证引起，举凡惊恐、嗔怒、胆怯、忧思、抑郁皆可致使心神失守而发为自汗。汗证之病机纷繁，总不越虚、实二纲。虚证归于气血阴阳四纲，实证责之于湿、热、痰、瘀四因，致脏腑机能失调，营卫失和，汗出异常。治疗郁证性自汗应从郁论治，包括疏肝理气解郁、滋阴清热泻火、益气补血养心、镇静安神定志以及活血化瘀等多种治疗方法。本案以血府逐瘀汤合栀子豉汤加减，清热解郁，活血祛瘀而收效。

【郁证性自汗（瘀热内停，迫津外泄）医案】

仝某某，男，20岁，2017年9月3日初诊。

主诉：多汗8年余。

现病史：患者自诉情绪惊恐、紧张，或到了较狭小的空间则自觉潮热，随之汗出，一般头汗出，齐颈而还，手心出汗，汗出如水，余无异常，已8年左右，近3年加重，其父亲亦是如此，多方求治而不效，现特来门诊就诊。近几日伴有咽痛，舌暗，边尖红，脉弦细。

西医诊断：多汗症。

中医诊断：自汗，证属瘀热内停，心神失守，迫津外泄而汗出。

治法：清热解郁，活血祛瘀。

处方：栀子 12 g，豆豉 12 g，当归 12 g，川芎 9 g，生地黄 30 g，桃仁 12 g，川牛膝 12 g，桔梗 12 g，柴胡 12 g，枳实 9 g，白芍 12 g，黄连 9 g，黄芩 9 g，生甘草 12 g，百合 20 g，生龙骨各 12 g（打碎，先煎）。每日 1 剂，水煎服，6 剂。

2017 年 9 月 10 日复诊：服药后自觉症状好转很多，现只有额头易出汗，有轻微咳嗽，痰少，咽干，效不更方，原方加生石膏 20 g。每日 1 剂，水煎服，6 剂。

【按语】

汗证，现代医学称之为多汗症，是由于交感神经过度兴奋引起汗液过多分泌的一种疾病。患者通常会在无明显原因的情况下出现不同程度的流汗，浸透衣物鞋袜，在精神紧张、情绪激动、气候炎热时加剧，极大地影响患者的生活质量及工作能力。目前西医疗法常用的主要有乙酰胆碱药物治疗、局部用药治疗、电离子渗透疗法、A 型肉毒素治疗、外科手术治疗等。但仍存在疗效欠佳及不良反应较大等问题。长期以来，临床对郁证可以导致自汗、盗汗缺乏认识，进而忽视了从郁论治可以止汗的事实。现代医学证实，郁证性自汗因受精神心理因素影响，多由自主神经功能紊乱所致。一般自汗多因饮食失节、起居失常、五志七情所伤、劳逸无度等致机体脏腑功能失调，气血阴阳亏虚，或内生湿、热、痰、瘀，阻碍水液代谢正常进行而发为汗证。痰邪或血瘀为患者，常可表现为局部汗出增多。

郁证性自汗属郁证范畴的自汗。治疗郁证性自汗应从郁论治，包括疏肝理气解郁、滋阴清热泻火、益气补血养心、镇静安神定志以及活血化瘀等多种治疗方法。汉代张仲景《伤寒杂病论》言汗多因外感而致，且以风、热、湿三邪为著，其病机涉及营卫不和、里热炽盛、少阳枢机不利、湿热蕴蒸、阳虚汗漏、阳气暴脱等。朱丹溪云："气血冲和，百病不生，一有怫郁，诸病生焉。故人生诸病，多生于郁。"人以气血调和为主，气和血畅则志达。清代王清任提出因瘀致汗，首创血府逐瘀汤止汗。笔者受"怪病多瘀"理论启发，在临证中遇疑难病症，凡有瘀血表现的，常用本方加减治之，屡获良效。血府逐瘀汤出自清代王清任所著之《医林改错》，方由桃仁、红花、当归、川芎、生地黄、枳壳、赤芍、柴胡、甘草、桔梗、牛膝等组成。原方主治“胸中血府血瘀之证”。从所治病证来看，王清任列举了头痛、胸痛、不寐等19种病证，这些病证虽然各不相同，但只要有瘀血可查，就可从血府血瘀的病证进行辨证治疗，而获良效。临床所见疑难杂症，病程较长，患者多处求医，疗效不佳，情志抑郁，而致“久病多瘀”，往往合并瘀血表现。辨证要点为用常规辨证治疗效果差，病人情绪郁闷，舌质多瘀暗，或见瘀斑、瘀点，脉象多涩。临床灵活运用该方，在治疗部分疑难杂症时，可取得满意疗效。本案患者以头颈、手心异常出汗为主，且因情绪诱发，故结合仲景、王清任之意，采用清宣郁热的栀子豉汤，活血化瘀的血府逐瘀汤加黄芩、黄连清湿热而获效。

（任存霞医案）

不　　寐

不寐是指机体内在的气血脏腑功能失调而引起的以经常不能获得正常睡眠为特征的一类疾病。主要表现为睡眠时间深度的不足。临床表现形式：轻者入睡困难；寐而不酣，时寐时醒；睡后易醒，醒后不能再寐；早醒；重则彻夜不寐。不寐常常影响人们的正常工作、生活、学习和健康。现代医学导致不寐的疾病包括神经官能症、更年期综合征、慢性消化不良、贫血等。本案患者以脾虚血亏、心神失养、神不守舍为病机，方用归脾汤加减以补益心脾，养血安神。

【不寐（心脾两虚）医案】

赵某，男，47岁，2012年10月12日初诊。

主诉：经常失眠5年，加重1个月。

现病史：患者5年前因工作紧张，渐致失眠，病情逐渐加重，记忆力下降。因近1个月病情加重而就诊。现难以入睡，多梦，易于惊醒，白昼则头晕头痛，心悸健忘，神疲倦怠，面色无华，食欲不振，形体消瘦。

西医诊断：失眠。

中医诊断：不寐，证属心脾两虚。

治法：补益心脾，养心安神。

处方：归脾汤加减。人参30 g，黄芪30 g，白术15 g，当归10 g，远志5 g，酸枣仁10 g，茯苓10 g，龙眼肉10 g，木香5 g，首乌藤10 g，合欢花10 g，柏子仁10 g，炙甘草10 g。日1剂，水煎服，6剂。

【按语】

不寐的产生主要是由于人体阴阳失调，气血失和所致。本例患者是因工作紧张，劳倦太过导致脾虚气弱，运化不健，气血生化乏源，不能上奉于心，以致心神失养，出现难以入睡，多梦；血虚不能养神，神难安其宅，故易于惊醒；患者出现头晕头痛，心悸健忘，神疲倦怠，面色无华，食欲不振，形体消瘦，均为心脾亏虚、气血不足、失于濡养所致。方中人参、黄芪、白术、炙甘草补气健脾；当归、龙眼肉滋养营血；茯苓、酸枣仁、远志、首乌藤、合欢花、柏子仁宁心安神；木香理气醒脾，补而不滞。本方重在健脾补气，意在生血，使脾旺则气血生化有源。

（张亚军医案）

失眠在中医学称为“不寐”，中医学治疗不寐常从肝营久亏、心脾两虚、痰浊扰心、肝阳上亢、心肾不交等方面综合考虑。治疗不寐遵循平调阴阳、补虚泻实的总治法。慢性失眠发病多与心、肝、脾、肾四脏密切相关，其中以心肾为根本，肝胆为枢机，脾胃为通路，在治疗过程中，根据辨证，侧重有所不同。本案患者以肝营久亏、少阳枢机不利、肝阳上亢为病机，治以柴胡加龙骨牡蛎汤加减而收效。

【不寐（肝营久亏，少阳枢机不利，肝阳上亢）医案】

王某某，女，67岁，已婚，2020年4月10日初诊。

主诉：失眠30余年，近几个月加重。

现病史：患者近30余年寐差，服西药维持，近几个月加重。自觉周身乏力，头晕，烦躁，心悸不寐，汗出，后背蚁行感，颈项痛，口苦，夜尿多，脉缓、舌黯。

中医诊断：不寐，证属肝营久亏，肝胆失疏，心胆不宁。

治法：疏肝利胆，宁心安神。

处方：柴胡加龙骨牡蛎汤加减。醋柴胡12 g，炒黄芩9 g，姜半夏24 g，党参25 g，龙骨25 g（打碎，先煎），牡蛎25 g（打碎、先煎），茯苓15 g，茯神12 g，桂枝12 g，大枣12枚，生姜3片，葛根30 g，赤芍12 g，枳壳9 g，桃仁12 g，炙甘草9 g。5剂，每日1剂，水煎服。

2020年4月15日二诊：服上方5剂，诸症减轻，已能入睡3小时左右，脉缓，上方加酸枣仁30 g，黄连3 g，炒干姜5 g，继服5剂。

2020年4月21日三诊：服上方效果非常好，多年来睡眠最佳，蚁行感消失，颈项痛好转很多，酸枣仁改为40 g，继服10剂巩固疗效。

【按语】

失眠中医学称为“不寐”，又名“目不瞑”“不得眠”，《黄帝内经》以营卫阴阳为核心理论，首次确立了“阳盛阴衰、阳不入阴”的失眠病机，此理论一直被认作是失眠病证发生的总病机。慢性失眠患者除有入睡困难、睡后易醒、睡眠时间短等夜间不适主诉外，还可表现出日间疲乏、情绪低落、工作生活质量下降等表现。该病临床治疗难度大，西医多常规使用镇静安眠药物，但此类药物多有戒断性、依赖性和耐药性等不良反应，故近年来中医特色疗法日益受到重视。部分患者虽以失眠为主诉就诊，但全身症状繁杂，多与肝胆相关，如胸胁苦满、烦躁不安、易惊易怒、小便不利，时时喜呕、默默不欲饮食等，不适受情绪波动诱发，问诊时亦可发现患者情绪失常。中医认为，肝体阴而用阳，藏血、藏魂，喜条达，恶抑郁。情志不舒或恼怒伤肝，影响肝脏疏泄及藏血功能，以致魂失所主，发为不寐。柴胡加龙骨牡蛎汤见于《伤寒论》第107条："伤寒八九日，下之，胸满，烦惊，小便不利，谵语，一身尽重，不可转侧者，柴胡加龙骨牡蛎汤主之。"本方由柴胡、半夏、党参、龙骨、牡蛎、桂枝、大黄、铅丹、茯苓、黄芩、生姜、大枣等12味药组成。学者普遍认为本方由小柴胡汤加味而成，是表里同治、邪正同治的和解之方，其证属于少阳病范畴。也有学者研究认为本方现代更多应用于肝经病变为主者。笔者结合临床实践分析，认为张仲景本意是合方使用产生的本方，以肝胆为主，又兼涉少阴、太阳、太阴、阳明。合方可使药味精简，原有方剂功效协同，产生新功效，拓宽了相合方剂的使用范围。柴胡加龙骨牡蛎汤，具有和解少阳，通阳泄热，重镇安神之功，据原文"胸满，烦惊，谵语"之旨，临床治疗精神情志类疾病如心烦、失眠、抑郁证，属邪在少阳，扰动少阴心神，致心胆不宁者，常获良效。以头昏、头痛、胸满、太息、烦躁易怒、心悸不寐或多梦纷纭为主要症状；或以易惊吓易悲伤哭笑，语无伦次，便秘尿黄为主要症状。以上二证多见舌质红苔白腻，脉象弦滑或弦数即用此方，多能随手奏效。如心烦甚，可合栀子豉汤，痰热证候明显可合小陷胸汤。本案患者二诊加黄连苦寒，配伍辛温之半夏，清热以畅中焦；半夏安神、温化痰饮，陶汉华擅用生半夏治疗失眠，并指出半夏的用量要大，笔者一般用24 g左右；重用酸枣仁有养心、宁心以安神之效；心烦者配以黄芩泻火除烦。

（任存霞医案）

痫　　证

脑胶质瘤是颅内较为常见的原发性脑肿瘤，以中老年人多见，65岁以上人群的发病率近年来明显增加，男性患者多于女性患者，根据脑胶质瘤的主要临床表现癫痫、肢体偏瘫、头痛、呕吐等，可将其归属中医学"中风""痫病""偏枯"等范畴，主要病机为气虚血瘀，治宜补气活血。

补阳还五汤是治疗气虚血瘀的代表方，运用补阳还五汤辨证加减治疗脑胶质瘤，在改善患者主要症状的同时又能顾护脾胃及肝肾，提高免疫力，延长患者生存时间，并提高其生存质量。

【痫证（气虚血瘀，风痰阻络）医案】

周某某，男，63 岁，2013 年 9 月 13 日初诊。

主诉：左侧半身汗出 2 年余，伴间断性晕厥。

现病史：患者 2011 年 11 月突发头晕、恶心、呕吐，于内蒙古医科大学附属医院行 MRI 示右侧大脑半球病变，考虑少突胶质细胞瘤，未予治疗。2013 年 11 月 6 日于内蒙古医科大学附属医院就诊，经 CT 及 MRI 检查诊断为右额少突胶质细胞瘤Ⅱ级。现左侧半身汗出半年余，伴间断性晕厥，惊吓，多梦，夜间小便 2 ~ 3 次。

既往史：高血压 3 级（很高危）。

辅助检查：头颅 MRI（2011 年 11 月内蒙古医科大学附属医院）示右侧脑半球病变，考虑少突胶质细胞瘤。

西医诊断：脑胶质瘤。

中医诊断：痫证，证属气虚血瘀，风痰阻络。

治法：补气活血，祛风通络。

处方：黄芪 15 g，桂枝 5 g，白芍 4 g，赤芍 4 g，当归尾 4 g，桃仁 10 g，红花 10 g，川芎 4 g，浮小麦 7 g，麻黄根 7 g，远志 9 g，石菖蒲 9 g，煅龙骨 15 g（先煎），煅牡蛎 15 g（先煎），地龙 10 g，炙甘草 4 g，生姜 5 片，大枣 5 枚。6 剂，水煎服，日 1 剂。

2014 年 9 月 27 日二诊：半身汗出减少，口干，因情绪刺激等原因癫痫发作，睡眠饮食尚可，二便正常，舌红苔薄白略腻，脉涩。上方黄芪用量加至 30 g，余药不变，共 6 剂。另加水蛭 2 g，土鳖虫 5 g，蜈蚣 5 g 打粉装入胶囊中服用，余同前法将息。

2015 年 10 月 11 日三诊：汗出明显减少，左侧手臂麻木，右手抖动明显，头痛，舌右斜，舌根苔微黄腻，脉弦细。采用补阳还五汤合镇肝熄风汤加减治疗，处方：黄芪 35 g，赤芍 4 g，当归尾 4 g，桃仁 10 g，红花 10 g，川芎 4 g，怀牛膝 30 g，炒白芍 30 g，天冬 10 g，玄参 20 g，龟甲 30 g，代赭石 20 g，茵陈 10 g，炒麦芽 15 g，煅龙骨 15 g（先煎），煅牡蛎 15 g（先煎），地龙 10 g，炙甘草 6 g，川楝子 6 g，鸡血藤 30 g，丹参 20 g，百合 20 g，水蛭 2 g，土鳖虫 5 g，蜈蚣 5 g。6 剂，水煎服，日 1 剂。

2016 年 4 月 24 日四诊：手抖较前好转，口干不苦，咽干色红，易怒，心烦，纳食不香，手脚发凉，舌红苔薄白，脉弦。采用补阳还五汤、逍遥散合参苓白术散加减治疗，处方：黄芪 40 g，赤芍 4 g，当归尾 4 g，桃仁 10 g，红花 10 g，川芎 4 g，当归 20 g，炒白芍 20 g，柴胡 10 g，茯苓 20 g，白术 20 g，党参 20 g，炒鸡内金 15 g，焦山楂 15 g，焦麦芽 15 g，焦神曲 15 g，鸡血藤 15 g，淡豆豉 6 g，栀子 10 g，炒山药 15 g，陈皮 6 g，薄荷 6 g，桔梗 10 g，生姜 10 g，大枣 10 g。6 剂，水煎服，日 1 剂。

2016 年 11 月 27 日五诊：手抖好转，癫痫发作间隔时间延长，偶有气短汗出胸闷，舌前中部无苔，脉沉。采用补阳还五汤、玉屏风散合六味地黄丸加减治疗，处方：黄芪 45 g，当归 10 g，川芎 10 g，桃仁 10 g，红花 10 g，瓜蒌 10 g，薤白 10 g，桂枝 10 g，地龙 10 g，鸡血藤 30 g，炒白术 20 g，防风 10 g，熟地黄 20 g，炒山药 20 g，山茱萸 10 g，牡丹皮 10 g，泽泻 10 g，茯苓 20 g，丹参 20 g，百合 20 g，炙甘草 6 g。6 剂，水煎服，日 1 剂。

【按语】

脑胶质瘤是肿瘤的一种，“正气存内，邪不可干，邪气所凑，其气必虚”，强调了正气虚弱是疾病发生的内在因素。因气虚抗邪无力，客邪久留，而致气滞、血瘀、痰浊等病理因素产生，久则结块，形成肿瘤。主要临床表现为癫痫、肢体偏瘫等。与中医学之中风、痫病、偏枯等相似，其病因病机与气虚血瘀密切相关。补阳还五汤是治疗气虚血瘀证的代表方剂，故可加减用于治疗由气虚血瘀所致的脑胶质瘤。近 4 年来患者精神状态好转，癫痫发作频率减少、间隔时间延长，肢体活动能力提高，

MRI 检查结果显示脑胶质瘤与旧片相比未见明显变化，提示肿瘤并未继续生长，说明治疗有效。不仅达到了延长患者生存时间、提高生存质量的目的，同时提示补气活血之法对脑胶质瘤患者疗效显著，临床可借鉴应用。

（张亚军医案、孙铭涓整理）

胃　痛

胃痛是中医病名，又称“胃脘痛”，为临床常见病、多发病，是指以上腹胃脘部近心窝处疼痛为主症的病证。西医的慢性浅表性胃炎、慢性胃炎、胃溃疡、十二指肠溃疡、胃黏膜脱垂属于胃痛范畴。本案患者证属脾胃虚寒证，用黄芪建中汤加减以温中健脾，和胃止痛而获效。

【胃痛（脾胃虚寒）医案】

乌某某，女，18 岁，2016 年 7 月 10 日初诊。

主诉：胃痛反复发作 3 个月余。

现病史：患者 3 个月前因过食性冷之品出现胃脘隐痛，喜温喜按，空腹痛甚，伴有胀气、打嗝，纳食减少，身疲乏力，手足不温，大便溏薄。舌质淡红，苔薄白，脉沉而迟。

西医诊断：慢性胃炎。

中医诊断：胃痛，证属脾胃虚寒。

治法：温中补虚，降逆和胃。

处方：黄芪 15 g，桂枝 10 g，炒白芍 30 g，干姜 10 g，荜茇 10 g，荜澄茄 10 g，黄连 5 g，吴茱萸 5 g，香附 10 g，高良姜 10 g，栀子 6 g，佩兰 10 g，紫苏 10 g，炙甘草 6 g，延胡索 10 g。7 剂，水煎服，日 1 剂。

2016 年 07 月 17 日二诊：胃痛明显减轻，早饭后稍有胀气，仍畏寒，大便稀，偶见干呕，苔薄腻，脉沉。方药用姜半夏 10 g，黄芩 10 g，黄连 10 g，干姜 5 g，香附 10 g，高良姜 10 g，厚朴 10 g，陈皮 10 g，枳实 10 g，炒白术 20 g，吴茱萸 5 g，紫苏梗 10 g，藿香 10 g，党参 20 g，茯苓20 g，炙甘草6 g，仙鹤草30 g。7剂，水煎服，日1剂。

【按语】

张介宾在《景岳全书·心腹痛》中说，胃脘痛“因寒者十居八九，因热者十惟一二”，主要由以下两个方面导致脾胃阳气虚衰，阴寒内盛，形成脾胃虚寒证：一由脾胃气虚发展而来；二因过食生冷，损伤脾阳、胃阳。本案患者属于过食生冷，损伤脾胃阳气，胃失温养而见胃脘隐痛；寒得温而散，气得按而行，所以喜温喜按；胃失和降，则胃胀、打嗝；脾胃虚寒，则受纳运化失常，故纳食减少；脾主肌肉而健运四旁，中阳不振，则健运无权，肌肉筋脉皆失其温养，所以疲乏，手足不温；脾主生湿下渗肠间，故大便溏薄；舌淡脉弱而迟，皆为脾胃虚寒、中气不足之象。综合脉证，辨证当属脾胃虚寒之证。方中以黄芪、甘草补脾益气，桂枝、干姜温阳散寒，白芍缓急止痛。本方治法为温中补虚，降逆和胃，温中散寒，中阳得运，则寒邪自散，诸症悉除。

（张亚军医案）

痞　　满

痞满是由外邪内陷、饮食不化、情志失调、脾胃虚弱等导致脾失健运，胃失和降，气机升降失常而引起的心下痞塞，胸膈满闷、触之无形、不痛，食欲不振为主要表现的病证。痞满作为临床证候，主要包括西医的慢性胃炎（主要是浅表性胃炎和萎缩性胃炎）、胃神经官能症、功能性消化不良、胃下垂等疾病。本案以健脾益气，燥湿化瘀治疗湿热瘀阻、脾失健运型痞满疗效显著。

【痞满（湿热瘀阻，脾失健运）医案】

李某，男，56岁，2018年4月10日初诊。

主诉：胃胀反复发作半个月。

现病史：患者半个月前出现胃胀，饮酒后加重，且反复发作，时有胃痛，反酸，夜间发生，口臭，大便稀、不成形，口唇发绀，肥胖，出汗多，纳食尚可，舌红，苔厚腻中有裂纹。

辅助检查：胃镜示慢性萎缩性胃炎伴有肠上皮化生；呼气试验示幽门螺杆菌阳性。

西医诊断：幽门螺杆菌感染，慢性萎缩性胃炎伴有肠上皮化生。

中医诊断：痞满，证属湿热瘀阻，脾失健运。

治法：健脾益气，燥湿化瘀。

处方：黄芪 15 g，苦参 10 g，地榆 10 g，百合 20 g，儿茶 3 g，刺猬皮 10 g，半枝莲 15 g，丹参 20 g，黄连 8 g，吴茱萸 5 g，干姜 6 g，姜半夏 10 g，黄芩 10 g，乌贼骨 30 g（先煎），白及 10 g，炙甘草 6 g，蒲公英 15 g，仙鹤草 15 g，生姜 10 g，大枣 10 g。水煎服，7 剂，日 1 剂。

二诊：患者胃胀明显改善，反酸消失，仍口唇发绀，舌红苔薄腻，上方去黄连、吴茱萸、乌贼骨，加三棱 10 g，莪术 10 g，余不变，继服 7 剂。

三诊：患者症状改善，效不更方，继续 14 剂中药，后做呼气试验示幽门螺杆菌阴性。

【按语】

《黄帝内经》称痞满为“痞”“满”“痞塞”“痞膈”“痞满”。本病病因有虚、实之证，且常虚实夹杂。治疗当以实者泻之，虚者补之，虚实夹杂者常补消并用；本案患者属虚实夹杂，当以健脾益气、燥湿化瘀。患者平素饮酒，酒性辛温燥热有毒，且湿性重，可以直接刺激胃体，损伤络脉，同时酒积湿化热，伤胃气，耗阴津，湿热又可灼伤胃络，损伤胃体，均可使胃体失荣养渐而枯萎，发为痞满。方中黄芪补益脾气，燥湿和中；苦参、地榆清热解毒；百合、丹参活血凉血；黄连和胃降逆；仙鹤草、半枝莲清热祛湿；刺猬皮收敛止血，化瘀止痛；诸药联合作用健脾和胃，活血化瘀，清热除湿。

（张亚军医案）

泄　　泻

肠易激综合征是一组以腹痛或腹部不适伴排便习惯改变为特征的临床症候群，缺乏可解释症状的形态学改变和生化指标异常。该病病因与发病机制尚不明确；尚缺乏疗效肯定的药物，主要以对症治疗为主。据本病临床表现，当属中医学“泄泻”“腹痛”等范畴。该病病位在肠，其本在脾，与肝密切相关，久可累及肾。以肝郁脾虚为主要证型，扶脾调肝为主要治疗方法。本案以健脾益气、疏肝祛风法治疗，用参苓白术散合痛泻要方加减而收效。

【泄泻（肝郁脾虚）医案】

王某某，男，58 岁，2019 年 11 月 8 日初诊。

主诉：腹泻间作 3 年。

现病史：患者近 3 年每进食不当或受凉后出现腹泻，大便每日 3 ~ 4 次、不成形，无黏液脓血便，便前腹痛，便后痛减，腰腹部冷痛。纳可，眠差，关节怕风，舌暗苔薄腻，脉弱。

个人史：患者 20 多年饮酒史。

辅助检查：结肠镜和便常规未见异常。

西医诊断：肠易激综合征。

中医诊断：泄泻，证属肝郁脾虚。

治法：健脾益气，疏肝祛风。

处方：参苓白术散合痛泻要方加减。炒白术 12 g，苍术 9 g，党参 20 g，茯苓 20 g，炙甘草 5 g，陈皮 9 g，清半夏 12 g，木香 6 g，砂仁 3 g，薏苡仁 15 g，白扁豆 10 g，山药 12 g，白芍 20 g，防风 9 g，桂枝 12 g。7 剂，水煎服，日 1 剂。

2019 年 11 月 15 日二诊：服药后腹泻好转，仍每受凉后即腹痛、腹泻，泻后痛减，眠稍好转，舌暗苔白腻，脉弱。治疗有效，继服前方加减，加浮小麦 30 g 以安神定志。7 剂，水煎服，日 1 剂。

2019年11月23日三诊：腹泻减轻，偶有肠鸣、大便不畅，双下肢怕冷，舌暗，脉缓。处方：炒白术12 g，苍术15 g，党参20 g，茯苓20 g，炙甘草5 g，陈皮9 g，清半夏12 g，木香6 g，砂仁3 g，薏苡仁15 g，扁豆10 g，山药12 g，白芍20 g，桂枝12 g，浮小麦30 g。7剂，水煎服，日1剂。

2019年12月1日四诊：大便每日1次，质可，受凉后偶有腹泻，胃脘怕冷，舌暗，脉弦。受凉后，偶有腹泻，胃脘怕冷，说明伴有脾肾阳虚。处方：炒白术12 g，苍术15 g，党参20 g，茯苓20 g，炙甘草5 g，陈皮9 g，清半夏12 g，木香6 g，砂仁3 g，薏苡仁15 g，白扁豆10 g，山药12 g，白芍20 g，桂枝12 g，肉豆蔻10 g，延胡索9 g。14剂，水煎服，日1剂，以固疗效。

【按语】

肠易激综合征是一组以腹痛或腹部不适伴排便习惯改变为特征的临床综合征，缺乏可解释症状的形态学改变和生化指标异常。该病病因与发病机制尚不明确。目前研究认为本病与胃肠道动力、内脏感觉、肠道感染后炎症、脑肠相互作用、遗传因素、食物因素有关，亦有人概括本病为运动、感觉和心理异常三联征。最近有人提出该病主要为胃肠道神经免疫内分泌网络调控失常导致。肠易激综合征属于我国传统医学中“腹痛”“泄泻”“便秘”“郁证”等范畴。《黄帝内经》曰“湿盛则濡泻”，又说：“诸湿肿满，属于脾。”《中国临床诊疗术语》明确肠易激综合征病名为肠郁。《现代中医临床诊断学疾病》规定肠郁是因情志不舒、气机阻滞，使肠道运化失常，以腹痛、腹泻或便秘为常见表现的郁病类疾病。中医认为本病的发病主要与心、肝、脾胃、大小肠等脏腑的功能失调有关。心神焦虑，肝失疏泄，脾胃的运化及升清降浊、小肠的分清泌浊、大肠的传导功能失常，肾失温煦，则可导致本病的发生。脾胃虚弱是本病发病之根本，肝郁脾虚导致的肝脾不和是本病的基本病机。故治疗上以疏肝理气、补土抑木为基本治则。参苓白术散补土健脾，痛泻要方健脾疏肝，缓急止痛，二方为治疗腹痛泄泻主要方药。脾虚日久，脾阳不振，脾阳亏虚日久殃及肾阳，久之脾肾双虚，故在处方中加肉豆蔻、桂枝温阳补肾以辅助治疗。

（任存霞医案）

胁　痛

胁痛基本病机属肝络失和，因肝郁气滞、瘀血停着、湿热蕴结所致的多属实证；因阴血不足、肝络失养所致的则为虚证。本案患者虚实夹杂，为湿热困遏，经久所致脾虚。清肝胆祛疫毒余热，温脾阳化痰瘀则肝络调和。故本案以柴胡桂枝干姜汤加减清肝温脾、理气和络而收效。

【胁痛（肝热脾寒）医案】

董某，女，42岁，2007年3月24日初诊。

主诉：右胁疼痛伴乏力、纳差4年。

现病史：患者自诉患肝炎4年，谷丙转氨酶（ALT）经常波动在150～250单位之间，因反复乏力、纳差、上腹部饱胀伴肝区隐痛，口干喜饮，于2007年3月24日来内蒙古医学院附属中蒙医院门诊要求中医治疗。现疲乏无力，下肢酸软，右胁疼痛，恶心嗳气，纳差，夜间肠鸣，口干口苦喜饮，苔腻微黄，脉细弦。

既往史：既往无吸毒、酗酒、服损肝药物及输血制品史。

辅助检查：谷丙转氨酶170 U/L，谷草转氨酶（AST）77 U/L，总胆红素（TBI）l45.5μmol/L，γ－谷氨酰转肽酶（γ－GT）43 U/L，白蛋白与标蛋白比值（A/G）1.31。（2007年3月24日）

中医诊断：胁痛，证属肝热脾寒。

治法：清肝温脾。

处方：柴胡桂枝干姜汤加减。柴胡18 g，黄芩10 g，天花粉12 g，生牡蛎10 g，桂枝9 g，干姜6 g，白芍9 g，茯苓15 g，白术12 g，薏苡仁30 g，炙甘草10 g。每日1剂，水煎分2次服。此后，加减共服50剂。

2007 年 5 月 15 日复诊：患者乏力已有明显改善，纳食尚可，大便日行 1 次，质软，苔黄腻，脉细弦。复查肝功能已基本正常，ALT 35 U/L，AST 40 U/L，治疗仍宗原法。此后在本方基础上加减出入，治疗 6 个月以上，AST、ALT、A/G 等实验室检查结果均已恢复正常。

【按语】

在我国病毒性肝炎以乙肝为多见。我国目前乙肝病毒携带率为 7.18%，其中约 1/3 有反复肝损害，表现为活动性的乙型肝炎或者肝硬化。病毒性肝炎的治疗主要分为三大块，即抗病毒、调节免疫功能、抗肝损伤（包括促肝细胞再生、抗肝纤维化等）。病毒性肝炎在中医学文献中无相应的病名记载，其临床表现散见于“胁痛”“虚劳”“黄疸”等病证中。针对气血失调、肝胆络脉失和的病机特点，笔者认为调理肝脾、理气和络是治疗大法。柴胡桂枝干姜汤（简称柴胡桂姜汤）出自《伤寒论·辨太阳病脉证并治下》第 147 条，也见于《金匮要略·疟病脉证并治》的“附《外台秘要》方”。本方临床报道治疗乙肝疗效佳。张仲景《金匮要略》云：“见肝之病，知肝传脾，当先实脾。”现代研究亦提出健脾法贯穿于肝病治疗的各个阶段。肝炎病人，由于长期服用苦寒清利肝胆之药，往往造成热毒未清、脾阳已伤，出现肝胆有热、脾胃有寒的肝热脾寒证。清热则脾阳更伤，温脾阳则又恐助热生毒，加重肝炎症状。经方柴胡桂姜汤恰合病机。该方寒热并用，肝脾同治，化痰行瘀。用于治疗具有乏力、纳差、腹胀、便溏、肠鸣之脾胃虚寒之象，肝胆疫毒余热未清，伴有口苦、心烦、口渴等寒热错杂证的肝脾疾患疗效卓著。湿热阴虚明显者慎用或忌用。《黄帝内经》有“厥阴不治，求之阳明”及厥阴应“调其中气，使之和平”之论，故慢性肝炎每当出现木盛侮脾时，其脾气必虚，故必须扶脾抑木。方中桂枝、干姜、茯苓、白术、薏苡仁、甘草温中补脾，柴胡、黄芩清肝利胆，白芍柔肝，天花粉、牡蛎配温药化痰散瘀，诸药合用，达疏肝、和脾、祛瘀之效。

（任存霞医案）

消　渴

中医传统理论多以“三消”学说论治糖尿病。对于糖尿病的现代中医治疗，至今已演绎出多家学说，或提倡阴虚、阳虚、脾虚学说，或以瘀血、气郁、痰湿立论。本病案患者初诊以热象为主，兼夹真阴虚，表现出阴虚火旺诸症。治疗应以清热泻火为纲，采用滋阴降火疗法，以黄连阿胶汤加减为主。复诊现肾阳虚衰和阴阳俱虚之症，采用金匮肾气丸加减阴阳双补。

【消渴（阴虚火旺，心肾不交）医案】

朱某某，男，65 岁，工人，2010 年 8 月 2 日初诊。

主诉：烦渴多饮，消食善饥半年。

现病史：患者近半年来烦渴多饮，消食善饥，头晕，乏力，心烦失眠，近来加重，舌质偏红，苔薄白，脉滑数。

辅助检查：经呼和浩特市某医院检查，空腹血糖 18.1 mmol/L，尿糖（++++），血压 90/60 mmHg。

西医诊断：糖尿病。

中医诊断：消渴，证属阴虚火旺，心肾不交。

治法：滋阴降火。

处方：黄连阿胶汤加减。生石膏 40 g（先煎），黄连 12 g，黄芩 12 g，阿胶 15 g（烊化），鸡子黄 2 枚（冲），白芍 30 g，乌梅 10 g，甘草 6 g，熟地黄 20 g，鸡内金 6 g，生地黄 10 g，葛根 12 g。水煎服，日 1 剂。嘱其控制饮食。

2010 年 9 月 9 日复诊：经用上方 20 剂，睡眠良好，心烦除，自觉症状好转，全身觉有力，“三多”症状明显减轻，近来但觉畏寒怕冷，腰膝酸软，空腹血糖 13.8 mmol/L，尿糖（++++），血压 100/70 mmHg。患者年老体衰，阴损及阳，阳气虚衰之证已现，改施阴阳双补法，金匮肾气丸加减。处方：制附子 10 g（先煎），桂枝 12 g，熟地黄 20 g，山茱萸

12 g，山药 30 g，茯苓 12 g，泽泻 12 g，牡丹皮 12 g，葛根 15 g，天花粉 15 g，五味子 15 g，杜仲 15 g，益智仁 12 g，淫羊藿 30 g，黄芪 30 g。水煎服，日 1 剂。又继服上方 60 剂，病情稳定，血糖 8.2 mmol/L，尿糖（-）。改服金匮肾气丸调理。

【按语】

糖尿病是一组常见的内分泌及代谢性疾病，主要分为胰岛素依赖型（IDDM，I 型）和非胰岛素依赖型（NIDDM，II 型），临床所见约 90% 为 II 型。本病中医属“消渴”范畴，《黄帝内经》中称“消渴”“脾瘅”“消瘅”“肺消”“鬲消”“消中”等。因恣食肥甘，或情志过极、房事不节、热病之后等，郁热内蕴，气化失常，津液精微不能正常输布而下泄，以阴虚燥热为主。有些消渴病患者证属心肾阴虚、心火独亢型，主诉往往以心烦失眠为主，症见渴欲冷饮，烦热急躁，口舌生疮，心烦失眠，心悸怔忡，小便短赤，大便秘结，舌红苔黄，脉数或细数，可用泻南补北法，以黄连阿胶汤加减。糖尿病由于热邪伤津致阴虚火旺、虚火扰心，用黄连、黄芩之苦寒以折之，芍药苦平以降之，又以鸡子黄补离中之气，阿胶补坎中之精，俾气血有情之物，交通水火，共奏泻南补北、交通心肾之妙用。临床老年患者糖尿病病久阴损及阳，常见肾阳虚衰和阴阳俱虚。症见小便清利而数，入夜尤甚，腰膝酸软，四末清冷，精神萎靡，尿有余沥，体重减轻，舌淡苔滑，脉沉微弱。笔者善用金匮肾气丸阴阳双补。张仲景在《金匮要略》中指出：“男子消渴，小便反多，以饮一斗，小便亦一斗，肾气丸主之。”肾气丸既用地黄、山茱萸、山药补阴之虚以生，又用桂枝、附子助阳化气，使阴阳并补，阴津上承。温肾治消渴源于仲景，后世医家亦论述颇多。隋唐时期巢元方《诸病源候论》、甄立言《古今录验》都指出消渴病的多饮多尿症状均是肾气不足，治疗上应用八味肾气丸补益肾气，阴阳双补。喻嘉言称八味肾气丸为治消渴之圣药。经过诸多医家长期大量的临床实践，肾气丸治疗糖尿病确有疗效。

（任存霞医案）

水　肿

水肿是指因感受外邪、饮食失调或劳倦过度，使肺失通调、脾失传输、肾失气化、膀胱开阖不利，导致体内水湿潴留，泛溢肌肤，表现以头面、眼睑、四肢、腹背甚至全身浮肿为主要临床表现的病证。水肿既是个有独立意义的病证，又是多种疾病的一个症状，水肿有阳水、阴水之分，阳水易治、阴水难除，久则反复发作，不易速愈，甚或危及生命。

【水肿（脾肾阳虚）医案】

朱某某，女，66岁，2019年5月27日初诊。

主诉：间断性双下肢水肿5年。

现病史：患者双下肢水肿5年，排尿不畅，全身疼痛，头晕，乏力，心慌，纳差，恶心，胃脘部疼痛，呃逆，口苦口中异味，夜尿频，每2小时1次，大便不成形，每日4～5次。腰痛即排大便，便后腰痛减轻，入睡困难，易醒，舌淡红，脉沉弱。

中医诊断：水肿，证属脾肾阳虚。

治法：温补脾肾，利尿。

处方：熟地黄10 g，山药20 g，山茱萸40 g，茯苓皮10 g，茯苓30 g，泽泻20 g，牛膝12 g，黑顺片10 g（先煎），肉桂10 g，灵芝6 g，厚朴12 g，旋覆花10 g（包煎），姜半夏15 g。7剂，日1剂，水煎服。

【按语】

水肿是指体内津液输布失常，水液潴留，泛溢肌肤，临床以头面、眼睑、四肢、腹背，甚至全身浮肿为特征的病证。常见病因为风邪袭表、疮毒内犯、外感水湿、饮食所伤及禀赋不足、久病劳倦等。主要病机为肺失通调，脾失转输，肾失开阖，三焦气化不利。《黄帝内经》已认识到其发病脏腑与肺、脾、肾有关，《素问·水热穴论》指出：“肾者，至阴也，至阴者，盛水也，肺者，太阴也……故其本在肾，其末在肺，皆积水也。”《素问·至真要大论》又指出：“诸湿肿满，皆属于脾。”本案患者属脾肾阳虚证，治以健脾补肾，温阳利水，方中附子、肉桂温补肾阳，茯苓、泽泻通利小便，山药补益脾气，牛膝引药下行，诸药合用以达补益脾肾，利水消肿的目的。

（张亚军医案）

淋　　证

淋证是指小便频数短涩，淋沥刺痛，欲出未尽，或兼小腹拘急引痛，溲有砂石的病证。中医对本证的论述颇多，《诸病源候论》曰：“诸淋者，由肾虚而膀胱热故也……肾虚则小便数，膀胱热则水下涩，数而且涩，则淋沥不宣，故谓之为淋”，指出了本病的特点并阐明了发病因素及病理机制，为治疗提供了依据；历代医家根据临床表现，将淋证分为热、石、血、膏、劳五种证型。

【淋证（热淋）医案】

乔某某，女，56岁，2016年6月18日初诊。

主诉：小便不利，灼热赤痛频数，持续1周。

现病史：患者小便赤痛灼热，次数较以往多，每次量少，且色黄，阴部偶有瘙痒，劳累后腰痛加重，大便秘结，舌红苔黄腻，脉滑数。

中医诊断：淋证，证属湿热下注。

治法：清热利湿通淋。

处方：八正散加减。知母10 g，黄柏10 g，熟地黄20 g，炒山药20 g，山茱萸10 g，牡丹皮10 g，泽泻10 g，茯苓15 g，木通6 g，车前子10 g，萹蓄10 g，大黄5 g，滑石10 g，栀子10 g，灯心草6 g，炙甘草6 g，炒白芍10 g，丹参10 g。7剂，水煎服，日1剂。

2016年6月25日二诊：腰痛明显缓解，自觉身体较之前有力，阴部瘙痒缓解，舌质淡红，苔薄白。上方去灯心草、木通，炒白芍加至15 g。

【按语】

淋证是指小便频数短涩，淋沥刺痛，小腹拘急引痛为主症的病证。《景岳全书·淋浊》中提出，淋证初起，虽多因热，但由于治疗及病情变化各异，又可转为寒、热、虚等不同证型，从而倡导“凡热者宜清，涩者宜利，下陷者宜升提，虚者宜补，阳气不固者宜温补”的治疗原则。该患者外感湿热，湿热蕴结下焦，致膀胱气化失司，故小便气化不利，热灼尿道，故热灼刺痛，热迫津外出，故频数量少，色黄。结合舌脉症，辨证湿热证。《张氏医通·淋》：“热淋，烦渴引饮，宜导赤散加黄芩；燥热不渴，宜滋肾丸，或淡竹叶煎汤调辰砂益元散”。伴寒热、口苦呕恶等邪郁少阳者，可加黄芩、柴胡；若大便秘结、腹胀，可重用大黄、枳实；若阳明热盛，加知母、石膏；若热毒弥漫三焦，用黄连解毒汤合五味消毒饮以清热泻火解毒；若气滞，加青皮、乌药；若湿热伤阴，舌红口干，去大黄，加生地黄、知母、白茅根。

（张亚军医案）

早　泄

早泄的发生与心、肝、肾及阳明经关系密切，其病因多为肝失疏泄，肾失封藏，心脾两虚，阴虚火旺，湿热侵袭。治疗上多以补肾为主，同时还要重视补益脾胃、宁心疏导、疏肝活血、饮食调节等治疗方法。本案患者证属肝郁胆热，阳不摄阴。治宜疏肝郁利胆火，宁神定志，治以柴胡加龙骨牡蛎汤加减获效。

【早泄（肝郁胆热，阳不摄阴）医案】

郭某某，男，36岁，2018年8月7日初诊。

主诉：射精偏快1年。

现病史：患者近1年来，行房易早泄，曾多方服补肾药无效，特来我处就诊。自诉同房时射精快（小于1分钟），常刚插入女方阴道即有精液射出，偶有插入后射精时间达2分钟左右，夫妻感情较好，平时因工作性生活欠规律，每月2～3次，勃起尚可，勃起后硬度约Ⅲ级，同房时紧张、焦虑明显，勃起后即有尿意难忍，现症见腰困、周身不适，口苦，咽干，两眼干涩，眠差，心烦易怒，脉涩，舌质淡红苔腻。

中医诊断：早泄，证属肝郁胆热，阳不摄阴。

治法：疏肝郁利胆火，宁神定志。

处方：醋柴胡12 g，炒黄芩9 g，半夏24 g，党参25 g，生龙骨30 g（打碎），生牡蛎30 g（打碎），茯苓15 g，茯神15 g，桂枝12 g，大黄3 g，炒白芍18 g，炙甘草12 g，大枣12枚，生姜3片。每日1剂，水煎服。

2018年8月13日二诊：服上方5剂，乏力、口苦、眼干诸症大减，效不更方，续服15剂，性事正常。1年后随访未见复发。

【按语】

早泄是一种男性性功能障碍，国际性医学学会将其特征归纳为：总是或几乎总是在进入阴道之前或进入阴道后约1分钟内射精，不能在全部或几乎全部进入阴道后延迟射精，并伴有消极的个人结果，如苦恼、忧虑、挫折感和或避免性活动等。早泄是常见的男性性功能障碍，研究表明早泄的发病率为14%～41%，由于病因复杂，常与遗精、阳痿相并而作。治疗起来较为棘手。中医学对早泄有较深的认识，相关的论述及治疗方法颇为丰富。男性早泄被称为“臻疾”“溢精”“鸡精”“泄精”等。明代《万氏家传广嗣纪要》明确提到“早泄”的病名。一般治疗早泄多从肾阳虚论治，如《曹仁伯医案》曰：“肾者主蛰，封藏之本，精之处也，精之所以能安其处者，全在肾气之封藏不失其职，虚者反之。”此外，早泄虽主要由君相火旺，扰动精室所致，但亦有淫欲太过之人，平素恣情纵欲，房室不节，施泄太过；或少年未婚，累犯手淫，以致戕害肾气，使封藏失司，精关失其固摄，不能随意启闭；或年老所致机体耗损太过，肾气虚衰，下元虚惫，不能统摄精血，因而引起早泄。临床亦有患者有情志不舒、肝气郁结的特点。笔者认为肾乃作强之官，其机关之利需肝主疏泄的配合，心主神明的相助，如肝失疏泄、心神无主必然致关门大开，精则易泄。笔者多年临床实践发现，早泄患者除少数年老体弱者外，很难见到肾阳虚症状。多数中青年患者，发病初期往往表现为阳事易举等相火旺盛之象，可兼有口燥咽干、头晕耳鸣或胸胁苦满、心烦易怒、口苦咽干等胆火内郁之症，常伴阴囊湿痒、小便热黄等热象。性事活动赖于心、肝、肾三脏及君相之火协调如常。“前阴者，宗筋之所聚”，为肝所主，肝之疏泄如常，精神情志调畅，肝血充盈，血旺精足，宗筋得以濡养，性欲旺盛，阴茎坚挺有力，精窍启闭，方能施泄有度。当代著名男科学家徐福松教授亦强调：“男科疾病勿忘肝郁。”肝郁患者性欲减退，阳物难举，或举而即泄，又导致情志抑郁，烦闷不舒，纳差多寐。因此笔者治疗以疏肝郁利胆火、宁神定志为法，用经方柴胡加龙骨牡蛎汤为主方加减治疗。柴胡加龙骨牡蛎汤包含桂枝加龙骨牡蛎汤之意，桂枝加龙骨牡蛎汤在《金匮要略》中主治男子失精，女子梦交。柴胡加龙骨牡蛎汤既可调肝理脾，又可调和阴阳，治疗生殖系统疾病，亦获良效。笔者认为足厥阴肝经环阴器，抵小腹，病入厥阴，肝失条达，气机不利，往往阴阳失调，肝气不舒、胆火内郁，相火妄动，产生早泄、遗精等症。

（任存霞医案）

阳　　痿

阳痿多为脏腑受损，精血不足，或邪气郁滞，宗筋失养而不用。本案患者系寒邪内侵肝经，加之肝血亏虚，宗筋无以濡养，又兼病久入络，血不流通，致宗筋失荣。通阳散寒逐瘀，养血温经暖肝而起痿，故本案以当归四逆汤加吴茱萸生姜汤加减而收效。

【阳痿（血虚寒凝）医案】

侯某某，男，43岁，2018年10月11日初诊。

瘦弱，疲劳，怕冷，头晕，此属太阴脾虚、气血不足之象，气不摄血，则月经淋漓不止。口干苦、大便干，脉弦，此为少阳胆热之象。舌体胖大，兼夹水饮。故治当益气健脾，和解少阳，养血利水，予柴胡桂枝干姜汤合当归芍药散加减。酌加荆芥、白蒺藜、祛风止痒。徐长卿辛温，具祛风解毒、止痛活血之力，一般皮肤瘙痒、接触性皮炎、带状疱疹等皮肤病皆可用之，尤以荨麻疹疗效最好，贵州名医石恩骏先生用其治疗皮肤病之顽症荨麻疹乃一绝，故而效仿之。本案方证对应，见效甚速，不但风团瘙痒消失，且月经干净，疲劳、头晕等诸症亦明显改善。

（任存霞医案）

慢性湿疹

湿疹是皮科常见病、多发病，以红斑、丘疹、水疱、渗出、糜烂、瘙痒和反复发作为主要临床特点。本病虽形于外而实发于内，多由于饮食伤脾，外受湿热之邪而致，内在的湿热与湿热外邪相传结，是本病的实质。成人湿疹分为热盛型和湿盛型两大类型。本案患者慢性湿疹属热毒之邪灼伤阴血，血虚与热毒兼夹，治以养血清火、利湿止痒，故本案以温清饮加减养血清热、利湿止痒而收效。

【慢性湿疹（血虚与热毒兼夹）医案】

赵某某，男，51岁，2019年3月25日初诊。

主诉：湿疹反复发作3年。

现病史：3年来，患者面部、上肢、手、胸前反复出现红斑、丘疹、水疱，瘙痒难忍，无明显季节性。曾于他院予激素等抗过敏治疗，效果不佳，3年来皮疹未消，渐呈瘀暗之色，前医予抗组胺西药及清热利湿中药治疗未效。现见患者形体壮实、精神较佳，皮肤黝黑，上述部位的皮疹散发，色暗，干燥，无渗液，伴见抓痕、血痂。舌偏暗，苔根黄厚，脉弦滑。

中医诊断：慢性湿疹，证属血虚与热毒兼夹。

处方：温清饮加味。当归 12 g，川芎 7 g，赤芍黄 12 g，生地黄 15 g，黄连 6 g，黄芩 9 g，黄柏 9 g，山栀子 9 g，荆芥 9 g，白鲜皮 30 g，薏苡仁 30 g，茯苓 15 g，苍术 10 g。7 剂，水煎服，日 1 剂。

2019 年 4 月 3 日二诊：药后瘙痒基本消失，瘀暗之皮疹颜色转淡。前方继服 7 剂。

2019 年 4 月 11 日三诊：患者未忌口，饮食不慎，皮疹再度反复，前方薏苡仁改为 60 g，加地肤子 20 g，土茯苓 60 g，牡丹皮 9 g，继服 7 剂。

2019 年 4 月 19 日四诊：新起皮疹好转，原瘀暗之皮疹颜色明显褪去，瘙痒消失，继服 15 剂而收功。

【按语】

温清饮载于明代龚廷贤《万病回春 · 血崩》，其云："崩漏者，有新久虚实之不同也。初起属实热者，宜解毒也……稍久属虚热者，宜养血而清火也，温清散。"但本方不仅治疗妇女崩漏及各种出血，在皮肤病中也尤为常用。对于热毒之邪灼伤阴血，肌肤失于濡润，血虚与热毒兼夹，且体质偏实不虚之各种慢性皮肤疾患，如慢性顽固性湿疹皮炎、荨麻疹、皮肤瘙痒症等均有较好效果。本案患者见其皮肤黝黑，皮疹干燥，患者体质偏实，符合温清饮方证，故与之，而见效。

（任存霞医案）

石　疽

根据慢性淋巴瘤的临床症状及病程特点，将其归属于中医学"石疽""恶核""失荣""痰核""瘰疬""瘤病""痞块""虚劳"范畴。现代研究认为痰、瘀、毒、虚是其主要病因及病理因素。石疽常虚实夹杂，常见主要证候为痰结、寒凝、血瘀、气滞、气虚、阴虚等。治疗方面应做到"治实当顾虚，补虚勿忘实"。本案高龄患者，为虚实夹杂、痰凝血瘀，治疗以补气祛痰散结、活血化瘀消肿为法而收效。

【石疽（虚实夹杂，痰凝血瘀）医案】

常某某，女，79 岁，2019 年 9 月 3 日初诊。

主诉：乳房疼痛 2 年余。

现病史：患者于 2018 年在附属医院诊为慢性淋巴瘤。在附院血液科化疗三次好转。今年以来常患感冒，感冒往往不发热，汗多、畏寒、伴胃部不适、乏力。2019 年 8 月 31 日 B 超示：左乳导管扩张伴导管内等回声物、右乳皮下软组织水肿伴淋巴管扩张，双腋下多发淋巴结肿大，建议穿刺活检。因年老体弱，特求治于中医治疗。现乳房疼痛，上肢疼痛不能举，乏力，汗多，精神尚可，舌淡苔白，脉细弱。

中医诊断：石疽，证属虚实夹杂，痰瘀互结。

治法：补气祛痰散结，活血化瘀消肿。

处方：生黄芪 15 g，党参 9 g，白术 7 g，鸡内金 5 g，焦山楂 6 g，浙贝母 30 g，夏枯草 15 g，山慈菇 9 g，法半夏 12 g，莪术 5 g，桃仁 9 g，羌活 6 g，桑枝 6 g，炙甘草 9 g。5 剂，水煎服，日 1 剂。

2019 年 9 月 10 日二诊：服上方后，上肢疼痛减轻，乳房肿痛亦减轻，纳增，上方继续服用 20 剂。

【按语】

恶性淋巴瘤属于常见免疫系统恶性肿瘤，临床常以局部淋巴结肿大和全身消瘦衰弱为特征，属于祖国医学的“石疽”“恶核”“失荣”“痰核”“疵痈”等范畴，发病多与“痰、瘀”关系密切。石疽，指寒气凝结肿硬如石的阴疽类疮疡，部位不固定。石疽常以正气内虚、脏腑功能失调为本，外感四时不正之气、六淫之邪为诱因而发病。痰浊内蕴，阻闭经络，气血涩滞，痰凝血瘀，相互胶结，渐积肿核，遂发本病。故治疗多选用大补元气、祛痰散结消肿、活血化瘀解毒功效的方药。近年来发现肿瘤微环境对肿瘤的发生发展起重要作用，软坚散结类中药能使肿块先软化，后逐渐消散，其作用与改善肿瘤微环境有关。方中应用夏枯草、浙贝母、山慈菇、法半夏化痰软坚散结，其中山慈菇、夏枯草散结化痰、解毒抗癌之功已明，为治疗肿瘤之正药。生黄芪、党参、白术、甘草大补元气，佐以鸡内金、山楂既可调脾胃又可化瘀血，莪术、桃仁活血化瘀消肿，羌活、桑枝引药直达病所。全方配伍合理，故而见效明显。

（任存霞医案）

乳　癖

乳癖的发生多由冲任二脉气血不足，肾、肝、脾、胃等脏腑功能失调，导致冲任二脉气滞、血瘀、痰凝，而为乳癖之疾；乳房肿块多成片状、团状，疼痛多为隐痛或钝痛，伴易怒、心悸、月经不调等症；治疗上多通过温肾、疏肝、健脾以调摄冲任散郁结，本案以二仙汤加减温肾调肝、消痰化瘀而收效。

【乳癖（冲任失调，痰瘀阻络）医案】

董某某，女，42岁，2017年11月3日初诊。

主诉：乳房间断胀痛2年，加重10天。

现病史：患者2年前因劳累、生气后出现乳房胀痛，痛连腋下，两乳房结块，每于行经前后疼痛加重。经医院红外线扫描显示：双侧乳房外上象限近乳头处均有不同程度的小叶增生，乳腺管增粗。服用乳癖消片，症状有所缓解，但劳累、生气时仍有疼痛。现双侧乳房胀痛，拒按，两侧乳房外上象限及内上象限均有大小不等结节增生，增生尚光滑，边界清楚，活动度好，腋下淋巴未触及。患者自述乳房胀痛，胸闷太息，胁肋不舒，急躁易怒，眠差，纳呆，便干，月经周期正常，行经色黑有血块，经前乳房胀痛更甚，察其面色发青，舌红、苔薄黄，脉弦细。

西医诊断：乳腺增生。

中医诊断：乳癖，证属肝肾亏虚，痰瘀交阻。

治法：温阳调肝，消痰化瘀。

处方：二仙汤加减。柴胡8 g，白芍10 g，炙甘草6 g，青皮12 g，夏枯草 30 g，仙茅 10 g，淫羊藿 10 g，巴戟天 6 g，牡蛎 15 g（先煎），浙贝母 30 g，肉苁蓉 12 g，当归 12 g，制何首乌 12 g，泽兰 10 g。7 剂，水煎服，日 1 剂，分 2 次温服。

2017 年 11 月 9 日二诊：药后两侧乳房变软，增生结节变小，已无疼痛，余症悉减，上方继服 15 剂，水煎服，日 1 剂，分 2 次温服。

2017 年 12 月 1 日三诊：双侧乳房乳腺增生基本消失，仍以上方继服 7 剂，以巩固疗效。

【按语】

乳腺增生又称乳腺小叶增生，归属中医“乳癖”的范畴，是一种常见的乳房非炎症性疾病。乳癖冲任失调，见诸临床，多有经前乳房疼痛加剧，肿块增大，经后疼痛减轻，肿块缩小。结合现代医学理论，乳腺增生病与周期性激素分泌失调或乳腺组织对激素的敏感性增高有关。即黄体期雌激素相对或绝对过高，长期刺激乳腺组织，且孕激素分泌不足，失去保护作用所致；或黄体期催乳素异常升高，直接刺激乳腺组织和进一步抑制孕激素的分泌，导致雌激素对乳腺长期刺激而发病。只有纠正这种内分泌紊乱，才能从根本上防止并扭转本病的发生和发展。而采用补益肾气、调摄冲任法治疗乳腺增生病，可调整不平衡性激素，是治病求本之法，可在临床取得满意疗效。因此，治疗乳腺增生病，总以补肾助阳、调补冲任为大法，配合疏肝活血、养血和营、化痰软坚等药物以调摄冲任。治疗乳腺增生病方宜温和为贵，慎用寒凉。诸药配伍中，重视温阳。常用仙茅、淫羊藿、肉苁蓉、巴戟天等补肾助阳而调补冲任，柴胡、白芍疏肝养肝，养血滋阴之当归、白芍、制何首乌等，以取阳生阴长、阴阳互生之效，夏枯草、青皮清肝火散郁结，浙贝母化痰散结，牡蛎软坚散结，泽兰活血散结。全方攻补并用，肝肾共调，持续服用终使量变到质变，使邪实渐消于无形。

（任存霞医案）

第七章 妇科临证医案

月经先期

月经先期属于以周期异常为主的月经病，亦有与月经量的改变并见者，严重者可发展为崩漏，甚或与不孕和流产有关，严重影响女性的身体健康及工作生活。西医学功能失调性子宫出血和盆腔炎等出现月经提前，可按本病治疗。病机主要为气虚和血热。气虚则统摄无权，冲任不固；血热则热扰冲任，伤及胞宫，血海不宁，均可使月经先期而至。丹栀逍遥散作为清热疏肝健脾、养血和血之名方，在治疗肝经郁热，脾失健运之证上疗效确切。

【月经先期（肝经郁热，脾失健运）医案】

潘某某，女，32 岁，2017 年 11 月 27 日初诊。

主诉：月经先期半年余。

现病史：患者半年前出现经期提前 7 ~ 10 天，经量少，经色暗，四肢不温，口干口苦，烦躁，夜梦多，稍有头晕，纳一般。现处于月经后 10 余天。舌中干，舌苔微黄。

西医诊断：内分泌失调。

中医诊断：月经先期，证属肝经郁热，脾失健运。

治法：清热疏肝，健脾和营。

处方：牡丹皮 10 g，栀子 6 g，当归 10 g，炒白芍 15 g，柴胡 10 g，

参考文献

[1] 商铁刚 .《黄帝内经》中的养生之道诠释 [J]. 中医药学刊，2004（12）：2310–2311.
[2] 李满意，娄玉钤 . 众痹源流考 [J]. 风湿病与关节炎，2017，6（09）：56–59.
[3] 胡永军，孟静岩 .《黄帝内经》对和法的奠基作用 [J]. 中华中医药学刊，2007（09）：1940–1941.
[4] 彭丽坤，陈仁寿 . 中医水肿辨治探源 [J]. 吉林中医药，2009，29（02）：97–99.
[5] 班秀文 . 壮乡医话“心开窍于耳”[J]. 广西中医药，1989（02）：32.
[6] 康涛 . 固肾护耳：鸣天鼓 [J]. 保健医苑，2014（11）：38–39.
[7] 冯兴中，王永炎 . 论“百病生于气也”[J]. 北京中医药大学学报，2014，37（01）：5–8+14.
[8] 刘忠第 .《伤寒论》的人参应用规律研究 [D]. 北京中医药大学，2010.
[9] 黄增强 .《伤寒论》第 149 条辨析 [J]. 河南中医，2004（12）：5.
[10] 常勇，李彦龙 . 甘草泻心汤加味治疗消化性溃疡疗效观察 [J]. 中国中医急症，2014，23（06）：1145–1146.
[11] 张弢 . 关于《伤寒论》中头痛证治的辨析 [J]. 甘肃中医学院学报，2002（02）：12–13.
[12] 王文福（Boon Hock Ong）. 基于偏序形式结构分析理论陈伯坛《读过伤寒论》学术思想与经验传承的研究 [D]. 广州中医药大学，2018.
[13] 张照勇 . 加味桂枝甘草龙骨牡蛎汤治疗心悸患者临床疗效观察 [J]. 中医临床研究，2019，11（23）：39–40.
[14] 郜妞妞，孟毅，赵晨怡，等 . 柴胡加龙骨牡蛎汤治疗顽固性失眠验案举隅 [J]. 中医研究，2018，31（09）：41–42.
[15] 曹正同 .《医宗金鉴 · 金匮要略注》《医宗金鉴 · 杂病心法要诀》痹病证治规律研究 [D]. 广州中医药大学，2017.
[16] 刘红宇，刘绍贵，廖建萍 .《神农本草经》传承本草学说成就探颐 [J]. 湖南中医药大学学报 ,2010,30(10):63–65.
[17] 张梦娇，胡广操，詹倩，等 .《神农本草经》“除痹”药物的构成浅析 [J]. 浙

江中医杂志，2019，54（10）：705-706.
[18] 赵延红.《神农本草经》治疗痹证的药物统计分析 [J]. 中国中医基础医学杂志，2014，20（05）：674-675+685.
[19] 郭礼.中风偏枯的证治规律研究 [D]. 湖南中医药大学，2011.
[20] 张思超，宋咏梅.第八讲吴鞠通《温病条辨》方药特点分析（二）[J]. 山东中医杂志，2007（08）：582-583.
[21] 金燕，危剑安，薛柳华，等.《温病条辨》对艾滋病病因认识的启示 [J]. 中国中医基础医学杂志，2007（01）：16.
[22] 刘健，万磊.华佗《中藏经》痹证理论的科学内涵初探 [C]// 中华中医药学会.中华中医药学会第十六届全国风湿病学术大会论文集.中华中医药学会，2012：5.
[23] 李杨，杨建宇，韩世辉，等.华佗《中藏经》精读（三）[J]. 中国中医药现代远程教育，2012，10（04）：1-2.
[24] 孙光荣.华佗《中藏经》导读揩拭尘封明珠解读医家宝典——试析《中藏经》其书与其学术经验 [J]. 中国中医药现代远程教育，2012，10（01）：3-16.
[25] 邢志峰.张元素学术思想与贡献的研究 [D]. 河北医科大学，2014.
[26] 高永红.读孙光荣教授《中藏经》讲义心得 [J]. 中国中医药现代远程教育，2012，10（01）：112.
[27] 翁俊雄，杨建宇，李彦知，等.论孙光荣教授对《中藏经》"从顺其宜"治疗思想的继承与创新 [J]. 中国中医药现代远程教育，2012，10（02）：5-8.
[28] 卢红蓉，于志静.钱乙学术思想及对后世的影响 [J]. 中国中医基础医学杂志，2014，20（07）：880-881+933.
[29] 张克青.闫慧敏学术思想与临床经验总结及治疗过敏性紫癜合并幽门螺杆菌感染（湿毒内蕴证）的临床研究 [D]. 北京中医药大学，2016.
[30] 叶剑，余晓晓.小儿咳嗽临证心得 [J]. 浙江中医杂志，2016，51（10）：705-706.
[31] 朱杰.《幼幼集成》咳嗽证治发微 [J]. 中医函授通讯，1998，4（04）：3-4.
[32] 邵梦洁.浅析陈复正治疗咳嗽的选方用药 [J]. 四川中医，2013，31（12）：28-30.
[33] 忻耀杰，滕磊，高旭青.《证治汇补》清肺散对变应性鼻炎治疗的指导意义初探 [J]. 四川中医，2013，31（12）：27-28.
[34] 李宝珍.王士相教授治疗小儿外感咳喘的学术思想 [J]. 天津中医，1993（04）：12-13+10.
[35] 王金艳，梁超.浅谈《脾胃论》论五脏 [J]. 世界最新医学信息文摘，2018，18（06）：185+187.

[36] 陈志勇 . 论道家对《脾胃论》学术思想的影响 [D]. 广州中医药大学，2016.
[37] 徐海荣，段永强，梁玉杰，等 . 李东垣从脾胃论治五脏病遣方用药规律及其临床意义 [J]. 中医杂志，2015，56（12）：1011–1014.
[38] 徐海荣 .《脾胃论》的学术渊源及其理论特色研究 [D]. 甘肃中医药大学，2015.
[39] 裴凤玉 . 丹溪脾胃学说钩沉 [J]. 山东中医学院学报，1990（02）：46–48.
[40] 李熙，刘树春 .《丹溪心法》治疗脾胃病方剂用药特点分析 [J]. 中国中医药图书情报杂志，2016，40（01）：30–33.
[41] 马伟忠 . 浅谈朱丹溪的脾胃论治思想 [J]. 中医文献杂志，2006（03）：15–16.
[42] 张广河，程畅和 . 浅谈《内经》的养生——读《内经知要·道生》体会 [J]. 甘肃中医学院学报，2011，28（04）：22–24.
[43] 唐理蒙 . 膜原理论研究 [D]. 宁夏医科大学，2014.
[44] 郭娅娅，徐立然，吴少天，等 . 基于伏气学说探讨柴藿达原饮防治艾滋病的效应机制 [J]. 时珍国医国药，2019，30（07）：1677–1678.
[45] 张宏瑛 . 吴又可与俞根初对邪伏膜原治疗方法之比较 [J]. 江西中医药，2009，40（04）：7–8.
[46] 李春生 . 浅述陈修园对《伤寒论》的研究 [J]. 国医论坛，2001（05）：3–4.
[47] 周伟伟 . 陈修园医学流派研究 [D]. 福建中医药大学，2014.
[48] 章勤 . 何少山 [C].// 中华中医药学会 . 全国中医妇科第七次学术研讨会论文汇编 . 中华中医药学会，2007：13.
[49] 王培章 .《傅青主女科》学术思想与临床应用探讨 [J]. 山西中医，2013，29（01）：48–49.
[50] 彭智平，刘文科，郭允，等 . 全小林教授因病施量策略刍议 [J]. 世界中西医结合杂志，2012，7（05）：377–379.
[51] 潘婉婉 . 来复汤探讨及其运用举隅 [J]. 中医药导报，2014，20（15）：92–94.
[52] 范磊 . 山茱萸的炮制方法与临床应用 [J]. 中国中医药现代远程教育，2013，11（12）：94–95.
[53] 孙晓春，王瑞泰 . 论张锡纯运用山茱萸的经验 [J]. 山东中医药大学学报，1997（04）：70–71.
[54] 程图 . 张锡纯变通应用白虎加人参汤 [J]. 山东中医杂志，2016，35（03）：253–254.
[55] 王亚克，陶娟 . 张锡纯对石膏的妙用 [J]. 河南中医，2012，32（09）：1133–1134.
[56] 李磊，陈仕杰 . 论中医师承教育研究进展 [J]. 中医药管理杂志，2009，17（10）：894–899.

[57] 王志勇 . 杨惠民教授治疗老年脾胃病的经验 [J]. 环球中医药，2013，6（09）：695-696.

[58] 周爽，李美美，王金艳，等 . 基于五脏四诊评估法的中医老年综合评估构想 [J]. 世界最新医学信息文摘，2018，18（06）：200+202.

[59] 张志芳，米裕青，米子良 . 米子良治疗老年慢性脾胃疾病四要素 [J]. 时珍国医国药，2019，30（02）：476-477.

[60] 王艳 , 麻春杰 , 王滨 , 等 . 朱宗元教授治疗脾胃病临床经验 [J]. 天津中医药 ,2010,27(06):447-448.

[61] 李永乐，张锐，董秋梅，等 . 朱宗元治疗慢性萎缩性胃炎经验 [J]. 中医杂志，2013，54（10）：823-824.

[62] 郑昱，袁建业，费晓燕，等 . 谢建群教授辨治反流性食管炎经验撷英 [J]. 上海中药大学学报，2013，27（01）：1-3.

[63] 孙萍，朱宗元 . 朱宗元教授辨治心系病证经验 [J]. 中国中医药现代远程教育，2011，9（13）：16-17.

[64] 刘朝圣，李点，周兴，等 . 熊继柏教授辨治眩晕经验 [J]. 中华中医药杂志，2015，30（02）：462-464.

[65] 张志芳，米裕青，董秋梅，等 . 米子良治疗肺系疾病经验当代名医 [J]. 中医杂志，2017，58（05）：373-375.

[66] 杨国英，李鸿涛，朱宗元 . 朱宗元教授辨治呼吸系统疾病的经验 [J]. 国际中医中药杂志，2012（02）：186-187.

[67] 曹彩云，周改兰，李娜，等 . 温启宗教授二术汤治疗痤疮经验 [J]. 中国中医药现代远程教育，2018，16（24）：67-69.

[68] 徐浩，张巍，仇菲，等 . 杨巍治疗炎症性肠病经验 [J]. 上海中医药杂志，2018，52（04）：29-31.

[69] 袁学勤 . 肠泰、四神及香连方防治小鼠实验性结肠炎的效用机理研究 [D]. 北京中医药大学，2005.

[70] 谢利利 . 加味良附丸治疗胃溃疡疗效观察 [J]. 中国中医基础医学杂志，2015，21（06）：756.

[71] 王涵 , 杨娜 , 谭静 , 等 . 白术化学成分、药理作用及临床应用的研究进展 [J]. 甘肃医药 ,2018,37(01):23-26.

[72] 张利 . 白芍的药理作用及现代研究进展 [J]. 中医临床研究 ,2014,6(29):25-26.

[73] 李帅军，胡响当，宋艳，等 . 痛泻要方合参苓白术散加减治疗腹泻型肠易激综合征 60 例 [J]. 湖南中医杂志，2011，27（02）：79-80.

[74] 王新月，刘果，盛益华．溃疡性结肠炎流行病学特点与中医病因病机探讨 [J]. 中国中医基础医学杂志，2011，17（05）：481–482.
[75] 王宝，李怡．从脾虚痰瘀论治老年代谢综合征患者便秘理论探源 [J]. 中华中医药杂志，2014，29（04）：1004–1006.
[76] 张亚军，姚丹，王乐平．王乐平教授运用清透法治疗脾胃病的体会 [J]. 世界最新医学信息文摘，2019，19（06）：222.
[77] 黄贵华，李婕．《伤寒论》泄泻的辨证论治 [C]// 中华中医药学会脾胃病分会．中华中医药学会脾胃病分会第二十四次全国脾胃病学术交流会论文汇编，2012：1.
[78] 段昱方，蔡朕，张胜容，等．滋肾清心安神汤治疗慢性肾衰竭失眠 105 例疗效观察 [J]. 北京中医药，2010，29（02）：120–122.
[79] 段昱方，赵文景，张炳厚．张炳厚治疗失眠的经验 [J]. 北京中医药，2011，30（05）：346–348.
[80] 段昱方，张海滨．张炳厚教授应用类方经验介绍 [J]. 新中医，2012，44（4）：147–149.
[81] 管桦桦，黄心洁，李赛美．肺胃相关性发挥 [J]. 中医药学报，2008(03):72–76.
[82] 王永炎，鲁兆麟．中医内科学 [M]. 北京：人民卫生出版社，1999：395~412.
[83] 夏庭伟，杨越，郭静．探析叶天士斑疹辨治思想 [J]. 中国中医基础医学杂志，2015，21（09）：1076–1077+1080.
[84] 张晓丹，徐继辉．完带汤加减治疗 LEEP 术后排液过多 30 例分析 [J]. 四川中医，2009，27（07）：89–90.
[85] 吴成态，邓惠文，王小琴．王小琴治疗肾性蛋白尿经验 [J]. 湖北中医药大学学报，2019，21（05）：108–110.
[86] 张志芳，麻春杰，米裕青，等．米子良从瘀论治痹证临证思路 [J]. 中医杂志，2019，60（10）：823–826.
[87] 史圣华，金星，张志芳，等．米子良治疗痛风急性期经验介绍 [J]. 新中医，2020，52（16）：205–207.
[88] 任存霞，麻春杰．米子良用经方治疗妇科疾病经验举隅 [J]. 中国中医基础医学杂志，2016，22（02）：263–264+280.
[89] 任存霞，麻春杰．米子良教授经方治疗妇科疾病临证心得 [C]// 全国第二十二次仲景学说学术年会论文集，2014：279–283.
[90] 麻春杰，董秋梅．米子良教授临证经验集要 [M]. 北京：中医古籍出版社，2018.